Christoph Müller

Autismus und Wahrnehmung

Christoph Müller

Autismus und Wahrnehmung

Eine Welt aus Farben und Details

Tectum Verlag

Christoph Müller

Autismus und Wahrnehmung.
Eine Welt aus Farben und Details

Zugl.: Köln, Univ. Diss. 2007

ISBN: 978-3-8288-9423-5

Besuchen Sie uns im Internet
www.tectum-verlag.de

Bibliografische Informationen der Deutschen Nationalbibliothek
Die Deutsche Nationalbibliothek verzeichnet diese Publikation in der Deutschen Nationalbibliografie; detaillierte bibliografische Angaben sind im Internet über http://dnb.ddb.de abrufbar.

Vielen Dank

an Prof. Dr. Susanne Nußbeck für die kompetente Beratung und große Unterstützung, ebenso an PD Dr. Rüdiger Kißgen, Prof. Dr. Hilde Haider, Prof. Dr. Uta Frith, Dr. Catherine Best, Claus Lechmann, Prof. Dr. Gerhard Büttner, Prof. Dr. Johannes Rojahn, Thomas Köhler und Dr. Birgit Lambertz, Fridtjof, Kerstin, Christian, Jürgen, Pia, Martin, Astrid, Danny, meine Freunde und meine Familie.

Ich danke den Diplomanden und Examenskandidaten Jana Bonn, Ann-Katrin Hintz, Isabelle Melzer, Wolfgang Nießen, Sybille Oppenheim und Esther Schulenberg für die Hilfe bei der Datenerhebung und Dr. Francesca Happé, Dr. Rhonda Booth sowie Dr. Christiane Bormann-Kischkel für Informationen zu nicht veröffentlichten Studien.

Dank gilt auch den Untersuchungsteilnehmern und Eltern sowie den Mitarbeitern der kooperierenden Institutionen Heilpädagogisches Zentrum „Die Gute Hand“ Biesfeld, Autismus Therapie Zentrum Köln, Autismus Therapie Zentrum Aachen, Eugen-Langen-Realschule Elsdorf, Grund- und Hauptschule Elsdorf, Gesamtschule Paffrath und Katholische Grundschule Lindenthal.

Dankeschön auch für das Engagement der Stiftung der Deutschen Wirtschaft (sdw), die mich während der Forschungsarbeit durch ein Promotionsstipendium und Doktorandenkolloquien gefördert hat.

Inhaltsverzeichnis

Einleitung

Im Umgang mit Menschen mit Autismus sehen sich sowohl Bezugspersonen als auch professionelle Begleiter oft vor große Herausforderungen gestellt. Die autismustypischen Schwierigkeiten im Bereich der Kommunikation, der sozialen Interaktion und stereotype Verhaltensweisen erschweren den zwischenmenschlichen Austausch und führen häufig zu gegenseitigen Irritationen und Hemmnissen. Das Wissen über das „Warum" des autistischen Verhaltens kann hier ein Schlüssel zu einem besseren Verständnis autistischer Menschen sein und bietet eine Grundlage für die professionelle Unterstützung von Menschen mit Autismus und ihren Begleitern.

Die Ursachen des autistischen Verhaltens sind vielfältig und müssen interdisziplinär erforscht werden. In der vorliegenden Arbeit wird sich aus psychologischer Sicht mit dieser Frage beschäftigt und untersucht, welche kognitiven Funktionen dem autistischen Verhalten zugrunde liegen. Der Fokus ist dabei auf eine möglicherweise veränderte visuelle Informationsverarbeitung gerichtet.

Die Untersuchung der autistischen Wahrnehmung begann schon in den 1960-er Jahren mit ersten lerntheoretischen Konzeptionen (Übersicht s. Lovaas et al. 1979). Seit den Arbeiten von Hermelin und O'Connor (1970) ist die Forschung jedoch weitgehend kognitionspsychologisch ausgerichtet. Das bisher einflussreichste Modell zur Informationsverarbeitung bei Autismus ist die Theorie der schwachen zentralen Kohärenz der Londoner Forscherin Uta Frith (1989). Die ursprüngliche These der Theorie ist, dass Menschen mit Autismus Stärken bei der Verarbeitung lokaler Details und Schwächen beim Wahrnehmen der globalen Gestalt und Bedeutung zeigen. Dieses kognitive Muster führe dann zu autistischem Verhalten.

In den vergangenen Jahren haben viele Studien zur schwachen zentralen Kohärenz gezeigt, dass Menschen mit Autismus überdurchschnittlich gut Details verarbeiten können (Übersicht s. Happé & Frith 2006). Gleichzeitig werfen andere Untersuchungen aber auch kritische Fragen auf. So widersprechen Befunde einer intakten bedeutungsorientierten Verarbeitung bei Autismus (z.B. Lopéz & Leekam 2003) Friths (1989) ursprünglicher These eines reziproken Verhältnisses von lokalen Stärken und globalen Schwächen. Die kanadischen Forscher um Laurent Mottron fordern die Theorie der schwachen Kohärenz zudem heraus, indem sie eine Überlegenheit autistischer Menschen nicht nur bei der Detailverarbeitung sondern bei allen perzeptuellen Prozessen postulieren (Mottron et al. 2006).

In der vorliegenden Arbeit wird auf diese Fragen mit einem Konzept des Wahrnehmungsvorzugs von perzeptuellen gegenüber konzeptuellen Merkmalen bei

Menschen mit Autismus geantwortet. Dieses Modell integriert Ergebnisse zu einer intakten globalen Verarbeitung und betont die Idee eines ***spontanen Wahrnehmungsvorzugs*** statt eines Wahrnehmungsdefizits. Die Annahme eines Wahrnehmungsvorzugs bedeutet, dass sich autistische Menschen trotz intakter konzeptueller Fähigkeiten spontan an perzeptuellen Merkmalen (z.B. Details, graphische Ähnlichkeit, Farbe) statt an konzeptuellen Merkmalen (z.B. Kategorienzugehörigkeit, Funktionszusammenhang) ihrer Umwelt orientieren. In der vorliegenden Studie wird diese Hypothese basierend auf der Forschungsliteratur hergeleitet und mit Hilfe von zu diesem Zweck entwickelten Experimenten überprüft.

Die Untersuchung gliedert sich in die Darstellung des theoretischen Hintergrunds (Kap. I), die Beschreibung der verwendeten Methoden (Kap. II), die Ergebnisse (Kap. III) sowie die zusammenfassende Gesamtdiskussion (IV). Die theoretische Grundlage (Kap. I) der Studie bildet das Modell der schwachen Kohärenz, das im Kontext der Erkenntnisse zu Autismus und der visuellen Informationsverarbeitung erläutert wird. Die bisherigen Befunde aus Studien zur zentralen Kohärenz werden dargestellt und in einem Schaubild zum aktuellen Forschungsstand zusammengefasst. Auf dieser Grundlage wird die Hypothese eines perzeptuellen Vorzugs bei Autismus theoretisch hergeleitet. Hier ist es besonders wichtig, genau zu definieren was perzeptuelle und konzeptuelle Merkmale visueller Informationen sind und wie diese graphisch für die spätere Konstruktion der Experimente operationalisiert werden können.

Anschließend an diese noch allgemein formulierte Hypothese eines perzeptuellen Vorzugs bei Autismus folgt der Methodikteil (Kap. II). Er umfasst zunächst die Beschreibung der Versuchsgruppen von autistischen und normal entwickelten Kindern. Daraufhin erfolgt die Entwicklung der in der Untersuchung verwendeten Experimente mit ihren konkreten Hypothesen. Da drei der vier Experimente erst im Rahmen dieser Studie konstruiert werden, ist der Herleitung ihres Aufbaus ausreichend Raum gegeben. In einer tabellarischen Übersicht zu den Experimenten, ihren Hypothesen und ihrer Durchführung werden am Ende des Kapitels alle relevanten Informationen zur Methodik zusammengefasst.

Der Ergebnisteil (Kap. III) beinhaltet die Präsentation der statistischen Daten und für jedes Experiment eine kurze Ergebnisinterpretation. Diese einzelnen Befunde werden abschließend in einer Gesamtdiskussion (Kap. IV) zusammengeführt. Ein besonderer Fokus liegt dabei auf Vorschlägen zur Weiterentwicklung der Theorie der schwachen zentralen Kohärenz. Des Weiteren wird versucht, die neu gewonnenen Erkenntnisse auch für Fragen der praktischen Förderung von Kindern mit Autismus nutzbar zu machen. Ein Ausblick auf zukünftige Forschungsfragen rundet die Studie ab.

I. Autismus und visuelle Informationsverarbeitung – Stand der Forschung

Die Erforschung des Autismus ist Gegenstand zahlreicher Disziplinen und Forschungsrichtungen, die parallel an verschiedenen Fragestellungen arbeiten. Befunde zur visuellen Wahrnehmung bei Autismus stellen also nur ein kleines Puzzleteil eines großen Gesamtbildes dar und müssen in den Rahmen der allgemeinen Autismusforschung eingebettet werden. Hierzu werden im folgenden Kapitel zuerst die aktuellen Diagnosekriterien (Kap. I 1) und grundsätzliche Fragen zur Prävalenz, Ätiologie und Komorbidität (Kap. I 2) des Autismus diskutiert. Anschließend wird auf die zentralen psychologischen Erklärungsmodelle des Autismus (Kap. I 3) eingegangen und die Theorie der schwachen Kohärenz in diesen Kontext eingeordnet. Den Schwerpunkt der theoretischen Grundlage macht die detaillierte Beschreibung der menschlichen Wahrnehmung (Kap. I 4) und ihre Veränderung bei Autismus (Kap. I 5) aus. Die hierzu vorliegenden Untersuchungsergebnisse werden ergebnisorientiert zusammengefasst, um die Hypothesen (Kap. I 6) für den empirischen Teil der Arbeit herzuleiten.

1. Zur Diagnostik von Autismus

Autismus wird allein auf Verhaltensbasis diagnostiziert, da bisher noch keine eindeutigen biologischen Marker (z.B. veränderte Genetik, anatomische Auffälligkeiten) festgestellt werden konnten. Dies erschwert den Diagnoseprozess erheblich und führte in der Vergangenheit zu zahlreichen Diskussionen über die Konzeptualisierung des Syndroms (z.B. Wing 1996). Aus diesem Grund bedarf es im Rahmen dieser Arbeit eindeutiger Begrifflichkeiten, die im Folgenden erarbeitet werden. Als erstes wird dabei auf das Verständnis des Autismus als eine tiefgreifende Entwicklungsstörung eingegangen. In diesem Kontext gilt es der Frage nachzugehen, ob es sich bei den verschiedenen Ausprägungen des Autismus um getrennte Syndrome oder eher um ein „Autistisches Kontinuum" handelt. Anschließend wird erläutert, welche Konsequenzen sich aus dieser Diskussion für die Grundlagenforschung ergeben. Das Kapitel endet mit einer Übersicht über Instrumente, die üblicherweise zur Diagnostik des Autismus eingesetzt werden.

1. Tiefgreifende Entwicklungsstörungen und das „Autistische Kontinuum"

Bei der Klassifikation von psychischen Störungen, zu denen Autismus gezählt wird, orientiert man sich im Wesentlichen an den beiden Diagnoseschemata DSM-IV (Diagnostisches und Statistisches Manual Psychischer Störungen 1996) und ICD-10 (Internationale Klassifikation Psychischer Störungen 1991).

Diese Systeme sind aus der klinischen Erfahrung gewonnen und stimmen in der Diagnose von Autismus weitgehend überein. Da in der psychologischen Autismusforschung meist auf die Kriterien des amerikanischen DSM-IV zurückgegriffen wird, ist es sinnvoll, sich im Rahmen dieser Arbeit auf dieses Klassifikationssystem zu beziehen. Die mit Autismus in Beziehung stehenden Syndrome werden im DSM-IV in der Kategorie der ***tiefgreifenden Entwicklungsstörungen*** (Pervasive Developmental Disorder – PDD) zusammengefasst. Diese werden als Störungen verstanden, die gewöhnlich zuerst im Kleinkindalter, in der Kindheit oder der Adoleszenz diagnostiziert werden und mit bestimmten Verhaltensauffälligkeiten einher gehen.

Zu der Kategorie der tiefgreifenden Entwicklungsstörungen (Übersicht s. Tab. 1) gehört zunächst die Autistische Störung. Sie umfasst Beeinträchtigungen in der Kommunikation, der sozialen Interaktion und stereotype Verhaltensweisen. Die Asperger Störung grenzt sich von der Autistischen Störung vor allem durch eine intakte Sprachentwicklung und eine mindestens durchschnittliche intellektuelle Leistungsfähigkeit ab. Hinzu kommt die Desintegrative Störung im Kindesalter, die nach einer zunächst normalen Entwicklung zu einem progressiven Abbau insbesondere der sprachlichen Fähigkeiten zwischen dem zweiten und sechsten Lebensjahr führt (z.B. Fombonne 2003). Die Rett-Störung ist bisher nur bei Mädchen zu beobachten und durch den Verlust bereits erworbener motorischer und kognitiver Fähigkeiten gekennzeichnet. Die Kategorie der nicht näher bezeichneten tiefgreifenden Entwicklungsstörung bezeichnet einen Symptomkomplex der nur in Teilen die Kriterien der Autistischen Störung erfüllt.

Tab. 1: Übersicht über tiefgreifende Entwicklungsstörungen nach DSM-IV

Tiefgreifende Entwicklungsstörungen				
Autistische Störung	Asperger Störung	Desintegrative Störung	Rett-Störung	Nicht näher bezeichnete tiefgreifende Entwicklungsstörung

Diese verschiedenen Störungsbilder mit im weitesten Sinne „autistischen" Verhaltensauffälligkeiten stellen Forschung und Praxis bis heute vor die Frage, ob es sich bei diesen Klassifikationen um getrennte Syndrome oder um Ausprägungen eines zugrunde liegenden ***„Autistischen Kontinuums"*** handelt. So geht Wing (1988) von einer autistischen Grundstörung mit verschiedenen Verhaltensausprägungen aus. Wing argumentiert auf der Grundlage einer großen epidemiologischen Studie (Wing & Gould 1979), in der die Breite autistischer Verhaltensauffälligkeiten unabhängig von den Diagnosekriterien der psychiatrischen Manuale in eine ***„Triade der sozialen Beeinträchtigung"*** aufgegliedert wurde.

Diese Triade bezieht sich auf drei Bereiche: Das soziale Erkennen („social recognition“) meint das Verständnis dafür, dass andere Menschen interessante Partner sind, mit denen es sich lohnt in Kontakt zu treten. Die soziale Kommunikation („social communication“) beinhaltet den Einsatz und das Verständnis von sozialen Zeichen sowie die Fähigkeit, über Gefühle zu sprechen und Ideen auszutauschen. Der Bereich der sozialen Vorstellung („social imagination and understanding“) bezieht sich auf das bedeutungshaltige Imitieren von anderen Menschen und darauf, zu verstehen, dass andere Personen eigene Absichten verfolgen. Zusätzlich zu diesen sozialen Auffälligkeiten beschreibt Wing (1996) den Hang zu repetitiven und eng begrenzten Aktivitäten („repetitive patterns of activity“) sowie weitere Besonderheiten in verschiedenen psychologischen Funktionen.

Wing (1996, 35 ff.) teilt dieses ***„Autistische Kontinuum“*** entsprechend der sozialen Auffälligkeiten in vier Untergruppen ein: Personen mit der stärksten autistischen Beeinträchtigung beschreibt sie als abseits stehend („aloof“) und die weiteren Gruppen als passiv („passive“), aktiv aber seltsam („active but odd“) und überformal gestelzt („over-formal, stilted“). Dieses Verständnis des Autismus als ein Kontinuum unterschiedlichster Schweregrade trug zu der Verbreitung des Begriffs der Autismus-Spektrum-Störungen („Autism Spectrum Disorders“) bei, der die Vielfalt des Autismus auszudrücken versucht. Nach der Definition des amerikanischen National Institute of Mental Health steht der Begriff synonym für „tiefgreifende Entwicklungsstörungen“ (National Institute of Mental Health 2007).

Da bisher noch keine eindeutigen biologischen Hinweise auf eine unterschiedliche Ätiologie der verschiedenen tiefgreifenden Entwicklungsstörungen erbracht werden konnten, erscheint das Modell eines autistischen Spektrums in der Praxis als recht plausibel. Insbesondere für die individuelle Beobachtung von Verhalten und klientenorientierte Therapieentscheidung ist die Frage nach einer exakten Zuordnung eines Kindes zu einer der tiefgreifenden Entwicklungsstörungen möglicherweise nicht vordergründig. Ob das Verhalten eines Kindes beispielsweise alle Kriterien der Autistischen Störung erfüllt oder dieses eher den Diagnosekriterien einer nicht näher bezeichneten tiefgreifenden Entwicklungsstörung entspricht, kann unter Umständen eher „politische“ Bedeutung im Sinne einer Übernahme von Therapiekosten etc. als konkrete Relevanz für die pädagogisch-psychologische Förderung haben.

Während sich das Modell eines Autismus-Spektrums aufgrund seiner Breite in der Praxis als hilfreich erweist, ist genau dieses Unspezifische ein ***Problem für die Grundlagenforschung***. Um hier zu genauen Ergebnissen zu gelangen, müssen möglichst exakte Definitionen der untersuchten Störungen zugrunde gelegt werden, auch wenn es sich dabei möglicherweise nur um „Subtypen“ des Autismus handelt. Meist orientiert sich die Grundlagenforschung deshalb weniger an dem Begriff des Autismus-Spektrums als an den einzelnen im DSM-IV aufgeführten Syndromen der tiefgreifenden Entwicklungsstörung. Hier stellt sich allerdings die Frage, welche der verschiedenen tiefgreifenden Entwicklungsstörungen im Fokus der Forschung stehen sollten, um den „Kern“ des Autismus zu erklären.

Als Kernsymptome des Autismus beschreibt Frith (2003, 8ff.) die von Kanner und Asperger beschriebenen Beeinträchtigungen der Kommunikation und Interaktion sowie die stereotypen Verhaltensweisen und Interessen. Diese Verhaltensauffälligkeiten sind am deutlichsten bei den im DSM-IV (1996) beschriebenen Diagnosen der ***Autistischen*** und ***Asperger Störung*** repräsentiert. Aus diesem Grund konzentriert sich die kognitionspsychologische Forschung vorwiegend auf diese beiden Syndrome. Da sich auch die vorliegende Arbeit auf Menschen mit einer Autistischen oder Asperger Störung bezieht, werden die beiden Syndrome hier ausführlich vorgestellt.

2. Autistische und Asperger Störung

Für die ***Autistische Störung*** werden im DSM-IV (1996) die folgenden Diagnosemerkmale beschrieben:

A. Es müssen mindestens sechs Kriterien aus (1), (2) und (3) zutreffen, wobei mindestens zwei Kriterien aus (1) und je ein Kriterium aus (2) und (3) stammen müssen:
  (1) qualitative Beeinträchtigung der sozialen Interaktionen in mindestens zwei der folgenden Bereiche:
    (a) ausgeprägte Beeinträchtigung im Gebrauch vielfältiger nonverbaler Verhaltensweisen wie beispielsweise Blickkontakt, Gesichtsausdruck, Körperhaltung und Gestik zur Steuerung sozialer Interaktionen,
    (b) Unfähigkeit entwicklungsgemäße Beziehungen zu Gleichaltrigen aufzubauen, Mangel, spontan Freude, Interessen oder Erfolge mit anderen zu teilen (z. B. Mangel anderen Menschen Dinge, die für die betroffenen von Bedeutung sind, zu zeigen, zu bringen und darauf hinzuweisen),
    (c) Mangel an sozio-emotionaler Gegenseitigkeit;
  (2) qualitative Beeinträchtigungen der Kommunikation in mindestens einem der folgenden Bereiche:
    (a) verzögertes Einsetzen oder völliges Ausbleiben der Entwicklung von gesprochener Sprache (ohne den Versuch zu machen, die Beeinträchtigung durch alternative Kommunikationsformen wie Gestik oder Mimik zu kompensieren),
    (b) bei Personen mit ausreichendem Sprachvermögen deutliche Beeinträchtigungen der Fähigkeit, ein Gespräch zu beginnen oder fortzuführen,
    (c) stereotyper und repetitiver Gebrauch der Sprache oder idiosynkratische Sprache,
    (d) Fehlen von entwicklungsgemäßen Rollenspielen oder sozialen

Imitationsspielen;

(3) beschränkte, repetitive und stereotype Verhaltensweisen, Interessen und Aktivitäten in mindestens einem der folgenden Bereiche:
    (a) umfassende Beschäftigung mit einem oder mehreren stereotypen und begrenzten Interessen, wobei Inhalt und Intensität abnorm sind,
    (b) auffällig starres Festhalten an bestimmten nicht-funktionalen Gewohnheiten oder Ritualen,
    (c) stereotype und repetitive motorische Manierismen (z. B. Biegen oder schnelle Bewegungen von Händen oder Fingern oder komplexe Bewegungen des ganzen Körpers),
    (d) ständige Beschäftigung mit Teilen von Objekten.

B. Beginn vor Vollendung des dritten Lebensjahres und Verzögerung oder abnorme Funktionsfähigkeit in mindestens einem der folgenden Bereiche:
    (4) soziale Interaktion,
    (5) Sprache als soziales Kommunikationsmittel,
    (6) Symbolisches oder Phantasiespiel.

C. Die Störung kann nicht besser durch die Rett-Störung oder die desintegrative Störung im Kindesalter erklärt werden.

(DSM-IV 1996, 102f.)

Die Autistische Störung wird im Rahmen psychologischer Forschung in weitere Untergruppen aufgeteilt. Diese Aufgliederung erfolgt gemäß der intellektuellen Leistungsfähigkeit in den so genannten „Low-functioning" und den „High-functioning Autismus". Menschen mit Low-functioning Autismus zeigen bei Intelligenztests Leistungen unter einem IQ-Wert von 70, was nach den Kriterien des DSM-IV (1996) einer zusätzlich zum Autismus zu diagnostizierenden geistigen Behinderung entspricht. Bei Personen mit High-functioning Autismus liegt der IQ bei 70 und darüber. Bei Menschen mit Low-Functioning Autismus lassen sich öfter stereotype und selbstverletzende Verhaltensweisen beobachten, sie zeigen schwerere Sprachstörungen und haben mehr Mühe, sich sozial angepasst zu verhalten als Personen mit High-functioning Autismus (Bartak & Rutter 1976).

In Abgrenzung zur Autistischen Störung gelten für die ***Asperger Störung*** nach dem DSM-IV (1996) folgende Verhaltensauffälligkeiten als ausschlaggebend für die Diagnose:

A. Qualitative Beeinträchtigungen der sozialen Interaktion, die sich in mindestens zwei der folgenden Bereiche manifestieren:
    (1) ausgeprägte Beeinträchtigung im Gebrauch multipler nonverbaler Verhaltensweisen wie beispielsweise Blickkontakt, Gesichtsausdruck, Körperhaltung und Gestik zur Regulation sozialer Interaktionen,
    (2) Unfähigkeit, entwicklungsgemäße Beziehungen zu Gleichaltrigen aufzubauen,
    (3) Mangel, spontan Freude, Interessen oder Erfolge mit anderen zu teilen (z.B. Mangel, anderen Menschen Dinge, die für die Betroffenen von Bedeutung sind, zu zeigen, zu bringen oder darauf hinzuweisen),
    (4) Mangel an sozio-emotionaler Gegenseitigkeit.

B. Eingeschränkte repetitive und stereotype Verhaltensmuster, Interessen und Aktivitäten in mindestens einem der folgenden Bereiche:
   (1) umfassende Beschäftigung mit einem oder mehreren stereotypen und begrenzten Interessen, wobei Inhalt und Intensität abnorm sind,
   (2) auffällig starres Festhalten an bestimmten nicht-funktionalen Gewohnheiten und Ritualen,
   (3) stereotype und repetitive motorische Manierismen (z.B. Biegen oder schnelle Bewegungen von Händen oder Fingern oder komplexe Bewegungen des ganzen Körpers),
   (4) ständige Beschäftigung mit Teilen von Objekten.

C. Die Störung verursacht in klinisch bedeutsamer Weise Beeinträchtigungen in sozialen, beruflichen oder anderen wichtigen Funktionsbereichen.

D. Es tritt kein klinisch bedeutsamer allgemeiner Sprachrückstand auf (es werden z.B. bis zum Alter von zwei Jahren einzelne Wörter, bis zum Alter von drei Jahren kommunikative Sätze benutzt).

E. Es treten keine klinisch bedeutsamen Verzögerungen der kognitiven Entwicklung oder der Entwicklung von altersgemäßen Selbsthilfefertigkeiten, im Anpassungsverhalten (außerhalb der sozialen Interaktionen) und bezüglich des Interesses des Kindes an der Umgebung auf.

F. Die Kriterien für eine andere spezifische tiefgreifende Entwicklungsstörung oder für Schizophrenie sind nicht erfüllt. (DSM-IV 1996, 114f.)

Die Asperger Störung grenzt sich diagnostisch von der Autistischen Störung erstens dadurch ab, dass keine Auffälligkeiten im Bereich der Sprachentwicklung beschrieben werden. Das zweite zentrale Kriterium liegt darin, dass eine verzögerte intellektuelle Entwicklung ausgeschlossen wird. Zudem muss die Störung nicht zwangsläufig in den ersten drei Lebensjahren erkennbar gewesen sein. Für manche Autoren gilt zudem eine motorische Ungeschicklichkeit („motor clumsiness", Volkmar & Klin 2001, 83) bei Menschen mit der Asperger Störung als weiteres Differenzierungsmerkmal.

Beim Betrachten dieser Diagnosekriterien wird trotz der Unterscheidungsversuche eine große ***Nähe zwischen der Asperger Störung und der Autistischen Störung*** (insbesondere dem High-functioning Autismus) deutlich. Die Störungen lassen sich in der diagnostischen Praxis oft kaum objektiv unterscheiden (z.B. Shea 2005; Mottron et al. 2006). Die Diagnosemerkmale der Asperger Störung im DSM-IV sind zudem umstritten und werden in den nächsten Jahren vermutlich weiter ausdifferenziert (z.B. Hippler & Klicpera 2003; Prior et al. 1998; Klicpera & Innerhofer 2002, 232f.).

Aufgrund der großen Ähnlichkeiten werden die Autistische Störung und die Asperger Störung in der vorliegenden Arbeit deshalb unter dem ***Begriff des „Autismus"*** gemeinsam betrachtet. Wenn in den Begriff weitere tiefgreifende Störungen einbezogen werden, wird darauf hingewiesen.

3. Diagnoseinstrumente

Um die Kriterien für Autismus in der klinischen Praxis anzuwenden, stehen verschiedene Diagnoseinstrumente zur Verfügung. Aus mehreren Gründen wird besonderer Wert auf Verfahren zu einer möglichst frühen Diagnosestellung gelegt: Zum einen scheinen in jungem Alter beginnende Interventionen einen positiven Einfluss auf den Entwicklungsverlauf autistischer Kinder zu haben (z.B. Sallows & Graupner 2005; Gresham & MacMillan 1998; McEachin et al. 1993; Rogers 1998). Zum anderen kann Eltern eine baldige klare Diagnose ihres Kindes Ungewissheit ersparen und schnellen Zugang zu professioneller Hilfestellung gewährleisten (Howlin & Moore 1997).

Die Autistische Störung kann mit einer hohen Zuverlässigkeit ab dem zweiten Lebensjahr diagnostiziert werden, da ab diesem Alter Fähigkeiten wie Kommunikation, Spielverhalten etc. relativ sicher zu beurteilen sind (Klicpera & Innerhofer 2002, 226; Gillberg et al. 1990; Lord 1995; Coonrod & Stone 2005). In einigen Untersuchungen konnte allerdings, beispielsweise durch die Analyse von frühem Videomaterial autistischer Kinder, schon im Alter von 12 Monaten Auffälligkeiten im sozialen Kontakt beobachtet werden (z.B. Osterling & Dawson 1994; 2002; Werner et al. 2000). Baron-Cohen et al. (1992; 1996) entwickelten auf der Basis solcher Prädiktoren für Autismus das Screening-Instrument Checklist For Autism In Toddlers (CHAT), das schon im Alter von 18 Monaten angewendet werden kann. Nachuntersuchungen haben gezeigt, dass sich die Verdachtsdiagnose mit dem CHAT zu diesem frühen Zeitpunkt in vielen Fällen später bestätigen lässt (Baron-Cohen et al. 1992; 1996).

Andere Diagnostikinstrumente sind erst zu einem späteren Zeitpunkt einsetzbar. Eine weite Verbreitung hat die Childhood Autism Rating Scale (CARS, Schopler et al. 1980) gefunden, die sich allerdings noch an den alten Kriterien des DSM-III (1984) ausrichtet. Sowohl in der Praxis als auch in der Forschung wird oft das Autism Diagnostic Interview-revised durchgeführt (ADI-R, Lord et al. 1994). In einem halbstrukturierten Elterninterview werden dabei mit rund 100 Fragen Informationen zu autistischem Verhalten gesammelt. Als eine Ergänzung zum ADI wurde mit dem Autism Diagnostic Observation Schedule (ADOS, Lord et al. 2001) eine standardisierte Verhaltensbeobachtung entwickelt. Kinder im Alter zwischen 6 und 18 Jahren werden hier bei bestimmten Dialog- und Spielsituationen beobachtet. Das gezeigte Verhalten wird dann standardisiert ausgewertet. In den letzten Jahren wurden auch Diagnoseinstrumente zur speziellen Erfassung von Kindern mit High-functioning Autismus und Asperger Syndrom entwickelt. Hierzu gehören beispielsweise die Diagnostikinstrumente Autism Spectrum Screening Questionnaire (ASSQ, Ehlers et al. 2001) und der Childhood Asperger Syndrome Test (CAST, Scott et al. 2002).

2. Prävalenz, Komorbidität und Ätiologie

Im Folgenden wird ein Überblick über grundlegende Informationen zur Prävalenz und Komorbidität des Autismus gegeben. Anschließend werden die genetischen und weiteren verursachenden Faktoren beschrieben sowie die Erkenntnisse zu physiologischen Gehirnveränderungen bei Menschen mit Autismus erläutert.

1. Prävalenz und Komorbidität

Die ***Prävalenzrate*** der Autistischen Störung liegt je nach Anwendung der Diagnosekriterien und der gewählten Erhebungstechnik zwischen 4 und 38 Fällen auf 10000 Geburten (Tager-Flusberg et al. 2001; Baird et al. 2006). Angaben zur Häufigkeit der Asperger Störung sind noch sehr widersprüchlich und liegen zwischen 2 und 48 Personen auf 10000 Geburten (Ehlers & Gillberg 1993; Kadesjö et al. 1999). In der Literatur ist in den letzten Jahren über eine Zunahme des Autismus berichtet worden (Übersicht s. Wing & Potter 2002). Dies kann zum einen auf den Einbezug aller tiefgreifenden Entwicklungsstörungen in epidemiologische Studien zurückgeführt werden, obwohl weiter von „Autismus" gesprochen wird (Wing & Potter 2002; Fombonne 2003; Klicpera & Innerhofer 2002, 203). Zum anderen gehen die erhöhten Zahlen vermutlich auf bessere Diagnoseinstrumente und eine größere Vertrautheit mit dem Syndrom (insbesondere der Asperger Störung) unter Kinderärzten und Eltern zurück (Wing & Potter 2002). Dies führt wahrscheinlich auch dazu, dass viele Personen, denen früher eine geistige Behinderung unbekannter Ursache zugeschrieben wurde, zunehmend häufig als autistisch diagnostiziert werden (Croen et al. 2002). Das Prävalenzverhältnis der Autistischen Störung zwischen den Geschlechtern wird mit durchschnittlich 4,3 betroffenen Jungen auf ein Mädchen angegeben (Fombonne 2003). Zur Asperger Störung liegen diesbezüglich noch kaum Daten vor, erste Studien deuten jedoch auf ein ähnliches Verhältnis hin (z.B. Ehlers & Gillberg 1993).

Untersuchungen zur ***Komorbidität*** haben eine Reihe unterschiedlicher Behinderungs- und Krankheitsbilder gezeigt, die gehäuft mit Autismus einhergehen. Rund 70 % aller Menschen mit einer Autistischen Störung haben zusätzlich eine geistige Behinderung (Fombonne 2003). Einige Studien sehen einen rückläufigen Anteil von autistischen Personen mit geistiger Behinderung in den letzten Jahren (z.B. Icasiano et al. 2004). Wiederum kann dies vermutlich auf terminologische Unklarheiten und diagnostische Verbesserungen im Bereich eher leichter autistischer Auffälligkeiten bei normaler Intelligenz zurückgeführt werden (Frith 2003). Neben der geistigen Behinderung lässt sich bei Autismus unter anderem eine überdurchschnittlich häufige Komorbidität mit dem Fragilen X-Syndrom (Lord & Rutter 1994), der Tuberösen Sklerose (Dykens & Volkmar

1997) und dem Auftreten epileptischer Anfälle (Poustka 1998) beobachten. Klare ätiologische Zusammenhänge zwischen Autismus und anderen Erkrankungen konnten bisher jedoch nicht nachgewiesen werden.

2. Genetische und weitere verursachende Faktoren

Befasst man sich mit den verursachenden Faktoren von Autismus, wird heute davon ausgegangen, dass Autismus eine organische Störung zugrunde liegt, die zu einem erheblichen Anteil ***genetisch*** verursacht wird. Auf die genetische Komponente weisen neben der typischen Geschlechterverteilung auch Studien hin, die ein gehäuftes Auftreten in Familien beschreiben. Ungefähr 2 - 8 % der Geschwister von autistischen Kindern weisen die gleiche Störung auf (Smalley et al. 1988; Bolton et al. 1994; Ritvo et al. 1989) und eine überdurchschnittlich hohe Zahl von Geschwistern zeigt autismusähnliche Verhaltensweisen (Rutter et al. 1997; Bolton et al. 1994). Andere Studien legen nahe, dass auch ein Teil der Eltern autistischer Kinder und dabei insbesondere die Väter, Tendenzen zu sozialen Schwierigkeiten, eher technisch orientierten Berufen und spezialisierten Interessen zeigen (Briskman & Happé 2001; Baron-Cohen & Hammer 1997; Baron-Cohen et al. 1997a; 1998; Hughes et al. 1997). Die Vermutung von stark wirksamen genetischen Faktoren bei der Entwicklung von Autismus fand aber vor allem durch die Zwillingsforschung Bestätigung. So beträgt die Konkordanzrate für Autismus bei eineiigen Zwillingen zwischen 65 und 91 %, wobei sie für zweieiige bei nur wenigen Prozent liegt (Bailey et al. 1995; Steffenburg et al. 1989; Ritvo et al. 1985).

Weitere ursächliche Faktoren des Autismus sind möglicherweise Probleme in der frühkindlichen Entwicklung. Verschiedene Studien zeigen, dass die Schwangerschaft mit autistischen Kindern und auch die Geburt überdurchschnittlich häufig mit Komplikationen einhergeht (z.B. Gillberg & Gillberg 1983; Glasson et al. 2004). Bolton et al. (1997) weisen jedoch darauf hin, dass viele der autistischen Kinder mit prä- und perinatalen Problemen aus Familien mit einer besonderen Häufung des Autismus stammen. Dies spricht dafür, dass die Schwierigkeiten während der Schwangerschaft durch die Auffälligkeiten im Genom des Kindes entstehen und diese damit die primäre Ursache für die frühkindlichen Probleme sind.

3. Physiologische Veränderungen

Die beschriebenen verursachenden Faktoren führen zu physiologischen Veränderungen im Gehirn von Menschen mit Autismus. Um hier zu Erkenntnissen zu gelangen, wird zum einen die Elektro-Encephalographie (EEG) und die röntgenbasierte Computer Tomographie (CT) angewendet. Des Weiteren ermöglichen bildgebende Verfahren (Strukturelle und Funktionelle Magnetresonanz-Tomographie FMRI; Positronen-Emissions-Tomographie PET) eine Beobachtung der Prozesse im Gehirn. Es kann hierbei zwischen strukturell angelegten Untersuchungen zur Erforschung der Auffälligkeiten im Aufbau des Gehirns und funktionell angelegten Studien zur Gehirnaktivität unter bestimmten Leistungsanforderungen unterschieden werden.

Betrachtet man die ***strukturellen Auffälligkeiten*** im Gehirn von Menschen mit Autismus, zeigt sich, dass der Kopfumfang und damit das Gehirnvolumen autistischer Kleinkinder bis zum 2. Lebensjahr überdurchschnittlich schnell wächst (Übersicht s. Courchesne 2004). Je stärker das Wachstum des Gehirns ist, desto stärker scheint später auch das autistische Verhalten ausgeprägt zu sein (Courchesne et al. 2003). Spätestens ab dem Alter von 5 Jahren lässt sich jedoch meist kein Unterschied mehr bezüglich des Kopfumfangs autistischer und nicht autistischer Personen feststellen. Die Frage, wie dieses extreme Wachstum zustande kommt, ist noch weitgehend ungeklärt. Frith (2003) führt das Phänomen auf ein verringertes „Pruning" zurück, eine Störung im Bereich des genetisch verankerten Absterbens von Zellen im Entwicklungsverlauf, das einer Optimierung der neuronalen Verschaltungen dient.

Die Ergebnisse zu veränderten Gehirnregionen bei Menschen mit Autismus sind recht uneinheitlich, so dass an dieser Stelle nur ein Überblick gegeben werden kann. Mehrere Untersuchungen berichten von Veränderungen im Bereich des Kleinhirns. So gibt es Hinweise, dass dort zu wenige Purkinje-Zellen vorhanden sind, was auch im Zusammenhang mit einer verringerten Größe des Kleinhirns stehen könnte (Hashimoto et al. 1995). Des Weiteren scheinen Veränderungen im Bereich des Limbischen Systems vorzuliegen, das insbesondere bei der Verarbeitung von Emotionen und bei Lern- und Gedächtnisvorgängen beteiligt ist. Hier haben einige Autoren eine größere Neuronendichte bei verringerter Komplexität der dendritischen Verästelung des Hippocampus und der Amygdala gefunden (Bauman 1991; Bauman & Kemper 1985; 1994; Kemper & Bauman 1998). Aylward et al. (1999) beobachteten bei autistischen Menschen auch eine verminderte Größe dieser Gehirnregionen sowie die Unterentwicklung der neuronalen Verbindungen zwischen limbischen Strukturen und anderen Gehirnregionen, insbesondere dem Cerebralen Cortex. Erklärungsversuche für diese Phänomene sind Störungen der neuronalen Migration während der frühkindlichen Entwicklung (Piven et al. 1990) oder Probleme beim Mechanismus der Reduplikation von Nervenzellen (Bailey et al. 1996). Courchesne et al. (2004) heben darüber hinaus die Rolle eines beeinträchtigten Frontalhirns bei Menschen mit Autismus hervor, das vor allem im Bereich der exekutiven Funktionen wichtige Aufgaben übernimmt (s.a. Kap. I 3.3).

Mit Untersuchungen zu ***funktionellen Auffälligkeiten*** wird versucht, eine Verknüpfung zwischen den Auffälligkeiten im Verhalten, der Kognition und dem

Aufbau des Gehirns autistischer Menschen herzustellen (Übersicht s. Brambilla et al. 2004; Baron-Cohen & Belmonte 2005). Auch hier ist man von einem kohärenten Gesamtbild noch weit entfernt. In einigen Studien konnte jedoch gezeigt werden, dass bei Menschen mit Autismus beim Erkennen von Gesichtern und Emotionen, statt dem üblicherweise aktivierten Fusiform Gyrus, andere Areale genutzt werden (Schultz et al. 2000; Grelotti et al. 2005; Wang et al. 2004; Hubl et al. 2003; Pierce et al. 2001). Veränderte Gehirnaktivitäten konnten auch bei Aufgaben zum mentalen Hineinversetzen in andere Personen beobachtet werden. Die Amygdala (Baron-Cohen et al. 1999) und der mittlere linke präfrontale Cortex (Happé et al. 1996) scheinen bei solchen Anforderungen unterdurchschnittlich aktiviert zu werden.

Neben der Beobachtung der Neuronenaktivität in bestimmten Hirnregionen wird auch die Bedeutung von veränderten ***Neurotransmitteranteilen*** untersucht (Übersicht s. Anderson & Hoshino 1997; Poustka 1998). In diesem Kontext sind bei Menschen mit Autismus zum Teil erhöhte Serotoninwerte gefunden worden, die mit Wahrnehmungsauffälligkeiten und Veränderungen in der Gehirnentwicklung in Zusammenhang gebracht werden (z.B. Chugani et al. 1999). Relativiert werden die Befunde allerdings durch die Nichtwirksamkeit einer Behandlung von autistischen Menschen mit Fenfluramin, einer Substanz, die den Serotonin-Gehalt im Blut verringert (Anderson & Hoshino 1997). Eine andere Hypothese ist, dass erhöhte Dopamin-Werte zu stereotypen Verhaltenweisen und veränderten kognitiven Prozessen führen (z.B. Gillberg et al. 1983). Auch hierzu liegen allerdings widersprüchliche Befunde vor (Anderson & Hoshino 1997).

Zusammenfassend wird deutlich, dass bezüglich der Ätiologie des Autismus noch viele offene Fragen bestehen. Weitgehende Einigkeit besteht allerdings über die zugrunde liegenden Entwicklungsprozesse. In Anlehnung an Minshew et al. (2001) lassen sich diese in einem Schaubild zusammenfassen (s. Abb. 1).

Veränderungen im genetischen Code für die Gehirnentwicklung

⇩

Veränderte Mechanismen der Gehirnentwicklung

⇩

Strukturelle und funktionelle Auffälligkeiten des Gehirns

⇩

Kognitive Auffälligkeiten

⇩

Auffällige Symptome auf der Verhaltensebene

Abb. 1: Verursachende Faktoren bei Autismus (in Anlehnung an Minshew et al. 2001, 1131)

Minshew et al. (2001) weisen darauf hin, dass im konkreten Fall nicht von einer solch geradlinigen Entwicklung ausgegangen werden kann, sondern dass sich die Faktoren gegenseitig beeinflussen und in Abhängigkeit von Umweltfaktoren stehen.

Die Erkenntnisse zur Ätiologie haben gezeigt, dass Autismus eine organische Ursache zugrunde liegt. Mit Hilfe psychologischer Erklärungsmodelle, zu denen auch die im Fokus dieser Arbeit stehende Theorie der schwachen Kohärenz gehört, wird versucht, eine Brücke zwischen der physiologischen Grundlage und dem beobachtbaren autistischen Verhalten zu schlagen (Frith et al. 1991; Klicpera & Innerhofer 2002, 204).

3. Kognitionspsychologische Theorien zu Autismus

Die Ausgangslage psychologischer Erklärungsmodelle ist die Frage nach dem „Warum" des Verhaltens von Menschen mit Autismus (Frith et al. 1991). Die Forschungsbemühungen haben damit zum Ziel, jene psychischen Funktionen zu identifizieren, welche die Grundlage für die Verhaltensauffälligkeiten bilden (Goldenberg 2002, 5f.). Im Folgenden wird als erstes auf grundsätzliche methodische Probleme dieser Forschung eingegangen (Kap. I 3.1), deren Kenntnis Voraussetzung für eine angemessene Interpretation der psychologischen Studienergebnisse ist. Anschließend ermöglicht ein Überblick über die wichtigsten Erklärungsmodelle (Kap. I 3.2-3.4) eine Einordnung der Theorie der schwachen Kohärenz in den Forschungskontext.

3.1 Zur Methodik psychologischer Autismusforschung

Die psychologische Autismusforschung greift auf verschiedene Formen der ***Datengewinnung*** zurück, die Besonderheiten bei der Interpretation der Befunde mit sich bringen. So können durch die Befragung von Familienangehörigen oder professionellen Begleitern von Menschen mit Autismus wichtige Informationen erlangt werden. Die meist retrospektiv erfolgenden Befragungen bringen jedoch auch Interpretationsprobleme mit sich, denn die Erinnerung an vergangene Ereignisse trägt stets Unsicherheiten in sich und kann stark durch die gegenwärtige Situation geprägt sein.

Auf der anderen Seite wird versucht, durch die Auswertung von Berichten autistischer Menschen mehr über den Autismus zu erfahren. Eine wichtige Quelle für eine solche introspektive Datenerhebung sind Autobiographien, in denen autistische Autoren ihre Denkmuster und Verhaltensweisen beschreiben (z.B. Grandin 1984; Williams 1994; Schäfer 2002). Nußbeck (2000, 141) betont, dass solche Berichte interessante Hinweise geben, aber schränkt ihre wissenschaftliche Aussagekraft ein. Als problematisch erweist sich vor allem die Frage, inwieweit die subjektiven Selbsterfahrungen auf andere Menschen mit Autismus übertragbar sind. Zusätzlich entstehen Interpretationsprobleme, wenn die Schriften vom Verlag überarbeitet wurden und dadurch „zugänglicher“ aber nicht mehr wissenschaftlich auswertbar sind (Happé 1991). Viele Autoren mit Autismus (z.B. Grandin 1984) sind zudem sehr versiert in aktuellen Theorien zu Autismus. Es ist daher unklar, inwieweit diese Kenntnisse die Beschreibung des eigenen Erlebens beeinflussen (O'Neill & Jones 1997). Bei Berücksichtigung dieser einschränkenden Aspekte können autobiographische Berichte jedoch interessante Einblicke gewähren und Hypothesen generierend wirken.

Im Zentrum der grundlagenorientierten Forschung steht die Durchführung von Experimenten (Übersicht s. Myers & Hansen 2006). Es geht hier darum, zu überprüfen, ob bestimmte psychische Eigenschaften spezifisch und universell für Personen mit Autismus sind. „Spezifität“ bedeutet in diesem Zusammenhang, dass Auffälligkeiten nur bei Autismus und keiner anderen Störung zu finden sind und „Universalität“, dass die Auffälligkeiten bei allen Personen mit Autismus zu beobachten sind. Um sichere Erkenntnisse über die kognitiven Eigenschaften autistischer Personen gewinnen zu können, müssen Experimente strengen Kriterien der Probandenauswahl genügen. Bei den autistischen Versuchspersonen sollte eine genaue Autismusdiagnose ohne zusätzliche Beeinträchtigungen vorliegen. Mottron (2004) weist darauf hin, dass auf der Suche nach einem „primären“ verursachenden Merkmal des Autismus besser Kinder und nicht Erwachsene untersucht werden sollten:

> „Using individuals more than 10 years older than the process that made them autistic cannot separate the specific effect of pathological process *per se* from those of reaction to these processes. “ (Mottron 2004, 22)

Das durchschnittliche Alter von autistischen Kindern, die zwischen 1999 und 2002 an kognitiv orientierten Studien teilgenommen haben, lag Mottron (2004) zufolge allerdings bei 14;4 Jahren. Dies ist vermutlich auf die Schwierigkeiten bei der Suche nach jungen autistischen Probanden zurückzuführen.

Bei Experimenten sollte die klinische Untersuchungsgruppe in sich bezüglich der genauen Diagnose, des chronologischen Alters, der Intelligenz sowie je nach Untersuchung bezüglich weiterer Merkmale so einheitlich wie möglich gewählt sein (z.B. Mottron 2004). Kontrollgruppen sollten in möglichst vielen Eigenschaften bis auf die fehlende Diagnose „Autismus“ mit der klinischen Untersuchungsgruppe vergleichbar sein. Studien, bei denen diese Kriterien wenig berücksichtigt sind, können nur eingeschränkt interpretiert werden.

Ein Grundproblem der Autismusforschung ist die ***Heterogenität des Personenkreises***. So ist beispielsweise fraglich, inwieweit von psychologischen Erkenntnissen über autistische Menschen aus dem High-functioning oder Asperger Bereich auf das gesamte autistische Spektrum, geschlossen werden kann (z.B. Hubl et al. 2003, 1236; Mottron 2004). Dieses Interpretationsproblem ergibt sich aus dem Umstand, dass meist nur autistische Menschen mit bestimmten intellektuellen Voraussetzungen für psychologische Untersuchungen zugänglich sind. Des Weiteren ist bei der Untersuchung von autistischen Probanden mit einer zusätzlichen geistigen Behinderung schwer zu entscheiden, ob unterschiedliche Ergebnisse von Versuchsgruppen auf Autismus oder auf eine geistige Behinderung zurückzuführen sind. Angesichts dieser Problematik werden zur Erforschung der Kognition autistischer Menschen vor allem Personen ohne Intelligenzminderung einbezogen. Die Frage, inwieweit sich Ergebnisse aus solchen Studien auch auf Personen mit Autismus und einer zusätzlichen geistigen Behinderung generalisieren lassen, bleibt jedoch bestehen. Nußbeck (2000) hält hierzu fest:

> „Wenn man davon ausgeht, dass sich Autismus auf einem Kontinuum bewegt, mit Autismus mit geistiger Behinderung an einem und „reiner Autismus" am anderen Pol, ist es legitim anzunehmen, dass die bei den intellektuell fähigen Menschen gefundenen „autistischen Besonderheiten" bei allen anzutreffen sind (...). Wenn es voneinander abgrenzbare „Typen" von Autismus gibt, ist ein solcher Analogieschluss zwar aufgrund der im Verhalten gefundenen Gemeinsamkeiten wahrscheinlich, aber nicht zwingend." (Nußbeck 2000, 142)

Die Verallgemeinerung von einzelnen Ergebnissen zur Kognition auf alle Personen mit Autismus sollte angesichts der diagnostischen und ätiologischen Unklarheiten also unter großen Vorbehalten erfolgen. Die individuell sehr unterschiedlichen Voraussetzungen von Menschen mit Autismus (z.B. Sprachfähigkeit, komorbide Erkrankungen) müssen bei der Übertragung von Untersuchungsergebnissen auf andere Personen des autistischen Spektrums stets berücksichtigt werden. Die hier dargestellten Ausführungen bilden den methodischen Hintergrund, vor dem die im Folgenden beschriebenen psychologischen Studienergebnisse interpretiert werden können.

3.2 Störungen der sozialen Kognition und Emotion

Psychologische Erklärungsmodelle, die bei Autismus von einer Störung der sozialen Kognition und Emotion ausgehen, versuchen schwerpunktmäßig die Probleme autistischer Menschen im Bereich der sozialen Interaktion und Kommunikation zu erklären. Im Folgenden wird zunächst die Annahme erläutert, dass diese Schwierigkeiten auf die Beeinträchtigung bestimmter sozialkognitiver Funktionen bei Autismus zurückzuführen sind. Anschließend wird auf ein Modell eingegangen, das die emotionspsychologische Grundlage des autistischen Verhaltens betont.

1. Beeinträchtigung der sozialen Kognition

Die ersten sozialkognitiven Probleme autistischer Menschen lassen sich schon zu einem frühen Zeitpunkt der Entwicklung beobachten. Betrachtet man hierzu erst einmal die ***sozialkognitiven Kompetenzen*** typisch entwickelter Kleinkinder, hat die soziale Welt für diese schon sehr früh eine hervorgehobene Rolle im Vergleich zur Welt der unbelebten Objekte. Ab der Geburt zeigen Kinder eine Präferenz für menschliche Gesichter und Stimmen (Frith 2003, 100) und suchen früh Blickkontakt sowie die Aufmerksamkeit der Mutter (Moore et al. 2001). Kleinkinder lächeln und vokalisieren mehr gegenüber Personen als gegenüber Gegenständen (Rauh 2002, 180) und richten sich im Alter von neun Monaten schon willentlich auf die Blickrichtung von Erwachsenen ein (Moore & Corkum 1998). Bei Kindern mit Autismus sind bereits diese frühen sozialkognitiven Fähigkeiten beeinträchtigt (z.B. Osterling & Dawson 1994; 2002; Werner et al. 2000). Von Säuglingen, die später als autistisch diagnostiziert werden, zeigen viele eine geringere Ausprägung des Blickkontakts und des sozialen Lächelns (Frith 2003, 103) und nicht die typische Präferenz für die Stimme der Mutter (Klin 1992). Sie strecken seltener ihre Arme aus, um aufgenommen zu werden, imitieren weniger und scheinen generell weniger Interesse an anderen Personen zu haben (Klin 1992).

Während sich typisch entwickelnde Kleinkinder anfangs nur entweder mit einem Objekt oder einer Person beschäftigen (dyadische Interaktion), streben sie ab einem Alter von ca. 8 Monaten eine triadische Interaktion mit Erwachsenen an, bei der ein Gegenstand Teil der Interaktion wird. Bei der gemeinsamen Ausrichtung der Aufmerksamkeit auf einen Gegenstand und die Kommunikation darüber spricht man von ***„Joint Attention“***. Zentral ist hierbei, dass sich die Kinder nicht nur für das Objekt interessieren, sondern auch für die Haltung des Interaktionspartners gegenüber dem Objekt (Frith 2003, 101). Mitte der 80-er Jahre fanden Forschergruppen, dass Menschen mit Autismus kaum Prozesse der Joint Attention zeigen (Sigman et al. 1986; Loveland & Landry 1986; Leekam et al. 2000). Zur Steuerung sozialer Interaktion setzen sie in der Regel nicht den Blickkontakt ein und verwenden Gesten meist ausschließlich instrumentell, um jemanden zu bewegen, etwas Bestimmtes zu tun (Frith 2003, 106). Expressive Gesten, wie beispielsweise bei Scham die Hände vor das Gesicht zu halten, setzen die Kenntnis der Intention anderer Menschen voraus und werden von Menschen mit Autismus kaum gezeigt (Attwood et al. 1988).

Diese frühen sozialkognitiven Entwicklungsschritte gelten als wichtige Grundlage für weitere Lernprozesse, die sich im späteren Entwicklungsverlauf in der Interaktion mit Anderen ergeben (Rauh 2002; Bloom 2000). Eines der in diesem Zusammenhang besonders wichtigen Elemente ist die ***„Theory of Mind“***. Dieses Konzept beinhaltet die Erkenntnis, dass andere Menschen ein eigenes psychisches Innenleben haben und damit auch eine eigene Handlungsintention vertreten (Rauh 2002, 180). Zum Erwerb dieser Fähigkeit muss erkannt werden, dass das eigene Wissen falsch und trotzdem handlungsleitend sein kann (Silbereisen & Ahnert 2002, 604). Obwohl schon frühe Vorläuferfähigkeiten zu beobachten sind, wird die Fähigkeit zum Lösen von Theory of Mind-Aufgaben erst ab ca. 4 Jahren erreicht (Bischof-Köhler 1998). Bei solchen Aufgaben muss der Proband sich von seinem Wissen über die wahren Verhältnisse lösen, damit er antizipieren kann, was eine andere Person ohne Vorwissen in einer bestimmten Situation erwartet (Beispiele bei Frith 2003, 77ff.).

Eine der ersten Studien mit autistischen Menschen dazu stammt von Baron-Cohen et al. (1985). Die Autoren setzten eine Art Puppenspiel ein, um die Fähigkeit der Probanden zum Hineinversetzen in andere Personen zu überprüfen. Interessanterweise konnten die autistischen Probanden, trotz eines höheren Entwicklungsalters als die Vergleichsgruppen von nicht behinderten Kindern und Kindern mit Down-Syndrom, die Aufgabe signifikant schlechter bewältigen. Das Ergebnis wurde in einer weiteren Untersuchung mit realen Personen statt mit Stoffpuppen repliziert (Leslie & Frith 1988). Weitere Studien legten ihren Schwerpunkt auf die Untersuchung von Täuschungsprozessen, die vermutlich ähnliche Fähigkeiten verlangen (z.B. Sodian & Frith 1994). Aus diesen und anderen Studien wurde geschlossen, dass eine Störung der Theory of Mind autismusspezifisch und intelligenzunabhängig sei.

Mittlerweile liegt eine große Zahl an Untersuchungen zu diesem Thema vor, die ein uneinheitlicheres Bild zeigen. Beispielsweise wurden ähnliche Beeinträchtigungen auch bei anderen Störungsbildern gefunden (z.B. Kißgen & Schleiffer 2002; Kerr et al. 2001; Buitelaar et al. 1999; Peterson & Siegal 1995). Immer mehr Studien legen zudem einen Zusammenhang zwischen der Fähigkeit zum Lösen von Theory of Mind-Aufgaben und der Intelligenz (z.B. Kißgen et al. 2005; Kißgen & Schleiffer 2002) nahe. Die Entwicklung der Theory of Mind scheint des Weiteren auch von sprachlichen Kompetenzen abhängig zu sein. So weisen die Schwierigkeiten gehörloser Kinder im Bereich der Theory of Mind auf die Bedeutung von sprachlich-kommunikativen Erfahrungen hin (Peterson & Siegal 1995; Peterson 2002). Lockl et al. (2004) konnten des Weiteren in einer Längsschnittstudie zeigen, dass die frühe Sprachkompetenz ein Prädiktor für die spätere Fähigkeit zur Theory of Mind ist, die Sprachkompetenz aber andersherum nicht durch die Befähigung zur Theory of Mind vorhergesagt werden kann. Diese Befunde schränken die Annahme einer Universalität und Spezifität eines Theory of Mind Problems bei Menschen mit Autismus ein. Happé (1995) kommt in einer Metaanalyse zu dem Schluss, dass es sich beim autistischen Theory of Mind-Defizit vermutlich um eine Entwicklungsverzögerung handelt. Dennoch scheint es eine Gruppe autistischer Menschen zu geben, die diese Kompetenz gar nicht erwirbt.

Frith (2003, 95) weist bei der Diskussion um eine Theory of Mind auf den wichtigen Unterschied zwischen Labor- und Alltagssituationen hin. Möglicherweise können in dem reizarmen Umfeld einer experimentellen Untersuchung manche der Experimente mit Logik und ohne soziales Einfühlungsvermögen gelöst werden. Im Alltag allerdings scheitert eine solche Herangehensweise und es ist eine intuitive Kompetenz zum Hineinversetzen in Andere gefragt. Dementsprechend scheinen auch trotz der richtigen Lösung von Theory of Mind-Tests Probleme beim mentalen Hineinversetzen in Andere im Alltag aufzutreten (Frith et al. 1994).

Die Befunde zu Problemen der sozialen Kognition bei Menschen mit Autismus lassen sich in Tabelle 2 zusammenfassen. Weitere sozialkognitive Schwierigkeiten von Menschen mit Autismus werden beispielsweise von Klicpera & Innerhofer (2002) dargestellt.

Tab. 2: Übersicht über ausgewählte sozialkognitive Probleme autistischer Menschen

Befunde zu Problemen der sozialen Kognition
- Eher geringes Interesse an anderen Menschen beobachtbar
- Wenig Präferenz für die Stimme der Mutter
- Geringer Blickkontakt zur Steuerung sozialer Interaktion
- Wenig soziales Lächeln
- Geringe bis keine Joint Attention
- Wenig soziale Imitation
- Probleme der Theory of Mind

2. Beeinträchtigung der emotionalen Verarbeitung

Neben den beeinträchtigten sozialkognitiven Kompetenzen kann möglicherweise auch eine Störung im Bereich der ***emotionalen Verarbeitung*** Probleme der sozialen Interaktion und Kommunikation erklären. So postuliert Hobson (1989; 1993), dass Menschen mit Autismus zu dem zwischenmenschlichen „Koordinatensystem der Gefühle“ nur begrenzt Zugang haben. Dieses System funktioniere normalerweise intuitiv und sei angeboren. Autistischen Personen fehle die Kompetenz, Beziehungen zu anderen Menschen aufzubauen, wodurch ihnen wichtige soziale Erfahrungen fehlten. Dieser Mangel führe dann zu sekundären Problemen bei der Entwicklung der Theory of Mind und dem abstrakt-symbolischen Denken.

Bei der Beobachtung von autistischen Kindern wird schnell deutlich, dass ihre emotionalen Zustände oft schwer zu erkennen sind, da die von ihnen gezeigten Gefühle als ambivalent erscheinen (Kasari et al. 1990). Die Kinder zeigen in der Interaktion weniger positive Affekte, während sie beim selbstbezogenen Spielen durchaus gleich häufig lächeln wie andere Kinder (Snow et al. 1987; Kasari et al. 1990). Verletzt sich jemand, zeigen Kinder mit Autismus oft weniger empathisches Verhalten als andere Kinder (Sigman et al. 1992). Diese Beobachtungen stimmen mit Experimenten überein, die zeigen, dass Emotionen Anderer für autistische Menschen eine eher untergeordnete Rolle spielen. So werden Bilder von Gesichtern meist nicht bezüglich der emotionalen Ausdrücke sondern gemäß äußeren Merkmalen, wie z.B. einem gleichen Hut, zugeordnet (Weeks & Hobson 1987; Davies et al. 1994).

Ein Grund für dieses geringe Interesse an emotionalen Zuständen anderer Menschen könnte sein, dass emotionale Gesichtsausdrücke von Personen mit Autismus nicht erkannt werden. Untersuchungen zu diesem Thema sind allerdings widersprüchlich (Überblick Jemel et al. 2006). Während einige Untersuchungen hier Probleme beschreiben (z.B. Adolphs et al. 2001; Celani et al. 1999; Gross 2004; Gepner et al. 1996) weisen andere Studien auf eine intakte Emotionserkennung (z.B. Castelli 2005; Grossman et al. 2000) hin. Jemel et al. (2006) kommen in ihrer Überblicksarbeit zu dem Schluss, dass die empirische Evidenz für ein spezifisches Verarbeitungsdefizit für emotionale Mimik bei Autismus nicht ausreicht. Den Problemen liegt möglicherweise eher ein detailorientierter Informationsverarbeitungsstil zugrunde, der auch die Wahrnehmung von Gesichtern beeinträchtigt (s.a. Kap. I 5.2.3). Tabelle 3 verdeutlicht noch einmal die Symptome einer Beeinträchtigung der emotionalen Verarbeitung.

Tab. 3: Übersicht über ausgewählte Probleme der emotionalen Verarbeitung autistischer Menschen

Befunde zu Problemen der emotionalen Verarbeitung
- Emotionale Zustände autistischer Menschen erscheinen oft ambivalent
- Weniger positive Affekte in sozialer Interaktion
- Weniger empathisches Verhalten
- Wenig Beziehungsaufbau zu anderen Menschen
- Beeinträchtigung im Ausdrücken und Erkennen von Emotionen

Es kann festgehalten werden, dass sowohl Erklärungsmodelle zur sozialen Kognition als auch zur emotionalen Verarbeitung von einer Reihe empirischer Studien unterstützt werden. Die Frage, welche Störung primär und welche sekundär ist, ist derzeit noch offen. Da sozialkognitive und emotionale Verarbeitungskompetenzen stark miteinander korrelieren (Buitelaar & Van der Wees

1997), kann aber davon ausgegangen werden, dass die beiden Systeme eng aneinander gekoppelt sind.

3.3 Störung der exekutiven Funktionen

Ein weiteres Erklärungsmodell des Autismus ist die Theorie der Störung der exekutiven Funktionen (Pennington & Ozonoff 1996). Der Begriff der exekutiven Funktionen umfasst psychische Funktionen wie die Handlungsplanung, das Arbeitsgedächtnis, die Impulskontrolle und das flexible Reagieren auf veränderte Anforderungen der Umwelt. Die exekutiven Funktionen werden physiologisch dem Frontalhirn zugeordnet (Welsh et al. 1991). Mit dem Modell einer Beeinträchtigung dieser Funktionen wird vor allem versucht, stereotype Handlungen und die geringe Flexibilität autistischer Menschen zu erklären (Überblick Hill 2004). Im Folgenden wird der Forschungsstand zu der Beeinträchtigung von Menschen mit Autismus in den verschiedenen Bereichen der exekutiven Funktionen dargestellt.

Personen mit Autismus zeigen Auffälligkeiten im Bereich der ***Handlungsplanung***. Dieser komplexe Prozess umfasst die Planung mehrerer Teilschritte, die ständig neu evaluiert und den Umweltanforderungen gemäß überarbeitet werden müssen. Bei Aufgaben wie dem „Tower-of-Hanoi", welche diese Prozesse erfassen, müssen kleine Scheiben aus einer Anfangsposition in eine vorgegebene Endposition auf drei kleine Stäbe verteilt werden. Dies soll nach bestimmten Regeln und in möglichst wenigen Schritten erfolgen. Menschen mit Autismus haben bei diesen Aufgaben größere Schwierigkeiten als Personen ohne Behinderung oder mit anderen Störungen (Ozonoff et al. 1991; Ozonoff & Jensen 1999; Sergeant et al. 2002; Ozonoff & McEvoy 1994; Pennington & Ozonoff 1996).

Die Aussagekraft der Ergebnisse ist allerdings umstritten, weil die verwendeten Aufgaben neben der Planungsfähigkeit auch andere kognitive Funktionen wie das Arbeitsgedächtnis und die Impulskontrolle überprüfen (Hala et al. 2005, 76; Hill 2004, 196). Mehrere Studien fanden zudem Korrelationen zwischen der Planungsfähigkeit und der allgemeinen intellektuellen Leistungsfähigkeit bei autistischen Kindern (Mari et al. 2003; Hughes et al. 1994). Autismus ist daher neben einer allgemeinen Entwicklungsverzögerung eher als ein zusätzlicher Faktor zur Erklärung der Probleme im Bereich der Handlungsplanung anzusehen (Hill 2004).

Schwierigkeiten in der ***mentalen Flexibilität*** betreffen die Fähigkeit, spontan Handlungen oder Gedanken als Reaktion auf wechselnde Umweltanforderungen zu verändern. Typischerweise wird diese Fähigkeit mit dem Wisconsin-Card-Sorting-Test überprüft, bei dem Karten entsprechend bestimmter Merkmale sortiert werden sollen. Dem Probanden wird dabei mitgeteilt, ob die Karten richtig gelegt wurden und dieser muss daraus jeweils neue Regeln ableiten und seine Sortierstrategie anpassen. Bei solchen Aufgaben zeigen Menschen mit Autismus gegenüber Vergleichsgruppen die Tendenz, eher an einmal gewählten Strategien festzuhalten und sich nicht flexibel auf neue Anforderungen einzustellen (Shu et al. 2001; Hughes et al. 1994; Ozonoff & McEvoy 1994). Wiederum gibt es aber Hinweise, dass die Unterschiede zwischen den Versuchsgruppen geringer werden, wenn man den Einfluss der allgemeinen Intelligenz herausrechnet (Minshew et al. 1992; Liss et al. 2001).

Relativ uneinheitlich sind die Befunde zu Prozessen der ***Hemmung vorschneller Reaktionen*** (Impulskontrolle). Ein typischer Test zum Überprüfen solcher Hemmungsprozesse ist die Stroop-Aufgabe (Stroop 1935). Bei diesem Test soll die Farbe von Wörtern benannt werden, mit denen sie gedruckt sind, während sie eine semantisch andere Bedeutung haben (z.B. „rot" bei dem rot gedruckten Wort BLAU). Mittels der Reaktionszeit wird gemessen, wie gut man den Einfluss eines Merkmals (hier das geschriebene Wort) auf ein weiteres Merkmal (hier die Farbe) unterdrücken kann. Personen mit Autismus weisen bei dieser Aufgabe normale Verzögerungszeiten durch die widersprüchlichen Informationen auf. Dies bedeutet, dass von unauffälligen Hemmprozessen ausgegangen werden kann (Ozonoff & Jensen 1999; Hughes & Russell 1993). Ebenso zeigt ein Experiment, bei dem in 200 Durchgängen nur auf ganz bestimmte visuelle Reize reagiert werden soll (Ozonoff et al. 1994) und eines, bei dem eine Tätigkeit nach einem Stop-Signal möglichst schnell unterbrochen werden muss (Ozonoff & Strayer 1997), eine normale Impulskontrolle autistischer Menschen.

Zu anderen Ergebnissen kam man allerdings mit Experimenten, bei denen Probanden beispielsweise eine Schokolade „gewinnen" konnten, wenn sie auf eine von zwei Dosen zeigten. Die Aufgabe bestand darin, nicht auf die Box zu zeigen, in welcher die Schokolade sichtbar ist, sondern auf die leere. Autistische Kinder hatten hier im Vergleich zu Kontrollgruppen mehr Mühe bei der Kontrolle des ersten Impulses (Russell et al. 1991; 2003; Hughes & Russell 1993). Insgesamt ist es schwierig die einzelnen Untersuchungen zu Hemmprozessen direkt miteinander zu vergleichen, weil die kognitiven Anforderungen in den verwendeten Experimenten unterschiedlich sind. Hill (2004) weist daher auf die Vorläufigkeit des bisherigen Kenntnisstandes hin.

Ein weiteres Forschungsfeld betrifft die ***Generierung neuer Ideen und Verhaltensweisen***. Kinder mit Autismus orientieren sich beim Zeichnen von Bildern öfter am gleichen Thema und variieren dieses weniger als lernbehinderte Kinder (Lewis & Boucher 1991). Ebenso zeigten autistische Kinder beim Nennen möglichst vieler Wörter innerhalb einer Minute in einigen Untersuchungen unterdurchschnittliche Leistungen (Turner 1999; Minshew et al. 1992; Rumsey & Hamburger 1988; contra: Boucher 1988; Minshew et al. 1995).

Wie Tabelle 4 zusammenfassend deutlich macht, scheinen viele autistische Menschen Probleme im Bereich der exekutiven Funktionen zu haben. Zu beachten ist allerdings, dass diese Schwierigkeiten zu einem Großteil mit intellektuellen Beeinträchtigungen zusammen zu hängen scheinen. Das Konzept liefert daher wichtige Impulse zum Verständnis des Autismus, bleibt bezüglich der Spezifität und Universalität aber eng begrenzt.

Tab. 4: Übersicht über ausgewählte Probleme der exekutiven Funktionen autistischer Menschen

Befunde zu Problemen bei den exekutiven Funktionen
- Probleme in der Handlungsplanung, aber auch abhängig von Intelligenz
- Weniger mentale Flexibilität, aber auch abhängig von Intelligenz
- Heterogene Befunde zur Hemmung vorschneller Reaktionen
- Weniger Generierung neuer Ideen und Verhaltensweisen

Nach dieser Vorstellung der zentralen Erklärungsmodelle zu sozialkognitiven, emotionalen und exekutiven Störungen bei Autismus wird im Folgenden auf die Theorie der schwachen zentralen Kohärenz eingegangen, die eine bei Autismus veränderte Informationsverarbeitung in den Vordergrund stellt.

3.4 Die Theorie der schwachen zentralen Kohärenz

Im Fokus der vorliegenden Arbeit steht Uta Friths (1989; 2003; Happé & Frith 2006) Theorie der schwachen zentralen Kohärenz. Deren ursprünglivhe These ist, dass ein spezifisches kognitives Profil an Stärken bei der Detailverarbeitung und an Schwächen bei der Verarbeitung der globalen Gestalt und Bedeutung zu dem autistischen Verhalten führt. Diese Grundannahme der Theorie ist über viele Jahre gleich geblieben und wurde erst im Jahr 2006 von Happé und Frith überarbeitet (Happé & Frith 2006). In diesem Kapitel werden die ***ursprünglichen*** theoretischen Annahmen des Modells (Frith 1989) dargestellt, da diese die Grundlage für die bis zum Jahr 2006 erschienenen Untersuchungen zu diesem Thema bilden. Die einzelnen Studienergebnisse zur zentralen Kohärenz werden in Kap. I 5 beschrieben. In der Zusammenfassung des Forschungsstandes (Kap. I 5.5) wird dann auf die von Happé und Frith (2006) vorgenommenen Neuerungen der Theorie eingegangen.

Im Folgenden gilt es als erstes die wichtigsten Begrifflichkeiten zu klären sowie auf konzeptuelle Eigenschaften der Theorie schwacher zentraler Kohärenz einzugehen. Zu diesen gehört die Annahme, dass zentrale Kohärenz auf einem Kontinuum angelegt ist und dass mit dem Modell wesentliche Elemente autistischen Verhaltens erklärt werden können. Abschließend wird eine Abgrenzung der Theorie der schwachen zentralen Kohärenz zu den anderen psychologischen Erklärungsmodellen des Autismus vorgenommen.

1. Konzeption und Begrifflichkeiten

Der Begriff der ***zentralen Kohärenz*** wurde von Frith (1989) geprägt und findet sich nach meinem Kenntnisstand bisher ausschließlich in der Autismusliteratur. Das vorgestellte Wort „zentral“ wird im Sprachgebrauch der in diesem Bereich forschenden Autoren manchmal weg gelassen, so dass nur von einer „schwachen Kohärenz“ gesprochen wird. Zentrale Kohärenz meint den genuinen menschlichen Drang, einzelne Informationen zu einem Gesamtbild zusammenzufügen, um daraus eine höhere Bedeutung im Kontext zu bilden. Mit diesem Prozess haben Menschen mit Autismus nach Frith (1989) Probleme („schwache“ zentrale Kohärenz). Ein Kernmerkmal der Theorie ist, dass die Schwierigkeiten beim Verarbeiten der globalen Gestalt und Bedeutung mit besonderen Stärken im Bereich der detailorientierten Verarbeitung einhergehen (Übersicht s. Abb. 2).

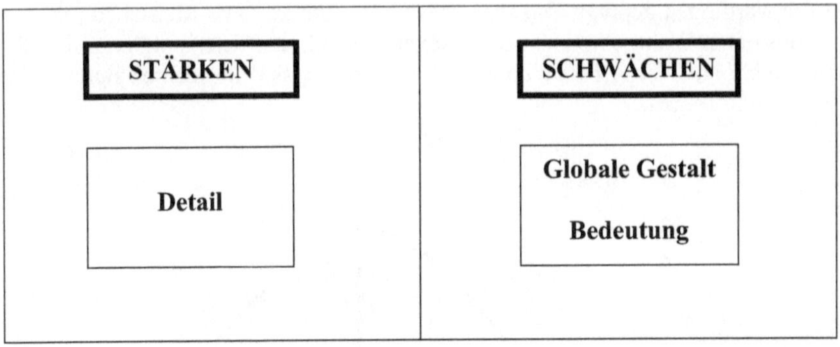

Abb. 2: Konzeption des Modells der schwachen Kohärenz von Frith (1989)

Häufig wird in diesem Kontext auch von ***„lokalen“*** Stärken und ***„globalen“*** Schwächen gesprochen. Bei Prozessen auf einer tieferen Verarbeitungsebene (s.a. Kap. I 4.2.1) meint der Begriff „lokal“ eine Orientierung am Detail, während „global“ sich auf die holistische Gestalt bezieht. In Bezug auf höhere Verarbeitungsprozesse (s.a. Kap. I 4.2.2) sind die Begriffe unschärfer umrissen: „Lokal“ steht hier für die Orientierung an detailnahen Bottom-up-Prozessen, während sich „global“ auf konzeptgeleitete Top-down-Prozesse und das Verknüpfen verschiedener Bedeutungen bezieht. Sowohl die kognitiven Stärken als auch die Schwächen werden von Frith (1989) auf einen gemeinsamen kognitiven Ursprung zurückgeführt. Das Phänomen der schwachen Kohärenz wurde vor allem im Bereich der visuellen Verarbeitung untersucht, allerdings liegt auch eine kleine Zahl an Studien zur auditiven Wahrnehmung vor (z.B. Mottron et al. 2000; Foxton et al. 2003; Heaton et al. 1998).

2. Das Kontinuum zentraler Kohärenz

Die Ausprägung der zentralen Kohärenz wird konzeptuell auf einem Kontinuum angesiedelt, das zwischen den Extremen eines sehr lokalen und eines sehr globalen Verarbeitungsstils liegt (Happé 1999; Baron-Cohen 2000, s. Abb. 3). Individuelle Unterschiede bezüglich lokaler und globaler Fähigkeiten bei Säuglingen (Stoecker et al. 1998), Kindern (Chynn et al. 1991), Erwachsenen (Marendaz 1985) und zwischen den Geschlechtern (Witkin et al. 1971) unterstützen die Annahme eines solchen Kontinuums in der Gesamtpopulation.

Beschreibt man alle möglichen Wahrnehmungsstile zwischen sehr lokal und sehr global als eine Kurve, befinden sich links im Bereich einer lokalen Verarbeitung Personen mit einer schwachen Kohärenz (in Abb. 3 *„Gruppe A"*). Auf der rechten Seite befinden sich Menschen mit einer starken Kohärenz (*„Gruppe B"*). Sie orientieren sich am Kontext einer Information und sind stark von ihren Vorerwartungen geprägt. Die Hypothese von Frith ist, dass Menschen mit Autismus einen Wahrnehmungsstil im linken Bereich der Verteilung zeigen, während nicht autistische Personen eine Wahrnehmungsstil im rechten Bereich der Verteilung zeigen.

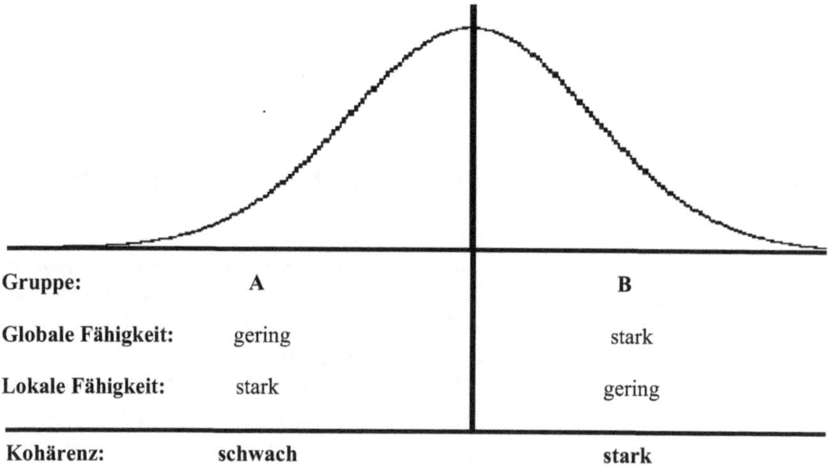

Abb. 3: Kontinuum der zentralen Kohärenz nach Baron-Cohen (2000, 496), bearbeitet von C. M.

3. *Schwache Kohärenz als Erklärung für autistisches Verhalten*

Das kognitive Muster einer schwachen Kohärenz wird als Erklärung für viele autistische Verhaltensauffälligkeiten herangezogen. Als einzige der kognitionspsychologischen Erklärungsmodelle können mit der Theorie der schwachen Kohärenz die ***Inselbegabungen*** begründet werden, die ca. 10 % aller autistischen Personen zeigen (Rimland & Fein 1988). Gemeint sind damit herausragende Fähigkeiten bei generell niedrigen kognitiven Leistungen. Das exakte Abzeichnen von Objekten, die Imitation von Sprache oder Tönen, im Sinne eines unveränderten Kopierens, oder das Memorieren von zusammenhanglosem Material, wie z.B. Telefonbüchern, kann auf die Stärken im Bereich der detailorientierten Verarbeitung zurückgeführt werden (Happé 2000). Dementsprechend lassen sich kaum Inselbegabungen beobachten, bei denen der größere Bedeutungszusammenhang von Informationen berücksichtigt werden muss (Übersicht s. Hermelin 2002).

Die Theorie der schwachen zentralen Kohärenz hat auch das Potenzial, das ***Ordnungsstreben*** autistischer Menschen zu erklären. Dieses wird auf Probleme im Zusammenfügen von Einzelinformationen zu einer sinnvollen Gesamtinformation zurückgeführt. Aufgrund des Unverständnisses für die Gesamtheit einer Situation, werden wichtige Schlüsselreize zur Interpretation der Unwelt, möglicherweise nicht dem Kontext angepasst, sondern zufällig ausgewählt (Sternberg 1987). Diese Form der Wahrnehmung kann dazu führen, dass semantische Kategorien vornehmlich basierend auf „unwichtig“ erscheinenden Detailmerkmalen entwickelt werden.

Solche Kategorien sind bei der Interpretation neuer Umweltreize aber nur bedingt hilfreich: Wenn die detailbasierte Kategorie „Wohnzimmer“ beispielsweise beinhaltet, dass der Fernseher wie im elterlichen Haus immer genau neben der Tür stehen muss, wird es schwierig, fremde Wohnzimmer als solche zu identifizieren. Ähnliche Probleme entstehen, wenn die Möbel des elterlichen Wohnzimmers umgestellt werden und das eigene Wohnzimmer von einem Kind mit Autismus dann nicht mehr erkannt wird. Der autistische Ordnungsdrang, bei dem beispielsweise darauf beharrt wird, dass der genannte Fernseher neben der Tür stehen muss, kann somit als Versuch verstanden werden, die eigenen labilen Kategoriensysteme aufrecht zu erhalten. Angesichts dieser eingeschränkten Möglichkeiten, die Umwelt als Ganzes zu verstehen und sie mit Sinn zu füllen, erscheinen auch ***stereotype Verhaltensweisen***, ***Rituale, zwanghafte Reaktionen*** und eng ***begrenzte Interessen*** verständlich. Dieses Verhalten kann in einer unsicher erscheinenden Welt eine Vorhersagbarkeit und Rückzugsmöglichkeit schaffen (z.B. Frith 1970).

Frith (1989; 2003) führt auch Aspekte der ***Kommunikations- und Interaktionsschwierigkeiten*** autistischer Menschen auf eine schwache Kohärenz zurück.

Beispielsweise kann die geringe Integration verschiedener Wörter zu einem Gesamtinhalt zu Problemen beim Sprachverständnis führen. Auch die Verarbeitung von sozialen und emotionalen Stimuli verlangt die simultane und koordinierte Integration mehrerer Informationen (Frith 1996). So muss beispielsweise beachtet werden, mit wem man gerade spricht, welche Vorinformationen man über diese Person hat, an welchem Ort man sich befindet und welche sozialen Gepflogenheiten hier gelten. Autistische Personen wählen in solchen Situationen möglicherweise nur Detailaspekte als relevant aus. Unter diesen Voraussetzungen fällt es sehr schwer, sich in einer sozialen Situation angemessen zu verhalten. Diese Probleme könnten auch Prozesse des sozialen Lernens gefährden, was viele sekundäre Risiken mit sich bringt.

Wenngleich die Zusammenhänge zwischen einer schwachen Kohärenz und Verhaltensproblemen plausibel klingen, ist einschränkend anzumerken, dass bisher noch kaum empirische Evidenz dafür vorliegt. Eine erste Studie von Teunisse et al. (2001) konnte nur zeigen, dass ein am Detail orientierter Verarbeitungsstil nicht signifikant mit den sozialen Fähigkeiten der autistischen Probanden korreliert. Die kausale Verknüpfung zwischen einem besonderen Wahrnehmungsstil und Verhaltensauffälligkeiten muss also dringend weiter überprüft werden. Die Annahmen der Theorie der schwachen Kohärenz können in Tabelle 5 zusammengefasst werden.

Tab. 5: Übersicht über konzeptuelle Annahmen der Theorie der schwachen Kohärenz

Merkmale der Wahrnehmung	**Potenziell erklärte Verhaltensweisen**
Stärken bei der Verarbeitung von Details, Schwächen bei der Verarbeitung der globalen Gestalt und von Bedeutungszusammenhängen, lokalisiert auf einem Kontinuum	Inselbegabungen
	Ordnungsstreben, stereotype Verhaltensweisen und eng begrenzte Interessen
	Probleme der sozialen Kommunikation und Interaktion

4. Abgrenzung zu anderen Erklärungsmodellen

Setzt man die Theorie der schwachen Kohärenz in Bezug zu den anderen Erklärungsmodellen des Autismus, zeigt sich, dass alle beschriebenen Modelle weitgehend parallel nebeneinander bestehen können (Happé & Frith 2006). Anfangs wurde eine schwache Kohärenz als Ursache für ein Theory of Mind-Defizit angesehen, da angenommen wurde, dass die Probleme bei der Integration verschiedener Informationen diese beeinträchtigen (Frith 1989). Von dieser These ist man aufgrund von Befunden einer schwachen Kohärenz bei Menschen mit Autismus unabhängig von der Fähigkeit zur Theory of Mind wieder abgekommen (Happé 1997; 2000; 2001; Beaumont & Newcombe 2006). In Bezug auf

Probleme der exekutiven Funktionen fanden Teunisse et al. (2001) und Booth et al. (2003), dass exekutive Funktionen und eine schwache Kohärenz nicht miteinander korrelieren. Andererseits beschreiben Pellicano et al. (2005a) Beziehungen zwischen dem Abschneiden bei Aufgaben zur räumlichen Konstruktion und Tests der exekutiven Funktionen, so dass diese Frage noch weitgehend ungeklärt ist. Tabelle 6 zeigt die wesentlichen Unterschiede zwischen den Modellen.

Tab. 6: Übersicht über die psychologischen Erklärungsmodelle des Autismus

Modell	Psychische Merkmale	Potenziell erklärte Verhaltensweisen
Störung der sozialen Kognition und Emotion	Scheinbar wenig Interesse an Menschen; wenig Blickkontakt, soziales Lächeln, Joint Attention, und soziale Imitation; Probleme bei der Theory of Mind; wenig positive Affekte und empathisches Verhalten in sozialer Interaktion; Beeinträchtigung im Ausdrücken und Erkennen von Emotionen	Probleme der sozialen Interaktion und Kommunikation
Störung der exekutiven Funktionen	Probleme bei der Handlungsplanung, mentalen Flexibilität und Generierung neuer Ideen und Verhaltensweisen	Stereotype und repetitive Verhaltensweisen
Theorie der schwachen Kohärenz	Stärken bei der Verarbeitung von Details; Schwächen bei der Verarbeitung der globalen Gestalt und von Bedeutungszusammenhängen	Inselbegabungen, stereotype Verhaltensweisen, Ordnungsstreben und eng begrenzte Interessen, Probleme der sozialen Kommunikation und Interaktion

Grundsätzlich gilt, dass alle hier beschriebenen Erklärungsmodelle einen wichtigen Beitrag zum Verständnis des Autismus leisten. Es ist jedoch außerordentlich wichtig, jedes einzelne Modell weiter zu verbessern, um die veränderten kognitiven Funktionen bei Autismus verstehen zu können. Im Fokus der vorliegenden Arbeit liegt hierbei die Weiterentwicklung der Theorie der schwachen Kohärenz. Nach der erfolgten konzeptuellen Beschreibung der Theorie gilt es deshalb, die vorliegenden Untersuchungsbefunde zu sichten und daraus neue Hypothesen zu generieren. Da die menschliche Informationsverarbeitung ein äußerst komplexes System ist, muss dies auf der Grundlage der in den folgenden Kapiteln beschriebenen allgemeinen Erkenntnisse zur visuellen Wahrnehmung geschehen.

4. Grundlagen der visuellen Informationsverarbeitung

Die visuelle Informationsverarbeitung dient dem Menschen dazu, Informationen über die Eigenschaften der Umwelt zu gewinnen und sich in dieser Umwelt angemessen zu verhalten (Goldstein 2002). Im Folgenden wird auf die biologischen und psychologischen Grundlagen dieses Prozesses eingegangen.

4.1 Biologische Grundlagen

Um die grundsätzliche Arbeitsweise des Gehirns darzustellen, wird ein kurzer Einblick in das Funktionsprinzip neuronaler Netzwerke gegeben. Anschließend wird die visuelle Verarbeitung beginnend beim Auge bis zu den höheren Prozessen im extrastriatären Cortex dargestellt.

1. Das Funktionsprinzip neuronaler Netzwerke

Die zentrale Einheit des Gehirns bildet ein Verbund neuronaler Netzwerke mit rund 100 Milliarden Nervenzellen, die untereinander durch Verästelungen verbunden sind (Goldstein 2002, 31). Innerhalb dieser Netzwerke „kommunizieren" die Neuronen über das Weitergeben von elektrischen Ladungen. Ob eines der nachfolgenden Neuronen aktiviert bzw. gehemmt wird, hängt davon ab, ob an der Verbindungsstelle (Synapse) ein bestimmter Schwellenwert an Ladung überstiegen wird. Alle Reize, die von außen in das Gehirn getragen werden, müssen also zuerst in diese „Sprache" der Neuronen übersetzt werden.

Die menschliche Informationsverarbeitung steht ständig vor dem Problem, aus den eingehenden Signale bedeutungsvolle Muster der Umwelt zu erkennen und auf sie spezifisch zu reagieren (Spitzer 2000, 23). Diese Aufgabe wird im Gehirn von den neuronalen Netzwerken übernommen. Die Reizmuster werden in verschiedenen Neuronenverbänden parallel verarbeitet. Dies hat den Vorteil, dass ein Muster als Gesamtes erkannt werden kann und nicht in Einzelschritten abgearbeitet werden muss. Die Stärke der Synapsenverbindungen, das heißt die Menge an elektrischer Ladung die zu einer Aktivierung des nächsten Neurons notwendig ist, beeinflusst die Wege, die ein eintreffender Reiz durch die Netzwerke nimmt. Neuronennetzwerke „lernen" durch die eingehenden Signale und verändern dabei die Verbindungsstärke zwischen den Neuronen. Je häufiger eine Synapsenverbindung benutzt wird, desto stärker wird die Verbindung. Diese Prozesse ermöglichen es dem Gehirn, bekannte Reizmuster schnell zu erkennen und sinnvolle Reaktionen zu entwickeln. Weiter können neue Reizmuster vor dem Hintergrund bekannter Muster interpretiert werden und das System gleichzeitig einer Veränderung zugunsten der neuen Information unterzogen werden (Übersicht s. Ellis & Humphreys 1999, 1ff.).

2. Physiologie der visuellen Wahrnehmung

Die beschriebenen neurologischen Prozesse bilden die Grundlage für die im Folgenden dargestellte Physiologie der visuellen Wahrnehmung (z.B. Bruce et al. 2003, 3ff.). Abbildung 4 erlaubt eine Übersicht über den Verlauf der Verarbeitung.

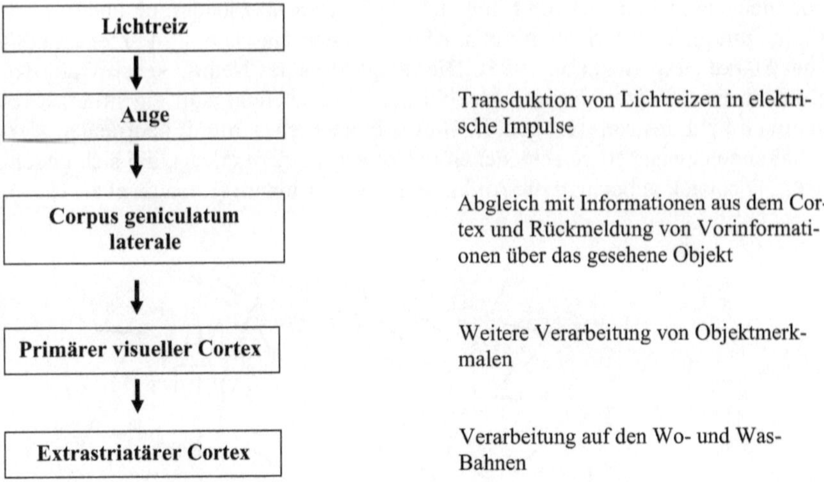

Abb. 4: Schema der Physiologie der visuellen Wahrnehmung

Lichtreize werden als erstes im ***Auge*** verarbeitet. Blickt man beispielsweise auf einen Tisch, treffen bestimmte Lichtwellen auf das Auge. Hornhaut und Linse fokussieren das Licht auf die Retina, wo der physikalische Reiz der Lichtwellen in elektrische Impulse umgewandelt wird (Transduktion). Danach werden die Reize durch die aus Ganglienzellen aufgebauten Sehnerven aus dem Auge heraus geleitet.

Die Sehnerven der beiden Augen kreuzen sich im Chiasma opticum. Die Informationen werden dann im ***Corpus geniculatum laterale (CGL)***, einem Kern des Thalamus, weiterverarbeitet. Der CGL empfängt unter anderem Signale von der Retina, aber um ein Vielfaches mehr an Informationen vom Cortex. Schon die frühen Wahrnehmungsprozesse werden also stark von höher gelagerten Systemen beeinflusst.

Die Reize werden dann im ***primären visuellen Cortex (PVC)***, auch striatärer Cortex genannt, im Hinterhauptlappen des Gehirns weiterverarbeitet. Die Zellen des PVC sind nach verschiedenen Funktionen geordnet. Sie reagieren als Merkmalsdetektoren selektiv auf Reizkonstellationen, wie beispielsweise die räumliche Lage von Streifen, Ecken oder Bewegungen. Manche dieser Zellen werden auch durch den Kontext eines Reizes moduliert, was im Rahmen der Erkenntnisse zur zentralen Kohärenz besonders interessant ist. Je nachdem, von welchen Stimuli ein Kernreiz umgeben ist (z.B. ein senkrechter Strich ist (A) von nichts umgeben, (B) von Linien unterschiedlicher Orientierung und (C) von Linien mit gleicher Orientierung; s. Abb. 5), feuert ein Neuron in unterschiedlicher Stärke (Kapadia et al. 1995). Dies zeigt, dass das Neuron sensitiv auf den Kontext eines Reizes reagiert, obwohl der Kontext nicht zum eigentlichen rezeptiven Feld des Neurons gehört. Dieses Phänomen wird mit neuronalen Verschaltungen zwischen verschiedenen rezeptiven Feldern erklärt, die sich gegenseitig Feedback geben und die Anfangsanalyse verfeinern (Kapadia et al. 1995).

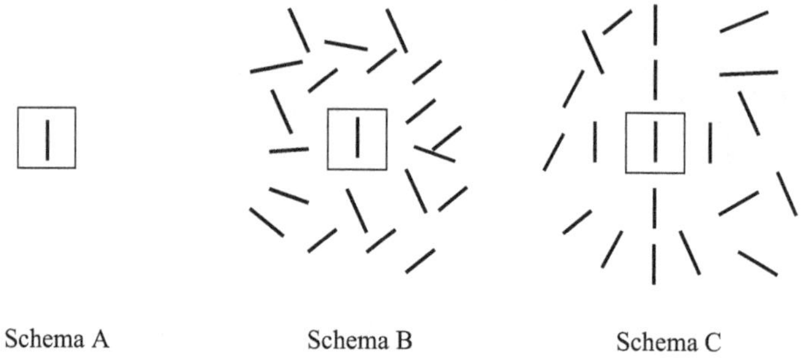

Abb. 5: Experiment zum Kontexteinfluss von Kapadia et al. (1995)

Der beschriebene striatäre Cortex ist vom ***extrastriatären Cortex*** umgeben. Dieser verläuft in zwei parallelen Bahnen, die vom striatären Cortex jeweils zum Temporallappen (ventrale Bahn) und zum Parietallappen (dorsale Bahn) ziehen (Mishkin et al. 1983). Die ventrale Bahn ist für das Erkennen von Farbe und Form sowie die semantische Identifikation von Objekten entscheidend (sog. „Was-Bahn"). Die dorsale Bahn ist unter anderem für die Objektlokalisierung und die Verarbeitung von Bewegung zuständig (sog. „Wo-Bahn"). Zusätzlich bestehen bestimmte ***Verarbeitungsmodule***, also Gehirnstrukturen, die der Verarbeitung spezieller visueller Aufgaben dienen (Spitzer 2000, 121f.).

Die bisherigen Erläuterungen zeigen wie differenziert die Eigenschaften eines Objekts in bestimmten Teilen des Gehirns verarbeitet werden. Forscher beschäftigen sich unter dem Stichwort des ***Bindungsproblems*** jedoch auch mit der Verknüpfung der einzelnen Merkmale (Farbe, Form, Bewegung) zu einem Ganzen. Vermutlich schafft das synchrone Feuern einer Neuronengruppe den „Leim“ für die Verbindung verschiedener perzeptueller Merkmale zu einer Ganzheit (Engel et al. 1992). Auch langfristig gespeicherte semantische Informationen sind durch ***sensorische Codes*** neuronal im Gehirn repräsentiert. Man geht davon aus, dass jeweils ein Netzwerk unterschiedlich stark feuernder Neuronen aus verschiedenen Gehirnregionen gemeinsam ein bestimmtes Objekt repräsentiert (Goldstein 2002, 126ff.). Die im Folgenden beschriebenen kognitiv ablaufenden Prozesse der Wahrnehmung basieren auf dieser physiologischen Grundlage.

4.2 Wahrnehmungspsychologische Grundlagen

Visuelle Wahrnehmung wird in der Psychologie als ein kognitiver Prozess verstanden, der sich mit der Verarbeitung von Informationen beschäftigt und das aktiv konstruierte Ergebnis einer Folge kognitiver Operationen ist (z.B. Frith & Baron-Cohen 1987, 85). Um einen Überblick über die ablaufenden Prozesse der visuellen Informationsverarbeitung zu geben, wird das Modell der Verarbeitungsstufen nach Treisman (1993) als Grundlage gewählt (s. Abb. 6). Obwohl noch weitere Konzepte zur Wahrnehmungspsychologie bestehen (Überblick s. Gordon 2004), wird Treismans Modell häufig als Referenz und geeignete Zusammenfassung der ablaufenden Prozesse angesehen (Goldstein 2002).

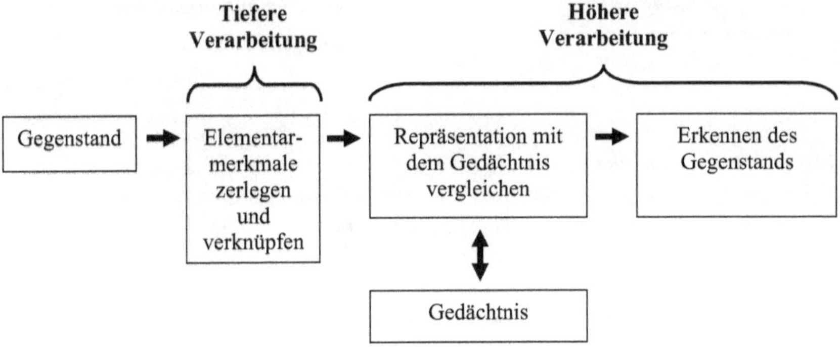

Abb. 6: Schema der Verarbeitungsstufen nach Treisman (1993)

Es kann dabei zwischen tieferen und höheren Verarbeitungsebenen unterschieden werden. Mit der ***tieferen Verarbeitungsebene*** sind jene visuellen Prozesse gemeint, die dem Menschen nicht bewusst sind und innerhalb von Millisekunden ablaufen. Im englischen Sprachraum werden sie oft als „lower-level-processing“ bezeichnet (z.B. Mottron et al. 2006). Während dieser Prozesse werden grundlegende Informationseinheiten aus dem Gesehenen extrahiert und zu einer inneren Repräsentation zusammengefügt. Auf die ***höheren Verarbeitungsprozesse*** („higher-level-processing“) kann hingegen teilweise bewusst zugegriffen werden. Hier wird die innere Repräsentation mit dem Gedächtnis abgeglichen und eingeordnet. All diese Wahrnehmungsprozesse erfolgen in komplexer Interaktion. Mit dem Ziel einer genauen Beschreibung können sie jedoch in einzelne kognitive Prozesse aufgegliedert werden. Im Folgenden werden zuerst die Prozesse auf einer tieferen und anschließend die Prozesse auf einer höheren Verarbeitungsebene dargestellt.

4.2.1 Tiefere Verarbeitungsebene: Reizaufnahme und Wahrnehmungsorganisation

Auf der tieferen Verarbeitungsebene lassen sich die Prozesse „Reizaufnahme“ und „Wahrnehmungsorganisation“ unterscheiden. Der Prozess der Wahrnehmungsorganisation gliedert sich weiter in die präattentive und aufmerksamkeitsgerichtete Verarbeitung auf (Übersicht s. Tab. 7).

Tab. 7: Übersicht über Prozesse der tieferen Verarbeitungsebene

Tiefere Verarbeitung		
Reizaufnahme	***Wahrnehmungsorganisation***	
	Präattentive Verarbeitung	Aufmerksamkeits- gerichtete Verarbeitung

Mit der ***Reizaufnahme*** ist der physiologische Prozess der Wandlung von physikalischer Lichtenergie in neuronal codierte Information sowie die erste Verarbeitung in der Retina gemeint. Hierauf wurde bereits in Kap. I 4.1 ausführlicher eingegangen.

Auf der Stufe der ***Wahrnehmungsorganisation*** lassen sich präattentive und aufmerksamkeitsgerichtete Prozesse betrachten. Bei der ***präattentiven Verarbeitung***, bei der noch kein konzentrierter Aufmerksamkeitsfokus notwendig ist, wird das Gesehene in seine elementaren Merkmale aufgegliedert. Julesz (1981; 1984) hat die erste Identifizierung solcher grundlegenden Reizmerkmale als Texturbereichstrennung bezeichnet. Er identifizierte verschiedene Textone als Merkmalseinheiten, auf deren Basis die Differenzierung eines Gesamtbildes vorgenommen wird. Zu diesen zählt er beispielsweise die Orientierung der Merkmale im Raum sowie bestimmte Kreisformen und Flächen (Julesz 1995).

Treisman (1986) konnte weitere Elementarmerkmale wie Linienbögen und Linienneigungen nachweisen. Mit verschiedenen Experimenten zeigte sie, dass die Elementarmerkmale in dieser frühen Verarbeitungsphase noch unabhängig nebeneinander bestehen (Treisman 1993). Biederman (1987) setzte sich vor allem mit dem Erkennen dreidimensionaler Objekte auseinander. Dementsprechend schlägt er als Elementarmerkmale dreidimensionale Teilkörper, so genannte Geone, vor. Seinen Untersuchungen zu Folge lassen sich wahrgenommene Objekte in verschiedene Bausteine wie Zylinder, Quader und andere Formen aufgliedern, die als erstes wahrgenommen werden. Zusammengesetzt ergeben sie dann die Bilder von dreidimensionalen Objekten.

Erst durch die ***gerichtete Aufmerksamkeit***, ist es nach Treisman (1993) möglich, eine verbindende Ordnung in die Konstellation der Elementarmerkmale zu bringen. Verschiedene Texturbereiche werden dabei in Figur und Hintergrund eingeteilt. Zudem folgt die Integration der Elementarmerkmale dem Prinzip der Geschlossenheit. Unvollständige Figuren, die durch etwas verdeckt sind, werden dabei automatisch ergänzt und als vollständig wahrgenommen. Weitere Organisationsprinzipien hat die Gestaltpsychologie seit Beginn des 20. Jahrhunderts in den Gestaltgesetzen beschrieben. Die zugrunde liegende Annahme dieser Forschungsrichtung ist, dass die menschliche Wahrnehmung nur verstanden werden kann, wenn man sich von der Betrachtung einzelner Teilprozesse zugunsten einer holistischen Sichtweise trennt (Gordon 2004). Die Gestalt (das wahrgenommene Gesamtbild) ist diesem Prinzip nach mehr als die Summe aller Einzelteile, denn es können Wahrnehmungsphänomene erlebt werden, die nicht mit den physikalischen Merkmalen der ursprünglichen Reize übereinstimmen. Beispielsweise erscheint ein Lichtpunkt in Bewegung, wenn zwei nebeneinander stehende Lichtsignale schnell abwechselnd an- und ausgeschaltet werden (Gordon 2004).

Die Gestaltpsychologie betont den Einfluss, den der umgebende Reizkontext auf einen einzelnen Stimulus ausübt (s.a. physiologisches Experiment von Kapadia et al. 1995, Kap. I 4.1). Ein Beispiel hierfür ist die im Gesetz der Nähe beschriebene Beobachtung, dass benachbarte Reizelemente als zusammengehörig erscheinen. Dementsprechend werden in Abbildung 7 die näher beieinander liegenden Punkte als senkrechte Linien wahrgenommen.

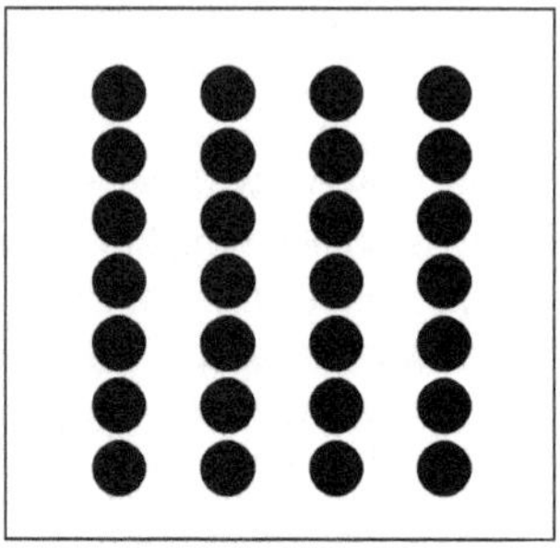

Abb. 7: Demonstration des Gesetzes der Nähe

Bis heute wurden zahlreiche weitere Gestaltprinzipien beschrieben (Übersicht s. Bruce 2003, 123ff.). Kritische Stimmen betonen zwar die Bedeutung dieser Erkenntnisse, merken aber an, dass viele der verwendeten Experimente eine geringe ökologische Validität haben (Gordon 2004, 28) und über die Beschreibung dieser Gesetze hinaus noch wenig über die zugrunde liegenden Wirkungszusammenhänge bekannt ist (Bruce 2003, 134).

Betrachtet man die Prozesse der frühen visuellen Informationsverarbeitung zusammenfassend, wird deutlich, dass auf die Aufgliederung des Wahrgenommenen in Einzelmerkmale ein Zusammensetzen dieser Merkmale im jeweiligen Reizkontext mit Hilfe der gerichteten Aufmerksamkeit erfolgt. Die Verarbeitungsrichtung erfolgt bei diesen Prozessen eher von unten nach oben, das heißt ausgehend vom physikalischen Reiz hin zu einer inneren psychischen Repräsentation des Gesehenen. Dieser Prozess wird daher auch ***Bottom-up- oder datengeleitete Verarbeitung*** genannt.

4.2.2 Höhere Verarbeitungsebene: Identifizieren und Einordnen

Auf der höheren Verarbeitungsebene geht es darum, ein wahrgenommenes Objekt zu identifizieren und in bestehende Kategoriensysteme einzuordnen. Diese beiden Prozesse greifen derart eng ineinander, dass sie im Folgenden nicht einzeln sondern als Gesamtprozess betrachtet werden. Im Zuge der tieferen Verarbeitung (Kap. I 4.2.1) wurde eine innere Repräsentation des Gesehenen gebildet. Dieser Repräsentation wird auf der höheren Verarbeitungsebene im Abgleich mit dem Kontext des Auftretens und schon bestehendem Wissen eine Bedeutung zugeschrieben. Das Gesehene wird also mit Umweltinformationen und im Gedächtnis gespeichertem Kategorienwissen verglichen. Dies kann als ***Top-down- oder erwartungsgeleitete Verarbeitung*** bezeichnet werden. Das identifizierte Objekt wird dann bezüglich seiner Funktion in bestehende Kategoriensysteme eingeordnet und beeinflusst diese wiederum durch seinen neuen Informationsgehalt.

Dem im Gedächtnis gespeicherten Wissen in Form semantischer ***Kategorien*** kommt bei diesen Prozessen eine große Bedeutung zu. Kategorien werden durch die alltägliche Erfahrung mit der Umwelt gebildet und erfüllen verschiedene Funktionen für den Menschen (Medin & Ross 1992). Sie dienen unter anderem der Klassifikation von Wahrgenommenem und dessen Erklärung vor dem Hintergrund schon erfolgter Erfahrungen. Dieses Wissen erlaubt eine Erwartung über zukünftige Ereignisse aufzubauen (z.B. den Bestellvorgang in einem Restaurant) und Schlussfolgerungen über Informationen, die nicht direkt zur Verfügung stehen (z.B. ein Mathematikprofessor hat Mathematik studiert). Kategorien können als kognitive Gedächtnisstrukturen verstanden werden, die sich in Begriffe, Schemata und Prototypen differenzieren lassen (Anderson 1996).

Die mentale Repräsentation einer Kategorie kann als ***„Begriff“*** bezeichnet werden. Ein Begriff von „Auto“ beinhaltet demnach alles Wissen, das im Umgang mit verschiedenen Autos erlernt wurde. Verschiedene Erfahrungen werden hier also unter einem gemeinsamen Etikett betrachtet, was als eine der grundlegendsten Fähigkeiten des Menschen betrachtet wird (Mervis & Rosch 1981). Begriffe können hierarchisch geordnet werden. Man unterscheidet dabei zwischen Oberkategorien (z.B. „Frucht“), Basiskategorien (z.B. „Apfel“) und Unterkategorien (z.B. „Golden Delicious“). Basiskategorien bilden hierbei das „optimale“ Niveau, auf dem normalerweise über Begriffe nachgedacht wird. Wenn das Bild eines Apfels präsentiert wird, wird das Objekt mit hoher Wahrscheinlichkeit auf dieser Ebene benannt (Rosch 1978).

Konzeptuelle Merkmale wie „kann man essen“, die auf einer höheren Kategorienebene angeordnet sind (z.B. „Früchte“), gelten bis auf wenige Ausnahmen (z.B. Zierapfel) auch für die untergeordneten Mitglieder. Auf jeder Kategorienebene sind darüber hinaus spezielle Informationen zu den einzelnen Begriffen gespeichert (z.B. „kann man essen“ bei Früchte und „hängt am Baum“ bei Apfel, Collins & Quillian 1969). Diese Informationen sind aber auch abhängig von der Häufigkeit der Erfahrung mit den jeweiligen Begriffen verknüpft (z.B. Conrad 1972): Da man sehr viel mit Äpfeln zu tun hat, ist auch hier schon das Konzept „kann man essen“ gespeichert, ohne dass man die höher liegende Ebene der Früchte aktivieren muss.

Verschiedene Begriffe werden in ***Schemata*** zusammengefasst. Sie bilden das Cluster von Wissen über Objekte, Menschen und Situationen (Anderson 1996, 151ff.). Dementsprechend sind in Schemata Verallgemeinerungen von Dingen, die subjektiv wichtig erscheinen, und keine Einzelheiten gespeichert (z.B. Rubin & Kontis 1983). Aufgrund der wechselnden Erfahrungen mit der Umwelt verändern sich auch diese Cluster immer weiter (z.B. Rumelhart et al. 1986). Beispielsweise kann man sich vorstellen, dass sich das Schema „Wohnzimmer“ bei den meisten Menschen zwischen 1940 und 1980 in Deutschland um das Merkmal eines Fernsehers erweitert hat.

Prototypen leiten sich aus den Erfahrungen ab, die man mit Mitgliedern einer bestimmten Kategorie gemacht hat. Aus den Erfahrungen mit verschiedenen Mitgliedern wird ein Mittelwert gebildet, der den typischen Repräsentanten einer Kategorie darstellt. Diese Annahme wird beispielsweise durch eine Untersuchung von Solso & McCarthy (1981) unterstützt, bei der Probanden verschiedene Gesichter gezeigt wurden. Anschließend sollten sie bei einer neuen Präsentation beurteilen, mit welcher Gewissheit sie dieses Gesicht schon einmal gesehen haben. Erstaunlicherweise wurde das Gesicht, welches das Mittel aller verschiedenen Gesichtsmerkmale bildete, aber vorher noch nie gesehen wurde, mit dem größten Gewissheitsniveau versehen. Dementsprechend reagieren Menschen auch schneller auf typische Mitglieder einer Kategorie (z.B. „Rotkehlchen“ für die Kategorie „Vogel“) als auf untypische (z.B. „Strauß“; Rosch et al. 1976).

Um sich der Frage nach der Form der Speicherung von konzeptuellem Wissen im Gedächtnis anzunähern, wurden Modelle ***semantischer Netzwerke*** entwickelt. (z.B. Quillian 1966; Collins & Loftus 1975; Neely 1977). Dabei wird davon ausgegangen, dass verschiedene Begriffe miteinander durch konzeptuelle Gemeinsamkeiten verbunden sind (z.B. Birne & Apfel durch „kann man essen“ oder Apfel & Küchenmesser durch „braucht man füreinander“). Beim Abruf von Informationen aus dem Gedächtnis werden dann jeweils die anknüpfenden Begriffe mitaktiviert. Untersuchungen zum assoziativen Priming (Übersicht s. Anderson 1996, 180ff.) zeigen, dass beispielsweise der Begriff „Apfel“ schneller abgerufen wird, wenn vorher der Begriff „Birne“ und nicht der Begriff „Schiff“ benannt wurde. Die Aktivierung der Begriffe breitet sich also entlang semantischer Pfade aus.

Das Wissen und die Erwartungen, die sich aus diesen Gedächtnisinformationen generieren, werden im Wahrnehmungsprozess auf die oben beschriebenen inneren perzeptuellen Repräsentationen des Gesehenen angewendet. Spitzer (2000, 140) vergleicht den Prozess des ständigen Abgleichens der bottom-up eintreffenden Daten mit den Konzepten aus der Top-down-Verarbeitung mit einem Ping-Pong Spiel: Die Prozesse interagieren miteinander bis die Identifizierung des Gesehenen im Kontext gelungen ist. Die neuen Informationen, die sich durch das Wahrgenommene ergeben, beeinflussen wiederum die Gedächtnisinhalte, so dass sich eine Art Wahrnehmungszyklus ergibt (Neisser 1979). Zusammenfassend lassen sich die bei der visuellen Verarbeitung ablaufenden psychischen Prozesse in Tabelle 8 darstellen.

Tab. 8: Übersicht über visuelle Verarbeitung

Tiefere Verarbeitung			**Höhere Verarbeitung**
Reizaufnahme	***Wahrnehmungsorganisation***		***Identifizieren und Einordnen***
	Präattentive Verarbeitung	Aufmerksamkeitsgerichtete Verarbeitung	

Im Folgenden wird betrachtet, wo vor dem Hintergrund der verschiedenen Ebenen des Wahrnehmungsprozesses spezifische Unterschiede in der Kognition von Menschen mit und ohne Autismus liegen.

5. Visuelle Informationsverarbeitung bei Autismus

5.1 Untersuchungen zur Reizaufnahme

Studien zur Reizaufnahme betreffen die sehr früh stattfindenden Prozesse an der Retina. Tabelle 9 ermöglicht eine Einordnung der im Folgenden präsentierten Ergebnisse in das in Kap. I 4.2 beschriebene Modell der visuellen Wahrnehmung.

Tab. 9: Übersicht über visuelle Verarbeitung

Tiefere Verarbeitung			Höhere Verarbeitung
Reizaufnahme	*Wahrnehmungsorganisation*		*Identifizieren und Einordnen*
	Präattentive Verarbeitung	Aufmerksamkeitsgerichtete Verarbeitung	

In einigen klinische Untersuchungen, bei denen vor allem Elternfragebögen eingesetzt wurden, wurde deutlich, dass von sensorischen Problemen der Reizaufnahme bei Menschen mit Autismus relativ häufig berichtet wird (z.B. Ornitz et al. 1977; Volkmar et al. 1986; Dahlgren & Gillberg 1989; Kientz & Dunn 1997). Die Auffälligkeiten variieren in Art und Häufigkeit allerdings stark (Iarocci & McDonald 2006). Besonders hervorzuheben ist eine Studie von Davis et al. (2006), in der die Autoren autistische Kinder sowohl mit einem Fragebogen zum subjektiven Erleben sensorischer Auffälligkeiten befragten als auch psychophysiologische Experimente durchführten. Die Ergebnisse weisen auf eine weite Verbreitung sensorischer Probleme in verschiedenen Sinnesmodi bei

Autismus hin und zeigen eine signifikante Korrelation zwischen den Ergebnissen des Fragebogens und jenen der Experimente.

Als konkrete Symptome eines Problems bei der Reizaufnahme werden teilweise sensorische ***Über- und Unterempfindlichkeiten*** genannt (z.B. O'Neill 1999; Grandin 1984; Williams 1994). Manche Autoren vermuten auch, dass autistische Menschen einer ***inkonsistenten visuellen Wahrnehmung*** unterliegen, z.B. könne ihnen der gleiche visuelle Reiz einmal als sehr hell und einmal als sehr dunkel erscheinen (Ornitz & Ritvo 1968; Ornitz 1989). Weiter wird von ***„Bildstörungen“*** berichtet, bei denen Formen und Bewegungen verzerrt erscheinen (z.B. White & White 1987; Bogdashina 2003, 73). Diese Auffälligkeiten treten jedoch vor allem bei schwer beeinträchtigten Personen auf und unterscheiden sich individuell erheblich. Es ist deshalb nicht von einer Universalität oder Spezifität der Probleme auszugehen (Übersicht s. Tab. 10).

Tab. 10: Befunde zur Reizaufnahme

Psychische Funktion	**Ergebnis bei Menschen mit Autismus**
Sensorische Verarbeitung	Teilweise Über- und Unterempfindlichkeiten, inkonsistente Wahrnehmung und „Bildstörungen“, aber nicht universell oder spezifisch

5.2 Untersuchungen zur Wahrnehmungsorganisation

Nachdem die visuellen Reize in den Rezeptoren aufgenommen wurden, werden auf der Ebene der Wahrnehmungsorganisation die eintreffenden Reize einer Gliederung unterworfen. In dem folgenden Kapitel wird dabei zunächst die präattentive Verarbeitung autistischer Menschen betrachtet. Da für alle folgenden Prozesse Aufmerksamkeit eine grundlegende Voraussetzung ist, gilt es im Anschluss daran den Forschungsstand zu Autismus und Aufmerksamkeit zu betrachten. Auf dieser Basis können dann die Ergebnisse zur aufmerksamkeitsgerichteten Verarbeitung dargestellt werden.

5.2.1 Präattentive Verarbeitung

Auf der Ebene der präattentiven Verarbeitung werden die gesehenen Gesamtbilder unbewusst in ihre Einzelteile aufgegliedert (Kap. I 4.2.1, Übersicht s. Tab. 11).

Tab. 11: Übersicht über visuelle Verarbeitung

Tiefere Verarbeitung			Höhere Verarbeitung
Reizaufnahme	***Wahrnehmungsorganisation***		*Identifizieren und Einordnen*
	Präattentive Verarbeitung	Aufmerksam-keitsgerichtete Verarbeitung	

Nach der Theorie der schwachen zentralen Kohärenz ist hier eine sehr gute Fähigkeit autistischer Menschen zur Aufgliederung der globalen Gestalt in ihre Einzelmerkmale zu erwarten. Experimentell überprüft wird dies vor allem mit Aufgaben zur ***visuellen Diskriminierung***. Der Proband hat dabei möglichst schnell zu erkennen und über Computertasten mitzuteilen, ob ein bestimmter Reiz in einem komplexen Muster vorkommt oder nicht. Die Aufgaben sind in der Regel so gestaltet, dass der Zielreiz sich bezüglich einem oder mehrerer Merkmale (z.B. Form beim grünen „T" in Abb. 8 / Schema A) von den umgebenden Reizen unterscheidet.

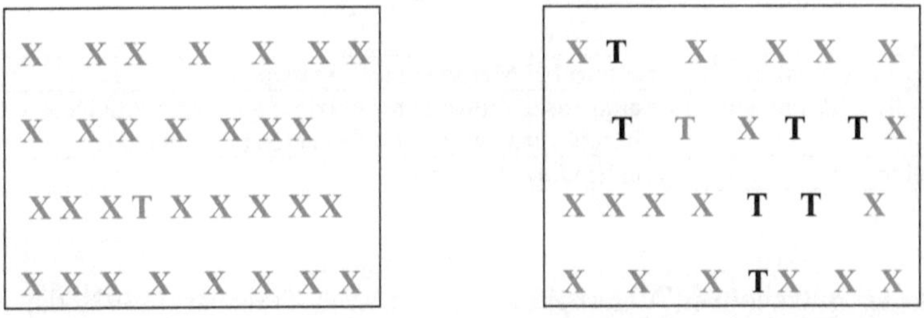

Schema A (X und T sind grün) **Schema B (X ist grün; T ist rot oder grün)**

Abb. 8: Schemata von Experimenten zur visuellen Diskrimination

Das typische Ergebnis autistischer Menschen bei solchen Experimenten ist, dass sie, im Vergleich zu Kontrollgruppen normal entwickelter Personen, schneller erkennen, ob der Zielreiz vorhanden ist oder nicht (Plaisted et al. 1998b; O'Riordan & Plaisted 2001; O'Riordan et al. 2001; O'Riordan 2004; Plaisted et al. 2003; Jarrold et al. 2005). Zudem zeigt sich, dass die Diskriminierungsleistung autistischer Kinder durch das Erschweren der Aufgaben mit sehr ähnlichen Ziel- und Distraktionsreizen weniger abnimmt als die Leistung nicht autistischer Kinder (O'Riordan & Plaisted 2001; O´Riordan 2004). Ein weiterer interessanter Aspekt ist, dass autistische Kinder Merkmale, die mehreren Stimuli gemeinsam sind, relativ schlecht verarbeiten, wohingegen sie Merkmale sehr gut erkennen, die verschiedene Stimuli voneinander unterscheiden (Plaisted et al. 1998a). Sie zeigen also herausragende Diskriminierungsleistungen, aber Schwierigkeiten, Gemeinsamkeiten zwischen Informationen zu entdecken.

Es stellt sich nun die Frage, ob die visuelle Diskriminierung von Menschen mit Autismus so weit geht, dass verschiedene Merkmale eines einzelnen Stimulus nicht mehr miteinander zu einer Einheit verknüpft werden können (***„Binding“-Problem***). Die Tatsache, dass Aufgaben zur visuellen Diskriminierung mit Zielreizen, die sich in mehreren Merkmalen von den umgebenden Stimuli unterscheiden, gut gelöst werden, widerspricht dieser Überlegung. Solche Aufgaben setzen das gemeinsame Beachten sowohl der Farbe als auch der Form des Zielreizes voraus: In Abbildung 8 / Schema B muss der Zielreiz gleichzeitig als „grün“ mit der Form „T“ wahrgenommen werden, damit der Unterschied zu den Distraktoren erkannt wird. Dies ist für autistische Probanden kein Problem (Plaisted et al. 2003). Zusammenfassend zeigen Menschen mit Autismus auf dieser Verarbeitungsebene also kein grundsätzliches globales Wahrnehmungsproblem, jedoch eine überdurchschnittliche Fähigkeit, visuelle Informationen in ihre einzelnen Merkmale aufzugliedern (Übersicht s. Tab. 12).

Tab. 12: Befunde zur präattentiven Verarbeitung

Psychische Funktion	**Ergebnis bei Menschen mit Autismus**
Visuelle Diskrimination	Überdurchschnittlich gute Diskrimination aber Probleme, Gemeinsamkeiten zwischen Informationen zu erkennen
Binding	Kein Binding-Problem

Nach der präattentiven Verarbeitung erfolgt nach Treisman (1993) die Phase der aufmerksamkeitsgerichteten Verarbeitung. Hier werden die Elementarmerkmale zu einem kohärenten inneren Perzept zusammengefügt. Da für diese Prozesse die Fähigkeit zur gerichteten Aufmerksamkeit nötig ist (Treisman 1993), muss zuvor die Frage geklärt werden, ob sich Menschen mit Autismus hinsichtlich der Aufmerksamkeitskapazität oder des Aufmerksamkeitsfokus von nicht autistischen Menschen unterscheiden.

5.2.2 Probleme der visuellen Aufmerksamkeit

Studien zu Aufmerksamkeitsprozessen betreffen zum einen die Frage, ob bei Menschen mit Autismus eine generelle Beeinträchtigung der Aufmerksamkeitskapazität vorliegt. Zum anderen gilt es zu erörtern, inwiefern der visuelle Aufmerksamkeitsfokus autistischer Menschen verändert sein könnte.

1. Aufmerksamkeitskapazität

Mit dem Konzept einer verringerten Aufmerksamkeitskapazität bei Menschen mit Autismus haben sich Wissenschaftler vor allem in den 1960er und 1970er Jahren beschäftigt. Eine verhaltentheoretisch orientierte Forschergruppe um Lovaas und Koegel entwickelte dabei ein Modell, in dem bei Menschen mit Autismus eine ***Reizüberselektivität*** postuliert wurde (Übersicht s. Lovaas et al. 1979). Die Autoren nahmen an, dass Personen mit Autismus verschiedene Reize nicht gleichzeitig berücksichtigen könnten. Insbesondere sollten Probleme bestehen, Informationen aus verschiedenen Sinnessystemen (z.B. visuelle, auditive und taktile Stimuli) simultan zu verarbeiten.

Tatsächlich fanden Lovaas et al. (1971) in einer kleinen Stichprobe, dass geistig behinderte autistische Kinder bei gleichzeitiger Darbietung von visuellen, auditiven und taktilen Stimuli nicht alle Reize auf einmal wahrnehmen konnten. Dies wurde überprüft, indem die Teilnehmer zu der gleichzeitigen Präsentation aller drei Stimuli ein bestimmtes Verhalten lernen sollten. Wurde anschließend nur einer der drei Stimuli präsentiert, zeigten die nicht autistischen Kinder der Kontrollgruppe auch zu den einzeln präsentierten Reizen das vorher erlernte Verhaltensmuster. Die autistischen Kinder reagierten hingegen nur auf jeweils einen der Reize mit dem gelernten Verhalten, in den meisten Fällen auf den auditiven oder den visuellen Stimulus. Zwei der autistischen Probanden wurden später trainiert, auf einen vorher nicht berücksichtigten allein präsentierten Reiz zu reagieren, was ihnen keine Schwierigkeiten bereitete. Ein sensorisches Defizit konnte daher ausgeschlossen werden, so dass Lovaas et al. (1971) ein Aufmerksamkeitsproblem vermuten.

Eine weitere Studie von Lovaas und Schreibman (1971) mit nur zwei parallel präsentierten Stimuli zeigte allerdings nur bei einigen autistischen Probanden Probleme in der Reizverarbeitung. Das Problem der Überselektivität scheint also umso gravierender, je mehr Stimuli gleichzeitig präsentiert werden. Neben der Überselektivität bei Stimuli aus verschiedenen Sinnesmodi gibt es auch Hinweise auf Probleme bei der gleichzeitigen Berücksichtigung verschiedener Reize innerhalb eines Sinnesmodus (z.B. Koegel & Wilhelm 1973; Koegel & Schreibman 1977).

Zu berücksichtigen ist allerdings die eingeschränkte Aussagekraft dieser in der Pionierzeit der psychologischen Autismusforschung durchgeführten Studien zur Überselektivität. In den meisten Untersuchungen wurden nicht alle heute angelegten methodischen Maßstäbe wie die genaue Diagnose der Probanden oder die Vergleichbarkeit der Versuchsgruppen eingehalten (Frith & Baron-Cohen 1987). Zudem wurden fast ausschließlich Probandengruppen mit einer zusätzlichen geistigen Behinderung untersucht, so dass die Universalität und Spezifität dieser Probleme für Autismus unklar ist. In der Tat finden sich Probleme der

Reizüberselektivität auch bei Personen mit Schizophrenie, Lernbehinderung oder geistiger Behinderung (z.B. Lovaas et al. 1971; Wilhelm & Lovaas 1976; Schover & Newsom 1976; Hale & Morgan 1973; Lovaas et al. 1979). Eine aktuellere Studie von Minshew et al. (1997) konnte bei durchschnittlich intelligenten autistischen Menschen keine autismustypischen Defizite in der Aufmerksamkeitsleistung feststellen.

Frith (1989) und auch Sternberg (1987) vermuten, dass Menschen mit Autismus weniger eine verminderte als eine veränderte Aufmerksamkeit zeigen, bei der sie sich an anderen Hinweisreizen als üblicherweise orientieren. Sie gehen also nicht von einer Störung früher Aufmerksamkeitsprozesse aus, sondern von einem höher gelegenen Problem der zentralen Steuerung. Wünschenswert wären deutlich mehr Studien zu diesem Thema (O'Neill & Jones 1997).

2. Visueller Aufmerksamkeitsfokus

Neben einem Problem der Aufmerksamkeitskapazität könnte bei Autismus auch ein veränderter visueller Aufmerksamkeitsfokus vorliegen. Zur Fokussierung eines visuellen Reizes muss ein bestimmtes Maß an Aufmerksamkeit aufgebracht werden (sog. „engagement"). Taucht ein neuer Reiz auf, muss die Aufmerksamkeit vom alten Stimulus gelöst (sog. „disengagement") und dem neuen zugewandt werden (sog. „shifting"; Landry & Bryson 2004). Aufgaben zum ***Loslösen und Wechseln des Aufmerksamkeitsfokus*** beinhalten meist einen zentralen Fixierungspunkt, neben dem ein zweiter Reiz auftaucht. Gemessen wird entweder die Reaktionszeit (per Computertastendruck der Probanden) bis zum Sehen des zweiten Reizes, oder der Zeitpunkt des Wechsels der Blickrichtung.

Mehrere Studien zeigen, dass sich Menschen mit Autismus bei solchen Experimenten langsamer von einem Ausgangreiz lösen, die Aufmerksamkeit wechseln und neu ausrichten als Kontrollgruppen nicht autistischer Probanden (Casey et al. 1993; Courchesne et al. 1994; Wainwright-Sharp & Bryson 1993; 1996; Pascualvaca et al. 1998). Bei der Interpretation dieser Studien ergibt sich jedoch das Problem, dass nicht eindeutig unterschieden werden kann, ob Prozesse des Loslösens oder des Wechselns der Aufmerksamkeit gemessen werden. Landry und Bryson (2004) setzten daher ein Experiment ein, bei dem beim Loslösen der Aufmerksamkeit der zentrale Fixpunkt bestehen blieb und zum Messen des Aufmerksamkeitswechsels der Fixpunkt beim Erscheinen des zweiten Reizes ausgeblendet wurde, so dass kein Loslösen mehr nötig war. Die Ergebnisse zeigen Probleme fünfjähriger autistischer Kinder beim Loslösen der Aufmerksamkeit, nicht aber beim Wechsel im Vergleich zu normal entwickelten Kindern und solchen mit Trisomie 21. Bei 20 % der Aufgaben ignorierten die autistischen Kinder den zweiten auftretenden Reiz vollkommen, wenn der erste Fixierungsreiz bestehen blieb. Diese Auffälligkeiten gleichen den Befunden bei normal entwickelten Säuglingen, wobei diese ab einem Alter von vier Monaten keine Schwierigkeiten mehr mit dem Loslösen der Aufmerksamkeit haben (z.B. Johnson et al. 1991). Möglicherweise liegt hier also eine Entwicklungsverzögerung autistischer Kinder vor (Landry & Bryson 2004).

Neben diesen Problemen legen einige Untersuchungen nahe, dass autistische Menschen einen ***verengten Aufmerksamkeitsfokus*** („narrow spotlight of attention“ oder „tunnel vision“) zeigen (Mann & Walker 2003; Rinehart et al. 2001). Um solche Schwierigkeiten mit der Ausweitung des Aufmerksamkeitsfokus zu überprüfen, setzten Mann und Walker (2003) eine Studie mit „crosshairs“ ein, bei denen Linien eines Kreuzes bezüglich ihrer Länge verglichen werden müssen (s. Abb. 9). Man geht davon aus, dass, um die Unterschiede möglichst schnell erfassen zu können, nicht nur ein Detail der Zeichnung sondern die ganze Bildregion auf einmal erfasst werden muss. Die Autoren ließen jeweils ein großes Crosshair einem kleinen Crosshair folgen und andersherum. Tatsächlich zeigten die autistischen Kinder mehr Probleme, wenn auf ein kleines schnell ein großes Crosshair folgte, aber nicht in der umgekehrten Reihenfolge. Die Probanden schienen also Schwierigkeiten zu haben, von einem einmal fokussierten Detail „auszuzoomen“.

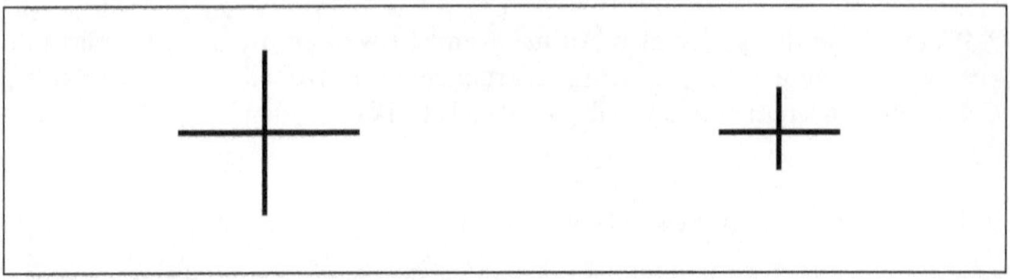

Abb. 9: „Crosshairs“ unterschiedlicher Größe

Fasst man die Erkenntnisse zur Aufmerksamkeit bei Autismus zusammen, spricht vieles gegen ein Problem der Aufmerksamkeitskapazität und eher für Schwierigkeiten des Loslösens, Wechselns und Ausweitens der visuellen Aufmerksamkeitsrichtung (Übersicht s. Tab. 13).

Tab. 13: Befunde zu Problemen der Aufmerksamkeit

Psychische Funktion	**Ergebnis bei Menschen mit Autismus**
Aufmerksamkeitskapazität	Bei zusätzlicher geistiger Behinderung evtl. Reizüberselektivität
	Eher veränderte statt verminderte Aufmerksamkeitskapazität
Visueller Aufmerksamkeitsfokus	Probleme beim Loslösen von einem Ausgangsreiz, dem Wechsel und dem neuen Ausrichten der Aufmerksamkeit
	Probleme beim „Auszoomen“ von einem fokussierten Detail

Die bei durchschnittlich intelligenten Personen mit Autismus intakten Fähigkeiten im Bereich der Aufmerksamkeitskapazität scheinen die im Folgenden beschriebenen Prozesse der aufmerksamkeitsgerichteten Verarbeitung nicht zu beeinträchtigen. Es wird allerdings deutlich werden, dass die Schwierigkeiten im Bereich der visuellen Aufmerksamkeit Alternativerklärungen für Phänomene einer schwachen Kohärenz bieten können.

5.2.3 Aufmerksamkeitsgerichtete Verarbeitung

Auf der Ebene der gerichteten Aufmerksamkeit werden die bei der präattentiven Verarbeitung erfolgten Aufgliederungen in Einzelteile zu perzeptuellen Ganzheiten zusammengefügt (Übersicht s. Tab. 14).

Tab. 14: Übersicht über visuelle Verarbeitung

Tiefere Verarbeitung			Höhere Verarbeitung
Reizaufnahme	***Wahrnehmungsorganisation***		*Identifizieren und Einordnen*
	Präattentive Verarbeitung	**Aufmerksamkeitsgerichtete Verarbeitung**	

Normalerweise beeinflusst der Kontext eines Reizes entsprechend der Gestaltgesetze dabei die Wahrnehmung eines Details (Kap. I 4.2.1). Nach der Theorie der schwachen Kohärenz kann bei Menschen mit Autismus allerdings von einem verringerten Einfluss des Kontextes auf ein Detail ausgegangen werden. Autistische Personen müssten zudem generell Schwierigkeiten haben, aus Einzelheiten eine globale Gestalt zu bilden. In Anlehnung an die Übersichtsarbeit von Happé (2000) können zu diesem Thema Studien zur perzeptuellen Kohärenz („perceptual coherence") und zur komplexeren räumlich-konstruktiven Kohärenz („visuospatial constructional coherence") unterschieden werden.

1. Studien zur perzeptuellen Kohärenz

Untersuchungen zur perzeptuellen Kohärenz betreffen visuelle Aufgaben auf einer zweidimensionalen Ebene. Die meisten von ihnen erfordern Reaktionen im Bereich weniger 100 Millisekunden, so dass Steuerungsprozesse der exekutiven Funktionen wenig Einfluss auf die Lösung der Aufgaben haben (Mottron et al. 2006).

Einer der zentralen Tests zum Verhältnis zwischen globalen und lokalen visuellen Merkmalen ist die ***Navon-Aufgabe***. Navon (1977) entwickelte Bilder, bei denen große Buchstaben (globales Merkmal) aus kleinen Buchstaben (lokales Merkmal) aufgebaut sind (s. Abb. 10). Die Probanden sollen jeweils den kleinen oder den großen Buchstaben benennen, die verschieden oder gleich sein können. Normalerweise zeigen Probanden einen globalen Vorteil („global advantage"), indem sie den großen Buchstaben schneller als den kleinen benennen. Zudem zeigt sich ein globaler Interferenzeffekt („global interference"), der darin deutlich wird, dass die Beurteilung der kleinen Buchstaben stärker als die der großen irritiert ist, wenn große und kleine Buchstaben nicht übereinstimmen (z.B. Kimchi 1992).

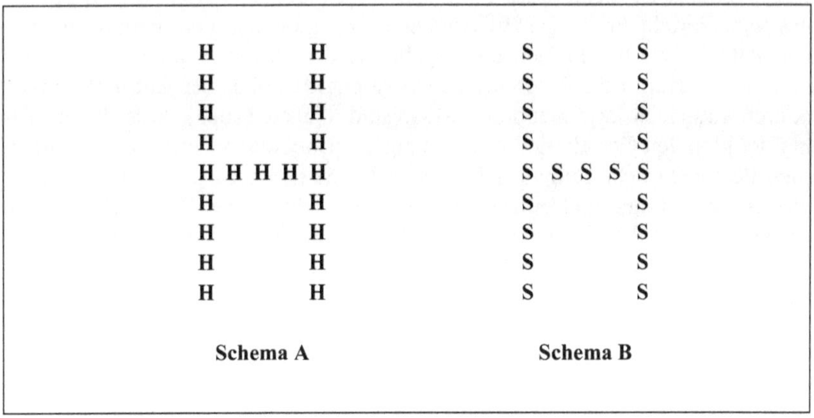

Abb. 10: Die Navon-Aufgabe (A: lokal und global gleich; B: lokal und global verschieden)

Nach Happé (2000) sollten im Sinne der Theorie der schwachen Kohärenz autistische Menschen einen lokalen oder zumindest reduzierten globalen Vorteil aufweisen. Dieser müsste sich darin zeigen, dass die kleinen Buchstaben tendenziell schneller identifiziert werden können. Außerdem müsste ein lokaler Interferenzeffekt bestehen: Die Beurteilung der großen Buchstaben wird stärker durch die kleinen irritiert als andersherum.

Die Ergebnisse beim Navon-Test sind jedoch sehr uneinheitlich. Während Rinehart et al. (2001) und Plaisted et al. (1999) einen lokalen Vorteil gefunden haben (die kleinen Buchstaben werden schneller erkannt), konnte dies in anderen Studien nicht bestätigt werden (Mottron & Belleville 1993; Mottron et al. 1999; 2003; Rinehart et al. 2000). Ähnlich heterogen ist die Befundlage zur lokalen Interferenz (die Beurteilung der großen Buchstaben wird mehr durch die kleinen irritiert): Während die lokale Interferenz von einigen Studien bestätigt wurde (Mottron & Belleville 1993; Rinehart et al. 2000; Plaisted et al. 1999; Behrmann et al. 2005), konnten sowohl Ozonoff et al. (1994) als auch Mottron et al. (1999; 2003) dies nicht beobachten. Mann und Walker (2003) führen die Uneinheitlichkeit der Ergebnislage auf wesentliche Unterschiede in der Größe der Probandengruppen und Genauigkeit der Diagnosen zurück. Des Weiteren betonen sie, dass schon kleine Veränderungen bei der Präsentation der Bilder zu einer Veränderung der Ergebnisse führen können.

Bei einem Versuch der Interpretation der Ergebnisse zu den Navon-Aufgaben vor dem Hintergrund der Theorie der schwachen Kohärenz wird deutlich, dass die Fähigkeit autistischer Menschen zum globalen Wahrnehmen nicht grundsätzlich gestört ist, denn sonst hätte sich kein globaler Vorteil zeigen dürfen. Dies widerspricht Friths (1989) Annahme von globalen Verarbeitungsproblemen. Alternativ könnten sich die Ergebnisse der Navon-Aufgaben aber auch durch den in Kap. I 5.2.2 beschriebenen verengten Fokus der Aufmerksamkeit erklären lassen. So argumentieren Mann und Walker (2003), dass die Beachtung der globalen Gestalt eine Ausweitung des Blickfeldes verlange, die autistischen Personen nicht gelinge. Die Gestalt könne demnach gar keinen Einfluss ausüben, weil sie gar nicht im Aufmerksamkeitsfokus liege. Da die Befunde zu den Navon-Aufgaben bisher noch sehr heterogen sind, scheint es für eine abschließende Bewertung der Befundlage zu den Navon-Aufgaben jedoch noch zu früh zu sein.

Weitere Ergebnisse zur schwachen Kohärenz liegen zur Wahrnehmung ***visueller Illusionen*** vor. Happé (1996) ließ autistische Kinder visuelle Illusionen auf objektive Unterschiede hin beurteilen. Bei der Müller-Lyerschen Täuschung (Abb. 11) wurden die Probanden beispielsweise gefragt, ob die beiden horizontalen Linien gleich lang sind. Die autistischen Kinder machten dabei signifikant weniger Fehler als Vergleichsgruppen, denn sie beurteilten die Länge der Linien häufiger als gleich, was sie objektiv auch sind. Die nicht autistischen Kinder unterlagen hingegen einer Täuschung durch den Kontext der Pfeilrichtungen und beurteilten in dem dargestellten Beispiel die obere Linie als länger. Das Hervorheben der Linien durch Farbe und Auflegen von Plättchen konnte die Leistung der Kontrollgruppe erheblich verbessern, aber kaum die der autistischen Teilnehmer. Das Ergebnis wurde als Zeichen einer schwachen Kohärenz interpretiert, da die autistischen Probanden bei der Wahrnehmung der Einzelelemente weniger durch deren Kontext beeinflusst wurden.

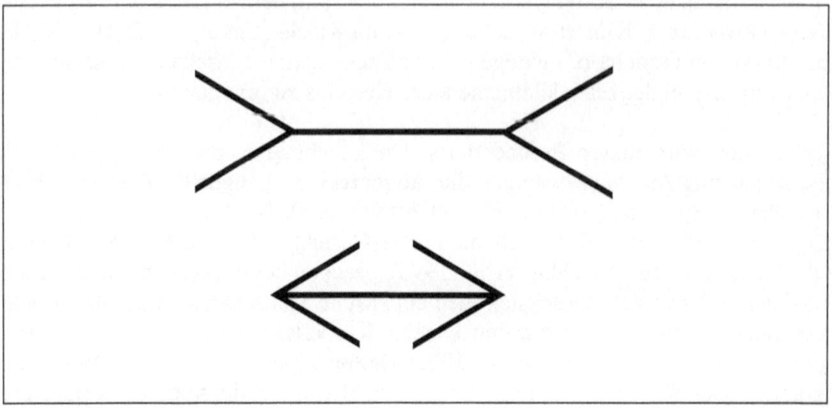

Abb. 11: Die Müller-Lyersche Täuschung

Ropar und Mitchell (1999; 2001) konnten die Ergebnisse allerdings nicht replizieren und fanden keine Unterschiede zwischen autistischen und nicht autistischen Untersuchungsteilnehmern. Die Autoren halten visuelle Illusionen zur Überprüfung von zentraler Kohärenz für ungeeignet, da die genauen Mechanismen, nach denen diese Täuschungen beurteilt werden, noch nicht klar genug seien.

Weitere Hinweise zur Beachtung globaler und lokaler Eigenschaften visueller Stimuli stammen aus Untersuchungen von Russell et al. (1996) und Jarrold und Russell (1997). Sie fanden, dass Menschen mit Autismus im Gegensatz zu geistig behinderten Menschen und nicht behinderten Probanden mit gleichem verbalen Alter beim ***Zählen von Punkten*** weniger Vorteil aus der Anordnung von Punkten in „Päckchen" zogen. Da die autistischen Kinder für das Zählen länger benötigten als die Vergleichsgruppen, wurde geschlussfolgert, dass sie das Problem eher detailorientiert angingen und die Punkte einzeln zählten. Ähnliche Befunde liefert eine Studie von Gagnon et al. (2004), die zeigen, dass autistische Jugendliche beim Benennen der Anzahl einer kleinen Ansammlung von

Punkten keinen Gebrauch von einer globalen Mustererkennung („subitizing“, Gagnon et al. 2004, 680) machen, sondern die Punkte einzeln zählen.

Auch Studien zur ***Verarbeitung von Gesichtern*** können einen Beitrag zur Aufklärung des Wahrnehmungsstils autistischer Menschen leisten. Gesichter werden schon von kleinen Kindern als organisierte Gesamtheiten verschiedener Einzelmerkmale wahrgenommen, die es ermöglichen, Personen zu erkennen und ihre Mimik zu deuten (z.B. Pellicano & Rhodes 2003). Menschen mit Autismus scheinen sich bei der Einschätzung der Identität (z.B. Joseph & Tanaka 2003; Rondan et al. 2003; Deruelle et al. 2004) und dem emotionalen Ausdruck (z.B. Gross 2004; Klin et al. 2002; Bormann-Kischkel et al. 1995; Deruelle et al. 2004) von Gesichtern hingegen eher an sekundären Einzelheiten, als an dem Zusammenspiel der Einzelelemente eines Gesichts zu orientieren.

Unterstützt wird dieser Befund durch Untersuchungen, die zeigen, dass von Personen mit Autismus weniger die Augenregion (Langdell 1978; Joseph & Tanaka 2003; Baron-Cohen et al. 1997b; Klin et al. 2002; contra: Lahaie et al. 2006; Bar-Haim et al. 2006) als die untere Gesichtshälfte (Gross 2004; Klin et al. 2002; Bormann-Kischkel et al. 1995) beachtet wird. Auch beim Ansehen sozialer Videoszenen berücksichtigen autistische Menschen weniger die Augen der Interaktionspartner zugunsten anderer Körperteile oder Objekte im Raum (Klin et al. 2002; Pelphrey et al. 2002; Dalton et al. 2005). Dieses Verhalten könnte Ausdruck einer relativ zufälligen Wahl von Details sein, auf welche die Aufmerksamkeit gerichtet wird. Es bleibt allerdings unklar, ob dies aus einer Unfähigkeit zum Wahrnehmen der globalen Gestalt oder eher aus einer sozial-kognitiven Problematik (s. Kap. I 3.2) heraus geschieht.

Einige Studien deuten jedoch darauf hin, dass eine veränderte Wahrnehmung zumindest einen Teil der auffälligen Gesichtsverarbeitung autistischer Menschen erklären kann. So zeigten Menschen mit Autismus in einer Studie von Lahaie et al. (2006) im Vergleich zu einer Kontrollgruppe nicht autistischer Personen beim Erkennen von Gesichtern einen höheren Priming-Effekt mit detailorientierten als mit holistischen Gesichtsausschnitten. Dieses Ergebnis wird durch eine Untersuchung von Gross (2005) unterstützt, in der gezeigt wird, dass autistische Kinder, die sich beim Sortieren von nicht sozialen Bildern an Details orientieren, mehr Probleme beim Erkennen von Emotionen haben.

2. Studien zur räumlich-konstruktiven Kohärenz

Untersuchungen zur räumlich-konstruktiven Kohärenz (Happé 2000) beinhalten Aufgaben, für die Probanden in der Regel länger als 10 Sekunden benötigen. Sie setzen die Aufgliederung von Ganzheiten in ihre Einzelteile aber meist auch bestimmte exekutive und motorische Fähigkeiten voraus (Mottron et al. 2006).

Über das gesamte Intelligenz- und Altersspektrum hinweg wurde eine typische Heterogenität im Leistungsprofil bei den Untertests des Wechsler-Intelligenztests für Kinder (Wechsler 1974) bzw. für Erwachsene (Wechsler 1981) festgestellt (Übersicht s. Happé 1994a). Auffällig sind besonders die herausragenden Fähigkeiten beim ***„Block-Design-Test“*** (deutsch: „Mosaik-Test“). Aus rot und weiß bemalten Würfeln soll dort eine abgebildete Figur nachgelegt werden. Dies verlangt die Zergliederung eines optischen Gesamtmusters in seine Einzelelemente. Interessanterweise zogen autistische Menschen im Gegensatz zu lernbehinderten und nicht behinderten Vergleichsgruppen keinen Vorteil aus einer Segmentierung der Vorlage beim Mosaik-Test (Shah & Frith 1993). Dabei wurde die Abbildung in ihre Teilstücke aufgegliedert und leicht auseinander gerückt. Nur in dieser modifizierten Version erreichten die Kontrollgruppen ebenso gute Ergebnisse wie die autistische Gruppe. Bei anderen Variationen der Vorlage wie dem Drehen oder Einfügen komplizierter Muster hatten die autistischen Personen die gleichen Schwierigkeiten wie die anderen Probanden. Deshalb kann das Ergebnis nach Shah und Frith (1993) nicht auf eine generell bessere räumliche Wahrnehmung zurückgeführt werden. Die Autorinnen interpretieren die Befunde hingegen als besondere Fähigkeit, die Gestalt in ihre Einzelheiten zu zerlegen.

Ein ähnliches Phänomen wurde beim Lösen von Aufgaben wie dem ***Embedded-Figures-Test*** (Witkin et al. 1971, deutsch: „Eingebettete-Figuren-Test“) beobachtet, bei denen Figuren, die in ein größeres Muster eingefügt sind, entdeckt und mit einem Stift nachgefahren werden sollen. Menschen mit Autismus zeigen hier fast immer einen klaren Vorteil gegenüber Kontrollgruppen (Shah & Frith 1983; Jolliffe & Baron-Cohen 1997; Ropar & Mitchell 2001; Mottron et al. 2003; contra: Brian & Bryson 1996; Kayland et al. 2007). Ähnlich wie beim Mosaiktest werden diese Befunde als Hinweis auf besondere Segmentierfähigkeiten gedeutet.

Auch die Beobachtung des ***Zeichenstils*** autistischer Menschen kann Beiträge zu einem besseren Verständnis der Wahrnehmung liefern. So stellten Mottron und Belleville (1993) fest, dass ein autistischer Mann mit besonderen graphischen Fähigkeiten stets bei einem sekundären Teil des Objekts zu zeichnen begann und das Bild aus diesen Einzelteilen zusammensetzte. Die meisten Menschen beginnen hingegen mit einer globalen Außenlinie und fügen dann die Einzelelemente in die Zeichnung ein. Auch der in einem Film von Höfer und Röckenhaus (2006) portraitierte autistische Künstler Stephen Wiltshire zeigt ungewöhnliche Fähigkeiten. Nach einem Rundflug über Rom konnte er die komplette Altstadt originalgetreu auf einer fünf Meter breiten Leinwand aus dem Gedächtnis nachzeichnen. Auffällig ist auch hier, dass der Künstler nicht mit einem globalen Umriss des Bildes sondern mit kleinsten Details begann.

Diese Beobachtung bei Menschen mit Autismus wurde in einigen aber nicht allen anderen Studien zu diesem Thema bestätigt (Mottron & Belleville 1995; Mottron et al. 1999; Prior & Hoffmann 1990; Booth et al. 2003; contra: Jolliffe & Baron-Cohen 1997; Ropar & Mitchell 2001) und wird als Hinweis auf ein Fehlen der globalen Dominanz in der Wahrnehmung interpretiert. Mottron et al. (1999) fanden zudem, dass autistische Menschen weniger Probleme beim Abzeichnen geometrisch unmöglicher Figuren hatten. Sie schienen sich eher an Einzelheiten der Zeichnung zu orientieren, so dass sie von den Widersprüchen der Gesamtfigur weniger berührt waren als die Probanden der Kontrollgruppe.

Zusammenfassend können die Befunde zur aufmerksamkeitsgerichteten Verarbeitung in Tabelle 15 dargestellt werden. Visuell wahrgenommene Objekte scheinen sehr gut in ihre Einzelmerkmale aufgegliedert werden zu können. Entgegen den Annahmen der Theorie der schwachen Kohärenz scheint kein eindeutiges Problem in der globalen Verarbeitung vorzuliegen.

Tab. 15: Befunde zur aufmerksamkeitsgerichteten Verarbeitung

Psychische Funktion	**Ergebnis bei Menschen mit Autismus**
Perzeptuelle Kohärenz	Intakte globale Fähigkeiten bei der Navon-Aufgabe
	Unklare Befunde zur Wahrnehmung visueller Illusionen
	Lokale Orientierung beim Zählen von Punkten und Wahrnehmen von Gesichtern
Räumlich-konstruktive Kohärenz	Starke Detailverarbeitung beim Block-Design- und Embedded-Figures-Test
	Lokale Orientierung beim Zeichnen

5.3 Untersuchungen zum Identifizieren und Einordnen

Die aus Einzelmerkmalen zusammengefügte Repräsentation muss auf dieser höheren kognitiven Ebene mit vorhandenen Kategorien verglichen, identifiziert und eingeordnet werden (Übersicht s. Tab. 16).

Tab. 16: Übersicht über visuelle Verarbeitung

<table>
<tr><td colspan="3">Tiefere Verarbeitung</td><td>Höhere Verarbeitung</td></tr>
<tr><td>Reizaufnahme</td><td colspan="2">Wahrnehmungsorganisation</td><td>Identifizieren und Einordnen</td></tr>
<tr><td></td><td>Präattentive Verarbeitung</td><td>Aufmerksamkeitsgerichtete Verarbeitung</td><td></td></tr>
</table>

Semantische Prozesse spielen hier eine zunehmend wichtige Rolle, so dass im Folgenden neben Studien mit visuellen Aufgaben auch Untersuchungen zu den sprachlichen Fähigkeiten autistischer Menschen berücksichtigt werden müssen. Konkret werden Ergebnisse zur Kategorienbildung, zu Gedächtnisprozessen, zu sprachnahen Funktionen und zum Erkennen von Objekten dargestellt. Entsprechend der Theorie der schwachen Kohärenz wird erwartet, dass Menschen mit Autismus auf dieser Verarbeitungsebene Mühe haben, verschiedene Informationen zu Bedeutungen höherer Ordnung im Kontext zusammenzufassen (Frith 1989).

1. Ergebnisse zur Kategorienbildung

Grundlegend für die Prozesse des Identifizierens und Einordnens ist eine intakte Kategorienbildung. Mehrere Untersuchungen haben gezeigt, dass autistische Menschen fähig sind, Objekte nach bestimmten Regeln zu sortieren. So führte Tager-Flusberg (1985a; 1985b) Aufgaben zum ***Zuordnen von Bildern*** zu der gleichen Über- und Basiskategorie durch und fand keine Unterschiede zwischen autistischen, geistig behinderten und normal entwickelten Kindern mit dem gleichen rezeptiven Sprachstand. Ungerer und Sigman (1987) beobachteten bei Kindern mit Low-functioning Autismus die gleiche Fähigkeit zum Sortieren von Objekten nach perzeptuellen (z.B. Form und Farbe) und funktionalen Merkmalen (z.B. Möbel, Früchte) wie bei im mentalen Alter vergleichbaren geistig behinderten und nicht behinderten Probandengruppen. Grundsätzlich scheinen autistische Menschen also Kategorien bilden zu können.

Klinger & Dawson (1995; 2001) merken allerdings an, dass bisher die Frage nach den zugrunde liegenden Mechanismen von Kategorisierungsprozessen zu wenig adressiert wurde. Ihrer Meinung nach sollte nicht nur untersucht werden, *ob* kategorisiert wird, sondern *wie* dies geschieht. Die Hypothese der Autorinnen ist, dass autistische Menschen bei Kategorisierungsprozessen starren Regeln folgen, statt ***Prototypen*** zu bilden. Hinweise darauf sehen sie zum Beispiel in einem autobiographischen Bericht der autistischen Frau Temple Grandin (1995), die beschreibt, dass sie keine Verallgemeinerungen bildet, sondern eine Art „Innere Videothek“ von einzelnen Ereignissen und Informationen führt. Sie berichtet, dass sie bei dem Wort „Katze” alle ihr bisher begegneten Katzen vor Augen hat und keinen abstrahierten Prototyp der durchschnittlichen Katze.

In einer experimentellen Studie zur Prototypbildung bei Autismus von Klinger und Dawson (1995; 2001) wurden Probanden verschiedene Comicfiguren präsentiert, die in bestimmten Merkmalen, wie zum Beispiel der Beinlänge, variierten. Die Figuren wurden als so genannte „Mips“ eingeführt. Diese Fantasiefiguren sollten anschließend daraufhin beurteilt werden welche das beste „Mip“ ist. Zusätzlich zu den bereits präsentierten Figuren wurde auch eine neue prototypische Figur gezeigt, die das mittlere Maß an Merkmalsausprägungen besaß. Die nicht autistischen Probanden beurteilten die prototypischen Figuren als die besten Mips. Die Probanden mit Autismus und auch jene mit Trisomie 21 betrachteten hingegen die zuvor gesehenen Figuren als die besten Mips. Daraus wurde geschlossen, dass Kinder mit Autismus und Kinder mit Down-Syndrom zwar regelgeleitet nach einzelnen Merkmalen kategorisieren, aber keine Prototypen bilden.

Eingeschränkt werden die Befunde von Klinger und Dawson (1995; 2001) allerdings durch die kleine Probandenzahl (n = 12) und eine Studie von Molesworth et al. (2005), die bei autistischen Kindern mit einer ähnlichen Aufgabe einen intakten Prototypeffekt feststellten. Molesworth et al. (2005) führen die widersprüchlichen Ergebnisse unter anderem darauf zurück, dass die Probanden in der Studie von Klinger und Dawson (2001) durch die Instruktion „Welche Figur ist das beste Mip?" verwirrt gewesen sein könnten, weil auch die nicht prototypischen Figuren zu der Kategorie der „Mips" gehörten. Die Autoren sehen das eigene Design als zuverlässiger an, da hier lediglich danach gefragt wurde, ob die prototypische Figur von den Probanden schon einmal gesehen wurde. Da bisher nur zwei mir bekannte Studien zur Prototypbildung vorliegen, kann die Frage nach den diesbezüglichen Fähigkeiten autistischer Kinder noch nicht abschließend beantwortet werden.

2. Ergebnisse zum Gedächtnis

Hinweise, inwieweit autistische Menschen spontan auf Kategorienwissen zurückgreifen, liefern auch Gedächtnisstudien. Untersuchungen zum Aufbau des Gedächtnisses sind zudem interessant, weil Gedächtnisinhalten im Rahmen der Top-down Verarbeitung eine wichtige Rolle im Wahrnehmungsprozess zukommt.

Auf der einen Seite konnten López und Leekam (2003) zeigen, dass autistische Kinder sensitiv auf ein ***verbales Kontextpriming*** reagieren. Wurde ihnen zuerst ein Kontextwort präsentiert (z.B. „Küche"), zeigten sie den gleichen Vorteil beim Erkennen des zweiten Wortes (z.B. „Krug") und die gleiche Interferenz durch ein nicht zum Kontext passendes Wort (z.B. „Haltestelle") wie eine nicht autistische Kontrollgruppe.

Auf der anderen Seite legen einige Studien nahe, dass autistische Personen inhaltlich zusammenhängende Wörter, die zu der gleichen Kategorie gehören (z.B. Giraffe, Hund etc. als Teil der Kategorie „Tiere"), genau so gut ***memorieren*** können wie zufällig gewählte Wörter (Hermelin & O'Connor 1970; Minshew et al. 1992; Tager-Flusberg 1991; Bowler et al. 1997; 2000; contra: Lopez & Leekam 2003; Ramondo & Milech 1984). Dies zeigt, dass Kategorienwissen möglicherweise spontan weniger aktiviert wird und damit nicht für die Beurteilung der Umweltwahrnehmungen nutzbar wird.

Mottron et al. (2001) fanden, dass autistische Kinder beim ***Wiedererinnern*** von Wörtern gleich stark von semantischen und phonologischen Retrieval-Cues profitieren. Für nicht autistische Kinder war hingegen die semantische Hilfe erfolgreicher. Die Autoren führen dies auf eine Tendenz der autistischen Kinder zurück, eher auf die tieferen als auf die höheren Verarbeitungsprozesse zurückzugreifen.

3. Ergebnisse zu sprachnahen Funktionen

Untersuchungen zum ***semantischen Lexikon*** und seinem Erwerb könnten Auskunft über die Konzeptualisierung gespeicherten Wissens bei Autismus geben. Beim Lernen neuer Wörter assoziieren Kinder im Entwicklungsverlauf ein Wort erst mit einem konkreten Gegenstand (z.B. „Tasse" mit einer speziellen Tasse), dann wird dieser Begriff übergeneralisiert (z.B. auf Flaschen und Krüge) und anschließend nach perzeptuellen und funktionalen Merkmalen korrekt differenziert (Menyuk & Quill 1985, 129f.). In einer Langzeitstudie von Tager-Flusberg et al. (1990) zeigte sich bei autistischen Kindern das gleiche Muster des Spracherwerbs. Autistische Kinder haben demnach kein grundsätzliches Problem, Wortbedeutungen auf andere Exemplare auszuweiten (Tager-Flusberg 1985b). Trotzdem verwenden Menschen mit Autismus beim Sprechen oft ungewöhnliche Wörter, die nicht kontextangemessen erscheinen (Tager-Flusberg 2001). Möglicherweise können solche Sprachprobleme auf den geringeren Drang autistischer Menschen zurückgeführt werden, den Kontext einer Situation in ihre sprachlichen Äußerungen mit einzubeziehen.

Hinweise auf einen geringen Kontextbezug im verbalen Bereich stammen auch von Studien zum ***Textverständnis.*** So führten Norbury und Bishop (2002) eine Untersuchung mit autistischen sowie sprachgestörten und normal entwickelten Vergleichsgruppen durch. Die autistischen Kinder hatten bei diesen Aufgaben signifikant mehr Probleme beim Beantworten von Fragen zum Text als die normal entwickelten Kinder; die klinischen Gruppen unterschieden sich jedoch nicht überzufällig voneinander. Die autistischen Kinder machten häufig Fehler, die davon zeugen, dass der Gesamtzusammenhang des Textes nicht berücksichtigt wurde. Zum Beispiel handelte eine Geschichte von spielenden Kindern am Strand, die auf der Uhr der Strandpromenade entdecken, dass sie schnell nach Hause müssen, weil es schon spät ist. Auf die im Anschluss an die Probanden gerichtete Frage, wo sich diese Uhr befand, antworteten manche autistische Kinder, dass sich die Uhr im Schlafzimmer eines der spielenden Kinder befunden hätte. Dieser Befund entspricht auch Ergebnissen zum Textverständnis von Happé (1994b) und Jolliffe und Baron-Cohen (1999a), die ebenso eher lokal und nicht am globalen Zusammenhang orientierte Antworten autistischer Probanden beobachteten.

Eine Untersuchung von Dennis et al. (2001) zeigt, dass autistische Kinder teilweise Schwierigkeiten bei ***Schlussfolgerungsprozessen*** haben, die eine globale Übersicht über eine Reihe komplexer Informationen verlangen. So wurde den Probanden beispielsweise gesagt: „Es war warm, deshalb ging Kim ins Schwimmbad. Sie war wütend, als sie dort nicht schwimmen konnte“. Zur Begründung warum Kim wütend war standen den Probanden korrekte (z.B. die Badesachen liegen noch zu Hause) und falsche Bilder (z.B. schwimmende Kinder) zur Auswahl. Die neunjährigen autistischen Kinder machten an dieser Stelle mehr Fehler als die Kontrollgruppen normal entwickelter Kinder. Fraglich bleibt allerdings, ob diese Ergebnisse auf Schwierigkeiten beim globalen Überblicken verschiedener Informationen oder eher auf Probleme in der sozialen Kognition zurückzuführen sind.

Eine weitere Form von sprachnahen Experimenten zeigt, dass autistische Menschen auch beim Lesen Schwierigkeiten bei der Berücksichtigung des Kontextes haben. Untersuchungen mit ***Homographen*** (z. B. englisch „tear” – „Träne” oder „Riss”), bei denen die richtige Aussprache des Wortes beim Lesen aus dem Satzzusammenhang erschlossen werden muss, zeigen, dass autistische Kinder die häufiger vorkommende Aussprache wählen, obwohl sie nicht in den Kontext passt (Frith & Snowling 1983; Snowling & Frith 1986; Happé 1997; Jolliffe & Baron-Cohen 1999b; López & Leekam 2003). Wurden die Probanden aber darauf hingewiesen, auf die Bedeutung des Satzes zu achten, sprachen sie die Worte richtig aus (Snowling & Frith 1986).

4. Ergebnisse zur Objekterkennung

Ähnliche Prozesse lassen sich auch im Bereich der Objekterkennung mit weniger sprachlich orientierten Aufgaben beobachten. Zum Beispiel konnten autistische Kinder ein ***Puzzle*** gleich schnell lösen, egal ob es mit dem Bild nach oben oder nach unten lag (Frith 1989). Nicht autistische Kinder orientierten sich am bedeutungsvollen Gesamtbild des Puzzles, während autistische Kinder diese Ebene nicht miteinbezogen, sondern sich am Umriss der Puzzleteile orientierten. Einschränkend ist allerdings anzumerken, dass Frith (1989) kaum Ausführungen zur Methodik dieser Untersuchung macht. Kehrer und Morcher (1987) fanden, dass Menschen mit Autismus überdurchschnittlich gut abschnitten, wenn auf dem Kopf stehende Gesichter und Wörter erkannt werden sollten. Dies kann als geringere Irritation interpretiert werden, wenn ein bekannter Stimulus sich außerhalb seines normalen Bedeutungskontextes befindet.

Intelligenzprofile autistischer Menschen zeigen bei hohen Leistungen im einzelheitlichen Bereich teilweise Schwächen in Bereichen, wo eine Einzelinformation in ihrem Kontext gesehen werden muss. Beispiele hierfür sind das Ordnen von Bildern, um eine kohärente Geschichte zu erzählen oder Fragen, die das allgemeine Verständnis betreffen und eine Einordnung von Faktenwissen in einen größeren Bedeutungszusammenhang erfordern (z.B. Rühl et al. 1995; Rumsey & Hamburger 1988; Ehlers et al. 1997; Siegel et al. 1996). Diese Probleme scheinen allerdings nicht so universell zu sein wie die Stärken im Mosaik-Test. Außerdem überprüfen viele der hier verwendeten Tests auch die soziale Kognition, die unabhängig von einer schwachen Kohärenz beeinträchtigt sein kann (Happé 1994).

In einer Untersuchung von Jolliffe und Baron-Cohen (2001) sollten die Probanden verschiedene Einzelteile eines Bildes in der Vorstellung mit einer Top-down-Strategie mental zusammenfügen und dieses Objekt benennen. Beispielsweise wurde das Bild eines Pferdekopfes und eines Horns gegeben, welches in der Vorstellung zusammengefügt ein Einhorn ergibt. Die autistische Gruppe hatte mit dieser Aufgabe signifikant mehr Probleme als die nicht autistische Vergleichsgruppe. Dies traf jedoch nicht auf Aufgaben zu, bei denen nur ein Teilstück eines Objekts abgebildet war und der Rest ergänzt werden musste. Beispielsweise war bei einer solchen Aufgabe nur das Vorderstück eines Schlüssels sichtbar und der Gesamtschlüssel musste in der Vorstellung ergänzt werden, um das Objekt richtig benennen zu können. Daraus kann geschlossen werden, dass nur das ***Zusammenfügen von verschiedenen Einzelelementen*** zu einem Ganzen bei Menschen mit Autismus beeinträchtigt zu sein scheint, nicht aber das Ergänzen eines einzelnen Objekts.

Im Bereich des Erkennens von Objekten im Kontext liegt eine Studie zum ***visuellen Kontextpriming*** von López und Leekam (2003) vor. Sie präsentierten autistischen und normal entwickelten Kindern für zwei Sekunden eine Kontextszene (z.B. Küche) und kurz darauf das Bild eines Objekts. Die Objekte unterschieden sich in der Wahrscheinlichkeit mit der sie in diesem Kontext auftauchen (z.B. Toaster oder Schlagzeug). Die Kinder mit Autismus zeigten entgegen der Hypothese der Theorie der schwachen Kohärenz einen normalen Priming-Einfluss des Kontextes und erkannten die im Kontext übereinstimmenden Bilder schneller.

Zusammenfassend kann man für die Ebene der höheren Verarbeitungsprozesse konstatieren, dass die Befunde je nach überprüfter Fähigkeit recht unterschiedlich sind. Es zeichnet sich jedoch eine Tendenz ab, dass Menschen mit Autismus grundsätzlich in der Lage sind, auf bedeutungsvolles gespeichertes Wissen zurückzugreifen und auch eine grundlegende Erwartung über den Kontext eines Objekts entwickeln. Sowohl die Untersuchungen zum Erinnern von zusammenhängendem und unzusammenhängendem Material als auch die Untersuchungen zu den Homographen machen jedoch deutlich, dass auf konzeptuelles Wissen und Kontextinformation spontan weniger zurückgegriffen wird (Übersicht s. Tab. 17).

Tab. 17: Befunde zur höheren Verarbeitungsebene

Psychische Funktion	**Ergebnis bei Menschen mit Autismus**
Kategorienbildung	Normale Fähigkeit zum Bilden von Kategorien nach perzeptuellen und funktionalen Merkmalen
	Unklare Befunde zur Prototypbildung
Gedächtnis	Normales verbales Kontextpriming
	Memorieren und Wiedererinnern weniger nach Bedeutung
Sprachnahe Funktionen	Normale Entwicklung des semantischen Lexikons aber teilweise dem Kontext unangemessene Wortwahl
	Probleme beim Textverständnis und Schlussfolgern
	Homographen werden detailorientiert gelesen
Objekterkennung	Puzzles werden möglicherweise nach Form gelöst
	Auf dem Kopf stehende Bilder werden schneller erkannt
	Probleme beim Ordnen von Bildergeschichten und Einordnen von Faktenwissen
	Probleme beim mentalen Zusammenfügen von Einzelelementen
	Normale Sensitivität auf visuelles Kontextpriming

5.4 Neurologische Befunde

Die Ergebnisse zur Neurologie einer schwachen Kohärenz beziehen sich auf Veränderungen bestimmter Gehirnregionen und der Neuronenkonnektivität. Zusätzlich lassen sich neuronale Netzwerkmodelle betrachten.

Im Kontext der ***Veränderung bestimmter Hirnareale*** vermuten einige Autoren, dass Störungen im Bereich der visuellen Bahnen autistischer Menschen im Zusammenhang mit einer schwachen Kohärenz stehen könnten. So fanden Spencer et al. (2000) und Milne et al. (2002), dass Kinder mit Autismus, wie nach der Theorie der schwachen zentralen Kohärenz erwartet, Schwierigkeiten hatten, die globale Richtung einer sich kohärent bewegenden Gruppe von Punkten vor dem Hintergrund sich zufällig bewegender Punkte auszumachen. Dies gilt als Zeichen einer Störung der dorsalen Verarbeitungsbahn. Pellicano et al. (2005b) konnten zudem eine signifikante Korrelation zwischen dem guten Abschneiden autistischer Kinder beim Embedded-Figures-Test und Schwierigkeiten bei Tests zur dorsalen Verarbeitung nachweisen.

Häufig werden Probleme im Bereich der globalen Verarbeitung auch einer beschädigten rechten Hemisphäre zugeordnet (z.B. Fink et al. 1997; Heinze et al. 1998). Derzeit liegen aber nur vereinzelte Hinweise auf eine derartige Störung bei Autismus vor (McKelvey et al. 1995; Waiter et al. 2005). Die einzige Untersuchung, in welcher der Embedded-Figures-Test in Kombination mit bildgebenden Verfahren bei Personen mit Autismus durchgeführt wurde, zeigt keine rechtshemisphärischen Auffälligkeiten (Ring et al. 1999). Hier wurden stattdessen geringere Aktivitäten im Frontal- und Parietallappen gefunden und mehr Aktivität im Okzipitallappen. Der Mangel an geeigneten Kontrollaufgaben der Studie schränkt die Aussagekraft dieses Ergebnisses allerdings ein (Happé & Frith 2006).

Neben diesen Befunden regionaler Gehirnveränderungen liegen einige Ergebnisse zu einer auffälligen ***Neuronenkonnektivität*** vor, die mit dem Verarbeitungsmuster einer schwachen Kohärenz übereinstimmen könnten. So wurde die Hypothese aufgestellt, dass die Aktivierung von Neuronen bei Autismus nicht synchron erfolgt und damit die Verbindung zwischen verschiedenen Gehirnregionen gestört wird. Dies könnte Probleme erklären, Einzelinformationen miteinander in Verbindung zu bringen (Brock et al. 2002; Just et al. 2004). Unterstützt werden diese Vermutungen von mehreren Befunden zu einer mangelnden Konnektivität bei Autismus (Übersicht s. Belmonte et al. 2004).

Frith (2004) vermutet allerdings eher eine zu große Zahl an Neuronen, die aufgrund eines unzureichenden „Neuronal Prunings“, dem genetisch gesteuerten Absterben von Neuronen, besteht. Die große Menge an Neuronen führt nach diesem Modell zu „falschen“ Verbindungen und einer zu geringen Ausprägung funktioneller Neuronenverbindungen. Dies wiederum verhindert die adäquate Zusammenarbeit verschiedener Gehirnregionen und insbesondere die Top-down-Regulation der Verarbeitungsprozesse. Friths (2004) Überlegung stimmt mit Befunden einer überdurchschnittlichen Menge an Neuronen (s. Kap. I 2, Übersicht s. Courchesne 2004) und den folgend dargestellten Computernetzwerkmodellen zur zentralen Kohärenz überein.

Mit Hilfe solcher ***Netzwerkmodelle*** kann ein Output einer detailorientierten und wenig generalisierenden Verarbeitung durch Computer simuliert und das Netzwerk entsprechend diesem Output manipuliert werden. Cohen (1994) und McClelland (2000) entwarfen jeweils Modelle in denen eine Hyperspezifität und geringe Generalisierung eintreffender Informationen durch zu viele Neuronenverbindungen erreicht wurde. Andere Modelle setzten extrem hohe Schwellenwerte zur Aktivierung von Neuronen ein (O’Loughlin & Thagard 2000; Gustafsson 1997). Dies erlaubt den vorsichtigen Rückschluss, dass auch die Neuronennetzwerke im Gehirn autistischer Menschen nach diesen Prinzipien aufgebaut sein könnten.

Insgesamt betrachtet wird die Theorie der schwachen zentralen Kohärenz von einigen Untersuchungen zur Neurologie unterstützt (Übersicht s. Tab. 18). Eine eindeutige Klärung der Frage nach der physiologischen Grundlage des autistischen Wahrnehmungsstils scheint aber noch in ferner Zukunft zu liegen. Im folgenden Kapitel werden die Befunde zur Informationsverarbeitung autistischer Menschen zusammengefasst.

Tab. 18: Befunde zur Neurologie und schwacher Kohärenz

Untersuchungsgegenstand	Ergebnis bei Menschen mit Autismus
Hirnareale	Veränderungen möglicherweise in der rechten Hemisphäre, der dorsalen Bahn, Frontal- und Parietallappen und dem Okzipitallappen
Neuronenkonnektivität	Möglicherweise mangelnde Konnektivität aufgrund zu großer Zahl an Neuronen
Netzwerkmodelle	Detailorientierter und wenig generalisierender Output durch zu große Zahl an Neuronen und hohe Schwellenwerte

5.5 Zusammenfassung zum Stand der Forschung

Die visuelle Informationsverarbeitung autistischer Menschen kann auf der Grundlage der diskutierten Befunde spezifiziert werden. Dazu erfolgt als erstes eine Übersicht über den aktuellen Forschungsstand. Dies ermöglicht dann die Beschreibung der Neuerungen, die Happé & Frith (2006) im Jahr 2006 an der Theorie der schwachen Kohärenz vorgenommen haben. Die neue Theorie der schwachen Kohärenz wird allerdings durch eine grundsätzliche Alternativerklärung der Forschungslage von Mottron et al. (2006) herausgefordert. Diese neuen Impulse bergen die Chance, die Theorie der schwachen Kohärenz erheblich zu erweitern.

1. Übersicht über aktuellen Forschungsstand

Die folgende Graphik (s. Abb. 12) beschreibt die Untersuchungsergebnisse zur zentralen Kohärenz autistischer Menschen vor dem Hintergrund der beschriebenen Ebenen der Informationsverarbeitung.

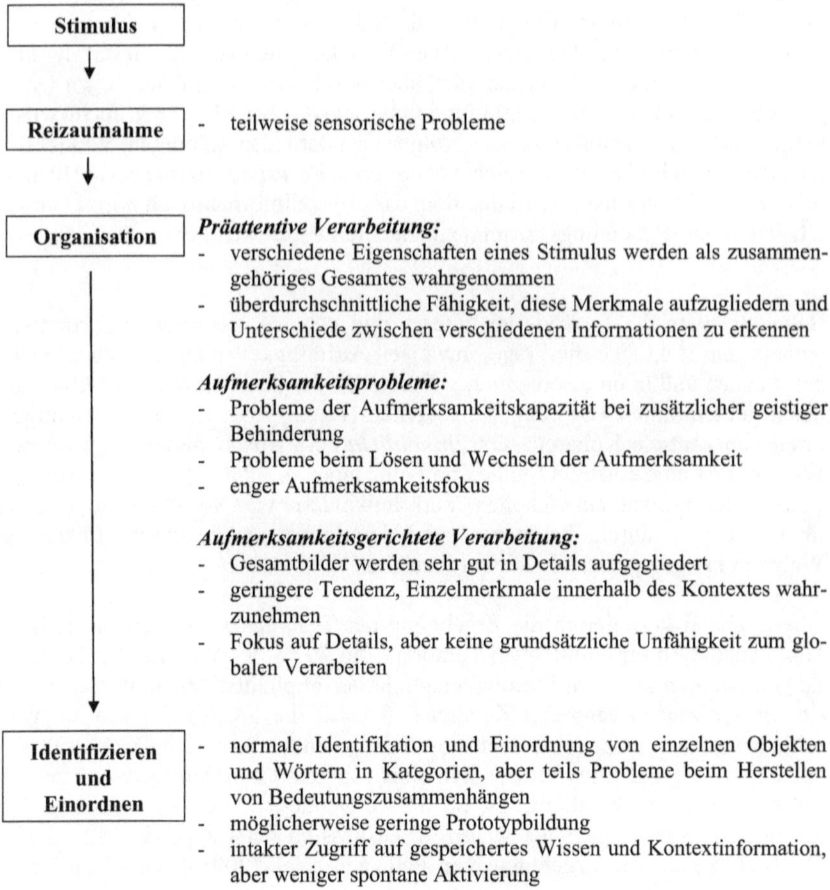

Abb. 12: Zusammenfassung zum Stand der Forschung

Für die Ebene der ***tieferen Verarbeitung*** (Reizaufnahme und Wahrnehmungsorganisation) ist festzuhalten, dass Gesamtbilder von Menschen mit Autismus sehr gut in Details aufgegliedert werden, aber keine Unfähigkeit zur globalen Verarbeitung besteht. Letzteres ist zu betonen, da das Konzept einer schwachen Kohärenz hierdurch eine ***Abgrenzung zu anderen visuellen Störungen*** erfährt. Die Ergebnisse machen deutlich, dass bei einer schwachen Kohärenz im Gegensatz zu einer optischen Agnosie (Lurija 1992) keine ernsthaften Schwierigkeiten bestehen, einzelne visuelle Merkmale zu einer kohärenten inneren Repräsentation von Objekten zusammenzufügen. Weiter ist schwache Kohärenz von der Feldunabhängigkeit abzugrenzen, der willentlichen Lösung vom Einfluss der Gestalt und der Zergliederung von Ganzheiten in ihre Einzelmerkmale (Happé & Frith 2006). Menschen mit Feldunabhängigkeit profitieren von ihrer zusätzlichen Fähigkeit, sich von der Gestalt lösen zu können, verarbeiten Informationen aber normalerweise holistisch. Im Gegensatz dazu scheint die Detailorientierung autistischer Menschen nicht willentlich oder ausnahmsweise zu erfolgen, sondern den ständigen Verarbeitungsansatz zu bilden. Im Bereich der ***höheren Verarbeitungsprozesse*** (Identifizieren und Einordnen) wird deutlich, dass Einzelinformationen normal verarbeitet, aber Bedeutungszusammenhänge teilweise weniger berücksichtigt werden.

Betrachtet man die Befunde zu tieferen und höheren Verarbeitungsprozessen gemeinsam, stellt sich die Frage, inwieweit Auffälligkeiten auf den verschiedenen Ebenen und in unterschiedlichen Bereichen der Wahrnehmung wirklich auf einen gemeinsamen Ursprung zurückgehen (Frith 1989). Zu dieser wichtigen Frage, ob zentrale Kohärenz ein ***einheitliches Konstrukt*** bildet, liegt meines Wissens erst eine einzelne Studie von Pellicano et al. (2005a) vor. Die Autoren führten mit normal entwickelten Vorschulkindern vier verschiedene visuell-räumliche Tests durch, die überwiegend Verarbeitungsprozessen der Ebene der Wahrnehmungsorganisation zuzuordnen sind.

Überraschend korrelierten die Ergebnisse der Tests kaum untereinander. Eine Faktorenanalyse ermittelte zwei Faktoren, die 70 % der Varianz der Testleistungen erklären konnten. Dies widerspricht der impliziten Annahme der Theorie der schwachen zentralen Kohärenz, wonach die lokalen Stärken bei verschiedenen Tests einem einzelnen zugrunde liegenden kognitiven Mechanismus zuzuschreiben sind. Dies hätte sich in einem singulären Erklärungsfaktor zeigen müssen. Offen bleibt allerdings, ob die verwendeten Tests zur Messung der zentralen Kohärenz geeignet waren (s. Diskussion bei Happé & Frith 2006). Dennoch weisen die Ergebnisse von Pellicano et al. (2005a) darauf hin, dass angesichts der Komplexität der menschlichen Informationsverarbeitung die verschiedenen Bereiche der zentralen Kohärenz sehr differenziert betrachtet werden müssen.

2. Neuerungen der Theorie der schwachen Kohärenz

Die über die Jahre hinweg gesammelten Befunde zu einer schwachen Kohärenz bei autistischen Menschen haben 17 Jahre nach ihrer ersten Publikation zu einer Überarbeitung der Theorie durch Happé und Frith (2006) geführt. Dabei wurde die frühe Annahme bestätigt, dass lokale Stärken auf verschiedenen Ebenen der Informationsverarbeitung ein zuverlässiges Kennzeichnen des Autismus sind. Happé und Frith (2006) distanzierten sich aufgrund des neuen Forschungsstands jedoch von ihrer ursprünglichen These globaler Verarbeitungsdefizite.

„There is a strong and growing body of evidence that people with ASD are characterised by superior performance on tasks requiring detail-focused processing. Whether this superiority is achieved at the cost of normal global processing is less clear, and the weak coherence account has moved towards an emphasis on superiority in local processing rather than deficit in global processing. It has also become clear, that people with ASD can process globally for meaning when explicitly required to do so, leading to the notion of a processing bias for local over global levels of information, best tapped by open-ended tasks." (Happé & Frith 2006, 21)

Die jetzt vertretene Hypothese von ***lokalen Stärken*** und einer ***intakten globalen Verarbeitung*** bei Autismus wurde angesichts der deutlichen Richtung der Studienergebnisse zu einem früheren Zeitpunkt auch schon von anderen Autoren (Mottron et al. 2003; Müller 2002; Müller & Nußbeck 2005; 2006) vertreten.

Als das eigentlich Innovative an der Neufassung der Theorie der schwachen Kohärenz erscheint die These eines am Detail orientierten ***„processing bias"*** autistischer Menschen. Ins Deutsche übersetzt steht „bias" für eine Art Voreingenommenheit oder Vorliebe (Weiß 1990). Der Begriff des „bias" entspricht damit weitgehend dem in der deutschen Autismusforschung eingeführten Begriff des ***„Vorzugs"***, der in der vorliegenden Arbeit beibehalten wird (Müller 2002; Müller & Nußbeck 2005; 2006). Happé und Frith (2006) veranschaulichen den Begriff durch Beispiele:

„() The person with strong coherence can, by an effort of will, turn their attention to details such as remembering unconnected facts for an exam, just as the person with weak coherence can, if really required to, extract the gist of a long speech." (Happé & Frith 2006, 15f.)

Ein „local bias" meint also eine detailorientierte Grundeinstellung der Wahrnehmung, die bei Bedarf auch in einen globalen Verarbeitungsmodus wechseln kann. Die Hypothese eines solchen lokalen Vorzugs bei intakter globaler Verarbeitung wurde nach meinen Recherchen zuvor schon vereinzelt in der englisch- (Mottron et al. 2003) und deutschsprachigen (Müller 2002; Müller & Nußbeck 2005; 2006) Literatur diskutiert. Auch mit dem Eingang in die Theorie der schwachen Kohärenz bleibt das Konzept eines Wahrnehmungsvorzugs jedoch weiter unklar und bedarf der systematischen Herleitung und empirischen Überprüfung.

Zusammenfassend wurde die Theorie der schwachen zentralen Kohärenz von Happé und Frith (2006) hinsichtlich der Annahme eines Wahrnehmungsvorzugs gegenüber lokalen Details statt eines globalen Wahrnehmungsdefizits modifiziert (Übersicht s. Abb. 13). Weiterhin wird von Stärken bei der Detailverarbeitung ausgegangen.

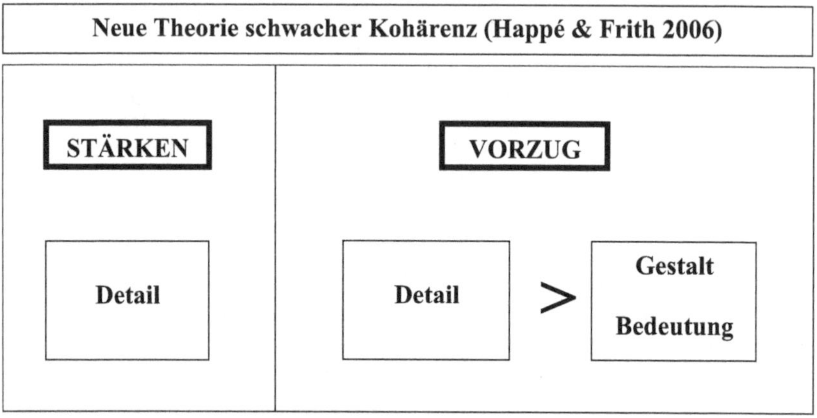

Abb. 13: Neue Theorie der schwachen Kohärenz (Happé & Frith 2006)

An dieser Stelle wird die Theorie der schwachen Kohärenz jedoch von Mottron et al. (2006) herausgefordert, die den Forschungsstand zur zentralen Kohärenz grundsätzlich anders erklären. Im Sinne einer weiteren Verbesserung der Theorie der schwachen Kohärenz müssen diese Alternativerklärungen berücksichtigt werden.

3. Schwache Kohärenz oder perzeptuelle Stärke?

Die Forschergruppe um Mottron (Mottron & Burack 2001; Mottron et al. 2006) erklärt den bisherigen Forschungsstand zur zentralen Kohärenz mit einer besonderen ***perzeptuellen Stärke*** („Enhanced perceptual functioning“) in der Informationsverarbeitung autistischer Menschen. Eine solche herausragende Verarbeitung perzeptueller Merkmale von Informationen sei die eigentliche Grundlage für die Studienergebnisse zur schwachen zentralen Kohärenz. Mottron et al's (2006) Modell ist allerdings noch wesentlich weniger ausgearbeitet und erforscht als die Theorie der schwachen Kohärenz. Erste Hypothesen wurden im Jahr 2001 (Mottron & Burack 2001) vorgestellt und im Jahr 2006 (Mottron et al. 2006) überarbeitet. Trotz der interessanten Vorschläge gewinnt das Modell einer perzeptuellen Stärke erst langsam an Einfluss in der Autismusforschung.

Mottron et al. (2006) betonen vor allem die Befunde zur intakten holistischen Wahrnehmung autistischer Menschen auf der Ebene der Wahrnehmungsorganisation. Sie werten diese als Zeichen, dass das eigentliche Problem autistischer Menschen nicht in den Gegenpolen „Lokal vs. Global“ liegt, sondern stellen stattdessen die „perzeptuelle vs. konzeptuelle“ Verarbeitung in den Vordergrund. Die Autoren postulieren hier eine generelle Überrepräsentation perzeptueller Bottom-up-Prozesse gegenüber konzeptuellen, bedeutungsgeleiteten Top-down-Prozessen (Übersicht s. Abb. 14). Während sich nicht autistische Menschen bei komplexen kognitiven Aufgaben Top-down-Prozessen nicht entziehen könnten („mandatory", Mottron et al. 2006, 39), seien sie für Personen mit Autismus nur fakultativ. Bei Aufgaben, die auch auf Grundlage einer sehr guten Bottom-up-Verarbeitung gelöst werden könnten, griffen Menschen mit Autismus demnach nicht auf höhere kognitive Prozesse zurück.

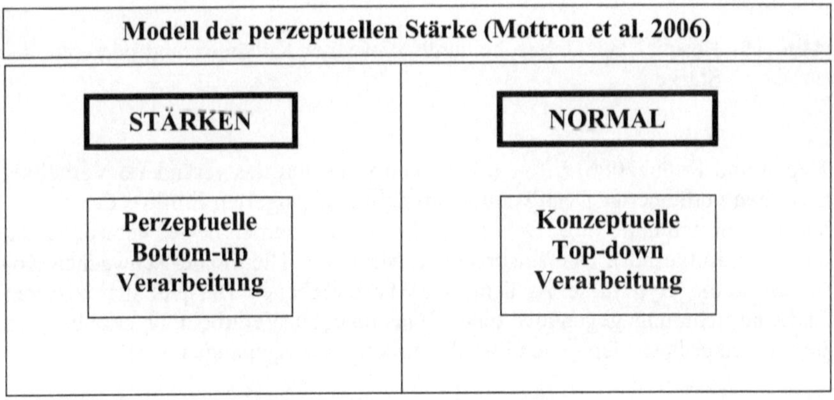

Abb. 14: Konzeption des Modells der perzeptuellen Stärke (Mottron et al. 2006)

Das Modell perzeptueller Stärke und die Theorie der schwachen Kohärenz weisen damit viele Gemeinsamkeiten aber auch einige ***Unterscheidungsmerkmale*** auf: So gehen Mottron et al. (2006) davon aus, dass autistische Menschen bei *allen* perzeptuellen Bottom-up-Prozessen (z.B. Wahrnehmung von Details, Gestalt, Eigenschaften von Tönen) überdurchschnittliche Fähigkeiten zeigen, unabhängig von einer fehlenden Balance zwischen detailorientierten und holistischen Aspekten. Man könnte also auch anzunehmen, dass die Farbe eines blauen Schlüssels (s. Abb. 15), als ein perzeptuelles Merkmal, von Menschen mit Autismus besser verarbeitet wird als seine konzeptuelle Bedeutung (z.B. Funktion: Öffnen einer Tür).

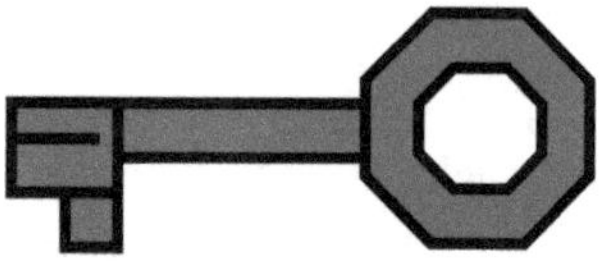

Abb. 15: Beispiel zur Unterscheidung schwacher Kohärenz und perzeptueller Stärke

Happé und Frith (2006) betonen hingegen weiterhin das veränderte Verhältnis zwischen verbesserter Detailwahrnehmung und geringerem Einfluss der holistischen Wahrnehmung (z.B. Details des Schlüssels werden besser verarbeitet als seine Gesamtgestalt). Dementsprechend würde die Theorie der schwachen Kohärenz keine Hypothese zu dem oben beschriebenen Beispiel der besseren Farbwahrnehmung gegenüber einer konzeptuellen Verarbeitung erlauben, da nur von einer besonders guten Detailverarbeitung ausgegangen wird.

Mottron et al. (2006) grenzen sich von der Theorie der schwachen Kohärenz weiter durch die Verwerfung der Annahme eines „kognitiven Stils" (Frith & Happé 2006) bei Autismus ab. Sie halten diesen Begriff für zu schwach und unspezifisch für die kognitiven Veränderungen bei Menschen mit Autismus. Entgegen einzelnen früheren Überlegungen zu einem möglichen Wahrnehmungsvorzug (Mottron et al. 2003) wird in der aktuellen Beschreibung der Theorie der perzeptuellen Stärke auch das Konzept eines Wahrnehmungsvorzugs nicht weiter berücksichtigt. Damit ergeben sich die in Tabelle 19 dargestellten Übereinstimmungen und Unterschiede zwischen der Theorie der schwachen Kohärenz und dem Modell einer perzeptuellen Stärke.

Tab. 19: Vergleich zwischen der überarbeiteten Theorie der schwachen Kohärenz und dem Modell der perzeptuellen Stärke

Schwache Kohärenz		**Perzeptuelle Stärke**
Normale holistische und konzeptuelle Verarbeitung	=	Normale holistische und konzeptuelle Verarbeitung
Stärken bei Detailverarbeitung gegenüber holistischer und konzeptueller Verarbeitung	≠	Stärken bei allen perzeptuellen gegenüber konzeptuellen Prozessen
Vorzug von Details vor Gestalt und konzeptuellen Informationen	≠	Keine Aussage zu Vorzug

Im Folgenden soll diskutiert werden, welche Konsequenzen die Überarbeitung der Theorie der schwachen Kohärenz und die Widersprüche zum Modell der perzeptuellen Stärke für die weitere Erforschung der zentralen Kohärenz haben.

3. Konsequenzen für Hypothesen zur schwachen Kohärenz

Die obigen Erläuterungen zeigen zum einen, dass die überarbeitete Theorie der schwachen Kohärenz mit dem Konzept eines Wahrnehmungsvorzugs eine Hypothese einbezieht, die bisher empirisch noch kaum überprüft wurde. Zum anderen wird deutlich, dass die Theorie durch das Alternativmodell der perzeptuellen Stärke an zentraler Stelle herausgefordert wird. Hieraus ergeben sich zwei Arbeitsschwerpunkte für die vorliegende Arbeit.

Als ***erste Fragestellung*** ist festzuhalten:

1. Hält die neue Annahme eines ***Wahrnehmungsvorzugs*** der überarbeiteten Theorie der schwachen Kohärenz (Happé & Frith 2006) einer empirischen Überprüfung stand?

Der Schwerpunkt der ersten Fragestellung liegt also auf der empirischen Evaluation der neuen These eines Wahrnehmungsvorzugs der Theorie der schwachen Kohärenz.

Die ***zweite Fragestellung*** ergibt sich aus einem Widerspruch zwischen der Theorie der schwachen Kohärenz und dem Modell der perzeptuellen Stärke. Während Happé und Frith (2006) davon ausgehen, dass sich Menschen mit Autismus nur an Details (Happé & Frith 2006) orientieren, postulieren Mottron et al. 2006 eine Ausrichtung an verschiedensten perzeptuellen Merkmalen visueller Informationen. Als zweiter Schwerpunkt der Arbeit kann daher festgehalten werden:

2. Sollte die Theorie der schwachen Kohärenz nur von einem Vorzug von Details oder einem ***Vorzug verschiedener perzeptueller Merkmale*** gegenüber konzeptuellen Merkmalen ausgehen?

Aus den beiden Fragestellungen ergibt sich die Perspektive, dass einerseits eine neue These der überarbeiteten Theorie der schwachen Kohärenz empirisch überprüft wird und gleichzeitig Annahmen von Mottron et al. (2006) in die Theorie der schwachen Kohärenz integriert werden können. Die Verbindung der beiden Fragestellungen zum Wahrnehmungsvorzug und der perzeptuellen vs. konzeptuellen Verarbeitung lassen sich daher in folgender ***neuen allgemeinen Hypothese*** zusammenfassen:

Menschen mit Autismus ziehen spontan eine perzeptuelle gegenüber einer bedeutungsgeleiteten konzeptuellen Verarbeitung vor.

Diese Hypothese eines spontanen perzeptuellen statt konzeptuellen Vorzugs bei Autismus wurde nach meinen Recherchen bisher noch nicht vertreten. Sie bildet die Grundlage des empirischen Teils der vorliegenden Arbeit und bedarf daher im Folgenden einer ausführlichen theoretischen Herleitung. Erst auf dieser Basis kann die experimentelle Überprüfung konkreter Einzelhypothesen erfolgen (Kap. II-III).

6. Herleitung der Hypothese eines perzeptuellen Vorzugs

Um die der Arbeit zugrunde liegende Hypothese eines perzeptuellen Wahrnehmungsvorzugs bei Kindern mit Autismus theoretisch zu begründen, gilt es als erstes die hierfür zentralen Begrifflichkeiten zu klären. Zu diesen zählt das Konzept des „Wahrnehmungsvorzugs“, das bei Happé und Frith (2006) eher vage bleibt. Es kann im Folgenden gezeigt werden, dass die Annahme eines vorgezogenen Verarbeitungsstils („Präferenzparadigma“) der Befundlage zur autistischen Informationsverarbeitung eher entspricht als das Konzept kognitiver Stärken und Schwächen („Stärke-Defizit-Paradigma“). Des Weiteren muss geklärt werden, was genau unter einer „perzeptuellen“ und einer „konzeptuellen Verarbeitung“ verstanden wird. In diesem Kontext werden exakte perzeptuelle und konzeptuelle Merkmale visueller Informationen definiert.

Auf Grundlage dieser Begriffsklärung können dann aus der bestehenden Literatur Hypothesen für autistische und nicht autistische Kinder abgeleitet werden. Da in der vorliegenden Untersuchung Kinder im Alter zwischen 7 und 16 Jahren untersucht werden sollen, müssen als erstes entwicklungspsychologische Studien zum Verhältnis zwischen einem perzeptuellen und einem konzeptuellen Verarbeitungsstil betrachtet werden. Es ist dabei zu klären, ob im Entwicklungsverlauf ein Wechsel des Vorzugs zu erwarten ist. Um Hypothesen für autistische Kinder zu generieren, wird anschließend geprüft, welche Autismusstudien erste Informationen über einen perzeptuellen oder konzeptuellen Vorzug geben. Vor dem Hintergrund dieser Befunde lassen sich dann allgemeine Hypothesen zum perzeptuellen oder konzeptuellen Vorzug bei Kindern mit Autismus und Kindern ohne Autismus formulieren.

6.1 Vom Stärke-Defizit- zum Präferenzparadigma

Als erstes ist aufzuzeigen, dass dem derzeitigen Stand der Autismusforschung die Annahme von Stärken und Defiziten in der Wahrnehmung nicht ausreichend gerecht wird. Vielmehr sollte zusätzlich von einer veränderten Wahrnehmungspräferenz autistischer Menschen ausgegangen werden.

Die Theorie der schwachen zentralen Kohärenz wurde von Frith (1989) ursprünglich als ein Modell der kognitiven Stärken und Defizite konzipiert. Happé (1999) leitete eine Erweiterung dieser Annahme ein, als sie konstatierte, dass es sich bei der Wahrnehmung von Menschen mit Autismus weniger um ein generelles Wahrnehmungsdefizit als um einen besonderen Wahrnehmungsstil handelt. Happés Begriff des Wahrnehmungsstils orientierte sich jedoch weiterhin an den kognitiven Fähigkeiten autistischer Menschen. Sie verstand den Wahrnehmungsstil autistischer Menschen als reziprokes Verhältnis lokaler Stärken und globaler Schwächen. Die bis heute verwendeten Versuchsdesigns sind daher in den meisten Fällen auf das Erfassen lokaler und globaler Leistungsfähigkeit ausgerichtet (z.B. mit Experimenten zu Stärken bei visuellen Diskriminationsaufgaben und Schwächen beim Kontexteinbezug). Dieser Forschungsansatz kann als ***Stärke-Defizit-Paradigma*** bezeichnet werden.

Tatsächlich ist die Erforschung der Stärken und Defizite im Bereich der Wahrnehmung von Menschen mit Autismus wichtig und auch nicht zu ersetzen. Genaue Kenntnisse über Kompetenzen und Probleme der Verarbeitung helfen, autistische Verhaltensweisen zu verstehen und können Förderstrategien nahe legen. Das Forschungsprinzip weist jedoch gleichzeitig die erhebliche Einschränkung auf, dass von dem speziellen Leistungsprofil autistischer Menschen nur indirekt auf den im Alltag spontan vorgezogenen Verarbeitungsstil geschlossen werden kann. Dieser indirekte Schluss ergibt sich aus der Annahme, dass im Alltag autistischer Menschen immer der Verarbeitungsstil zum Tragen kommt, der sich in Testsituationen als besser ausgeprägt erwiesen hat. Diese Schlussfolgerung bleibt ohne direkte Überprüfung jedoch aus folgenden Gründen problematisch:

1. Anhand des aktuellen Forschungsstands kann nicht von einer gesicherten Befundlage zum kognitiven Fähigkeitsprofil autistischer Menschen ausgegangen werden. So ist beispielsweise unklar, ob Probleme der globalen Verarbeitung vorliegen oder nicht (s. Kap. I 5.5). Dies lässt auch keine klare Vorhersage über den lokalen oder globalen Vorzug zu.

2. Die Erkenntnisse zu den Wahrnehmungsfähigkeiten autistischer Menschen werden in Laborsituationen erhoben, die wenig Ähnlichkeit mit der alltäglichen Anforderung an die Informationsverarbei-

tung haben (O'Neill & Jones 1997). Versuchssituationen sind meist sehr gut überschaubar, strukturiert und bieten wenig Ablenkung. Die realen Lebensbedingungen autistischer Menschen sind jedoch von großer Unübersichtlichkeit und einer Vielzahl von Reizen geprägt, so dass die Frage besteht, wie sich die im Experiment beobachtete Leistungsfähigkeit im Alltag zeigt. Möglich ist, dass die alltäglichen Bedingungen so stark von der Versuchssituation abweichen, dass die gezeigten Fähigkeiten gar nicht zum Einsatz kommen. Hinweise darauf liefern Praktiker, die berichten, dass autistische Kinder zwar erwiesenermaßen bestimmte Fähigkeiten besitzen, sie diese jedoch gar nicht oder nur zu untypischen Zeitpunkten abrufen. Dies stimmt mit Berichten über Trainings der Theory of Mind überein, bei denen autistische Probanden Trainingsaufgaben in Laborsituationen zwar richtig lösten, diese Kompetenzen im Alltag aber kaum anwendeten (z.B. Ozonoff & Miller 1995; Hadwin et al. 1996).

Die genannten Argumente veranschaulichen die Begrenztheit eines indirekten Schlusses von Stärke-Defizit-Untersuchungen auf den im Alltag vorgezogenen Wahrnehmungsstil autistischer Menschen. Kognitive Stärken lassen zwar eine Dominanz des besser ausgeprägten Verarbeitungsstils vermuten, aber geben keine sichere Antwort auf die Frage des spontanen Vorzugs. Wie kann im Kontext der Autismusforschung mit dieser Problematik umgegangen werden?

Um aussagekräftige Informationen über den Verarbeitungsstil autistischer Menschen zu erhalten, kann von der experimentellen Methodik im Labor nicht abgewichen werden. Das Ziel sollte daher sein, experimentelle Aufgaben zu konstruieren, die möglichst direkte Hinweise darauf geben, welcher Verarbeitungsstil in komplexen Lebenssituationen zum Tragen kommt. Parallel zu den kognitiven Fähigkeiten sollte also der spontan vorgezogene Verarbeitungsstil erforscht werden. Ein solcher Untersuchungsansatz kann als ***Präferenzparadigma*** bezeichnet werden. Unter dem präferierten bzw. vorgezogenen Wahrnehmungsstil wird jener Verarbeitungsmodus verstanden, der spontan und am häufigsten zum Einsatz kommt. Er bildet die „Grundeinstellung" der Wahrnehmung. Um das Konzept eines Wahrnehmungsvorzugs weiter zu verdeutlichen, kann ein fiktives Praxisbeispiel von Müller und Nußbeck (2006) angeführt werden.

> „Ein autistischer Junge spielt mit Spielzeugautos und orientiert sich dabei an den Detailmerkmalen dieser Autos. Er hält sich eines der kleinen Räder vor die Augen und dreht es langsam oder er sortiert alle Autos zusammen, die eine Anhängerkupplung haben. Ein nichtautistischer Junge orientiert sich beim Spiel hingegen an bedeutungsrelevanten Merkmalen der Spielzeugautos, macht Fahrgeräusche und transportiert kleine Dinge mit Auto und Anhänger. In Bezug auf den autistischen Jungen ist dabei interessant, dass er auf die Frage, was man mit einem Auto alles machen kann, durchaus sagen kann, dass man damit fahren und mit dem Anhänger Dinge transportieren kann." (Müller & Nußbeck 2006, 55)

Obwohl der Junge mit Autismus um die bedeutungsvollen Merkmale weiß, zieht er spontan die Beschäftigung mit Details vor. Der detailorientierte Vorzug des autistischen Jungen bedeutet also, dass trotz vorhandener konzeptueller Fertigkeiten die Aufmerksamkeit im Alltag auf üblicherweise als nebensächlich erachteten Details liegt. Einzelheiten erscheinen dem Jungen als „vertrauenswürdigste" Information zur Beurteilung der Umwelt.

Auf dem Weg zur Bildung der Hypothese eines perzeptuellen Vorzugs bei Autismus konnte hiermit gezeigt werden, dass das Modell eines Wahrnehmungsvorzugs gegenüber einem Konzept von Stärken und Defiziten bisher unberücksichtigte Zusatzinformationen bietet. Untersuchungen nach dem Präferenzparadigma können daher erheblich zu einem besseren Verständnis der spontanen Informationsverarbeitung autistischer Menschen beitragen. Neben dem Wahrnehmungsvorzug gilt es im Folgenden zu definieren, was unter einem perzeptuellen und konzeptuellen Verarbeitungsvorzug zu verstehen ist.

6.2 Vorzug einer perzeptuellen oder konzeptuellen Verarbeitung

Die Forschung zur schwachen Kohärenz beschränkt sich bisher weitgehend auf die Untersuchung des Verhältnisses zwischen lokalem Detail und globaler Gesamtreizkonstellation (z.B. Studien zum Mosaiktest). Mottron et al. (2006) vermuten aber eine generelle Stärke der perzeptuellen Lower-Level-Verarbeitung. Dies würde neben dem Vorzug für Details auch einen Vorzug für andere perzeptuelle Merkmale visueller Informationen nahe legen. Bedeutungstragende konzeptuelle Informationsmerkmale würden in diesem Fall vernachlässigt. Um hierzu exakte Hypothesen aufstellen zu können und die Entwicklung geeigneter Experimente zu ermöglichen, muss genau definiert werden, was perzeptuelle und was konzeptuelle Merkmale visueller Informationen sind.

6.2.1 Bestimmung perzeptueller Merkmale visueller Informationen

Perzeptuelle Merkmale visueller Informationen spielen im Verarbeitungsprozess vor allem bei datengeleiteten Bottom-up-Prozessen eine Rolle, bei denen sich an den Informationen aus dem physikalischen Stimulus orientiert wird. Zu den perzeptuellen Merkmalen zählen in Anlehnung an Goldstein (2002, 149f.) zum einen Formmerkmale. Diese können in „Detail", „Globale Form" und „Graphische Ähnlichkeit" gegliedert werden. Das Aussehen von Objekten hängt zum anderen von ihren Reflexionseigenschaften und der Beleuchtung ab. An dieser Stelle spielt das perzeptuelle Merkmal „Farbe" eine zentrale Rolle (Übersicht s. Tab. 20).

Tab. 20: Perzeptuelle Merkmale visueller Informationen

Perzeptuelle Merkmale visueller Informationen			
1. Detail	2. Globale Form	3. Graphische Ähnlichkeit	4. Farbe

Auf weitere Eigenschaften wie die Oberflächentextur (z.B. feine Musterung) wird an dieser Stelle nicht eingegangen, da sie im Rahmen der Untersuchung nur eine untergeordnete Rolle spielen (Goldstein 2002, 150). Die verschiedenen genannten perzeptuellen Merkmale werden im Folgenden einzeln vorgestellt und graphisch operationalisiert. Diese Ausführungen sind die Grundlage für die in Kap. II erfolgende Entwicklung von Experimenten, die sich auf die hier vollzogenen Definitionen perzeptueller und konzeptueller Merkmale beziehen.

1. Bestimmung des perzeptuellen Merkmals „Detail"

Als perzeptuelle Details von Objekten können Merkmale wie Ecken, Konturen, kleine Punkte etc. von Objekten gelten. Im Kontext des Wahrnehmungsmodells von Treisman (1993) lassen sie sich weitgehend mit den Elementarmerkmalen der ersten Verarbeitungsstufe gleichsetzen. Diese lokalen Einheiten werden gemäß der Gestaltgesetze zu globalen Ganzheiten zusammengefügt (Goldstein 2002, 188). Das Merkmal „Detail" wird im Folgenden auf zwei verschiedene Arten graphisch operationalisiert. Im ersten Fall entsprechen in der Abbildung 16 die kleinen Kreise der lokalen Detailinformation. Das holistische Rechteck kann als Ergebnis der Verknüpfung der Details betrachtet werden.

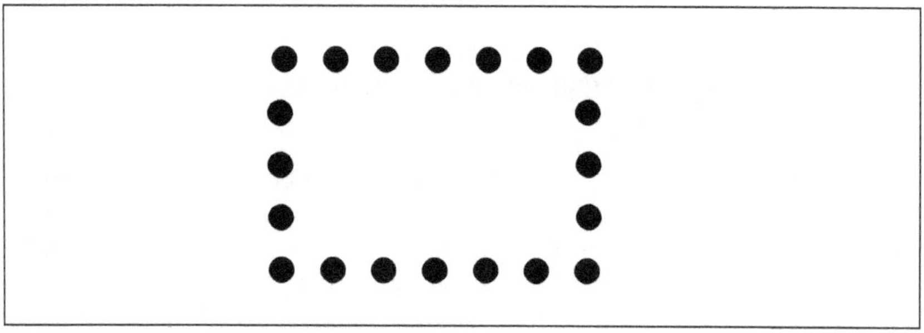

Abb. 16: Beispiel für „Detail" (Kreis) und „Globale Form" (Rechteck)

In Anlehnung an eine Arbeit von Müller und Nußbeck (2006), bei der ebenfalls lokale Einzelheiten graphisch operationalisiert wurden, kann das Merkmal

„Detail“ auch auf eine zweite Weise dargestellt werden. Betrachtet man zwei aufeinander treffende Flächen, kann der Übergang zwischen den Flächen im Detail übereinstimmen oder nicht. Je nach Schnittstelle ergeben sich unterschiedliche Konstellationen von Flächen zueinander. Als ***im Detail richtiger Flächenübergang*** kann der Fall von zwei direkt aneinander anschließenden Flächen gelten (s. Abb. 17).

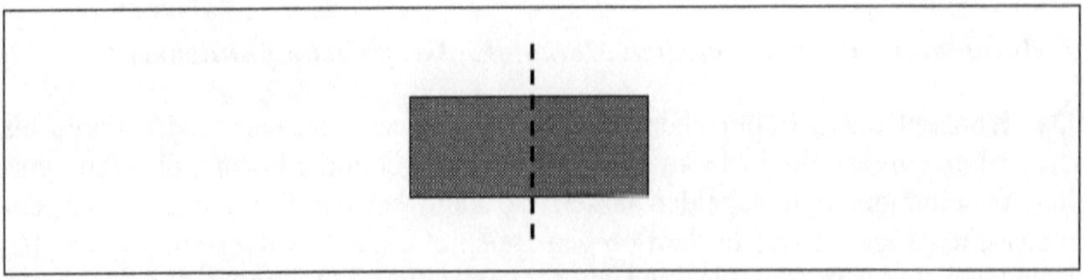

Abb. 17: Beispiel für im Detail richtigen Übergang

Ein ***im Detail falscher Übergang*** berührt die vorhergehende Fläche nur noch teilweise oder gar nicht mehr (s. Abb. 18).

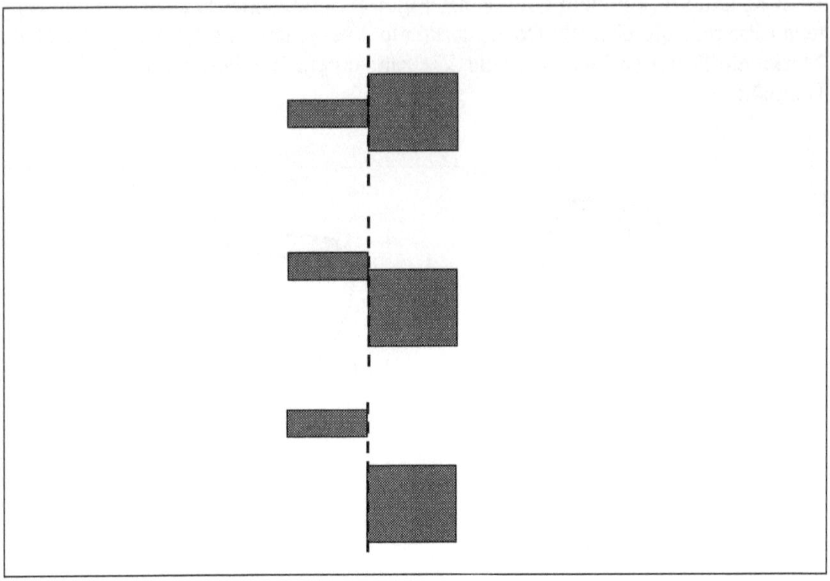

Abb. 18: Beispiele für im Detail falsche Übergänge

2. Bestimmung des perzeptuellen Merkmals „Globale Form“

Das Merkmal „Globale Form“ ist definiert als wahrgenommenes Ergebnis der Verknüpfung verschiedener lokaler Details zu einem großen Ganzen. Die Wahrnehmung der globalen Form geht auf den Prozess des unbewusst ablaufenden Gestaltbildens zurück. In der oben dargestellten Abbildung 15 entspricht das große Rechteck der globalen Form.

3. Bestimmung des perzeptuellen Merkmals „Graphische Ähnlichkeit“

Das Konzept der „Graphischen Ähnlichkeit“ ist schwieriger zu definieren als die bisher vorgestellten Merkmale „Detail“ und „Globale Form“, die sich deutlich voneinander unterscheiden lassen. So kann bei der Betrachtung von geometrischen Figuren wie in dem obigen Beispiel eines aus Kreisen aufgebauten Rechtecks (s. Abb. 16) klar zwischen Details und Merkmalen der „Globalen Form“ unterschieden werden. Es findet sich in dieser Figur jeweils nur *ein* Detailmerkmal und *ein* Merkmal der „Globalen Form“.

Am Bild einer Blume (s. Abb. 19) wird deutlich, dass dies bei der Betrachtung natürlicher Objekte nicht mehr gelingt: Es ist unklar, ob es sich beispielsweise bei dem Blatt um ein Detail handelt oder dies eher der globalen Gesamtform zuzurechnen ist. Auf der anderen Seite ist der globale Gesamteindruck der Blume nicht nur von dem Umriss der Figur geprägt, sondern auch von den Blütenstrukturen, die eher als Detailmerkmale erscheinen. Als Details und globale Merkmale kommen hier also eine Vielzahl unterschiedlicher Eigenschaften in Betracht.

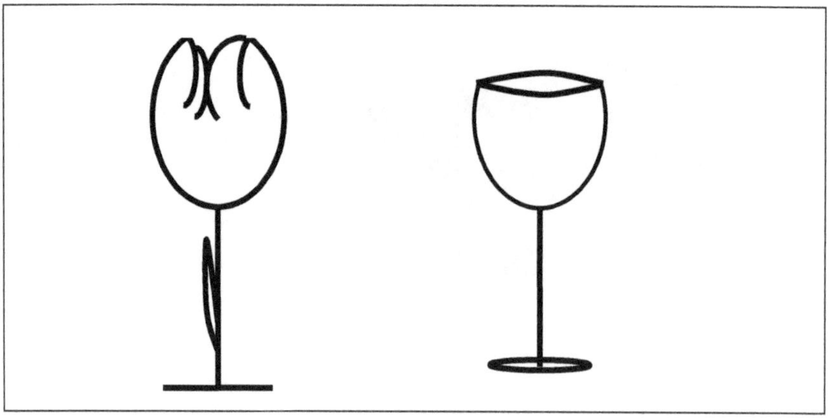

Abb. 19: Beispiel für „Graphische Ähnlichkeit“

Obwohl die genaue Definition lokaler und globaler Merkmale bei komplexen Gegenständen erschwert ist, rufen diese Objekte beim Betrachter einen visuellen Gesamteindruck hervor. Dieser entsteht aus dem Zusammenspiel von Details und der globalen Umrisslinie. Dieser Gesamteindruck wird im Folgenden mit dem Begriff der „Graphischen Ähnlichkeit" beschrieben. In dem dargestellten Beispiel stimmt das Weinglas in der graphischen Ähnlichkeit mit der Blume überein. Diese Ähnlichkeit entsteht durch einen vergleichbaren Umriss und ähnliche Detailinformationen (Ecken, Kanten).

4. Bestimmung des perzeptuellen Merkmals „Farbe"

Farben liefern in der Wahrnehmung zum einen Kontraste, die es ermöglichen, den Vordergrund vom Hintergrund zu unterscheiden. Zum anderen geben sie wichtige Hinweise auf die Geschlossenheit eines Objekts, beispielsweise wenn ein Teil eines Gegenstandes verdeckt ist. Durch die Wahrnehmung von Farben können Objekte deshalb besser unterschieden und wahrgenommene Szenen aufgegliedert werden (Goldstein 2002, 146).

Zusammenfassend gelten „Farbe", „Detail", „Globale Form" und „Graphische Ähnlichkeit" als für diese Untersuchung relevante perzeptuelle Merkmale. Neben den perzeptuellen sind auch konzeptuelle Merkmale zu bestimmen.

6.2.2 Bestimmung konzeptueller Merkmale visueller Informationen

Konzeptuelle Merkmale visueller Informationen spielen vor allem bei der Top-down-Verarbeitung eine Rolle, die sich an bedeutungstragenden inneren Konzepten orientiert. Diese inneren Wissensrepräsentationen beinhalten nur die signifikanten Aspekte eines Ereignisses ohne perzeptuelle Einzelheiten (z.B. Anderson 1996). Als konzeptuelle Merkmale werden unter dem Oberbegriff der „Bedeutung" im Folgenden die Zugehörigkeit verschiedener Informationen zur gleichen Kategorie und der Funktionszusammenhang zwischen verschiedenen Informationen verstanden (Übersicht s. Tab. 21).

Tab. 21: Konzeptuelle Merkmale visueller Informationen

Konzeptuelle Merkmale visueller Informationen („Bedeutung")	
1. Kategorienzugehörigkeit	2. Funktionszusammenhang

1. Bestimmung des konzeptuellen Merkmals „Kategorienzugehörigkeit"

Kategoriensysteme lassen sich, wie in Kap. I 4.2.2 beschrieben, in übergeordnete, basale und untergeordnete Kategorien gliedern. Im Rahmen dieser Untersuchung interessieren vor allem die Bedeutungszusammenhänge zwischen Mitgliedern der gleichen ***Basiskategorie***, da sich diese am besten in gezeichneten Bildern operationalisieren lassen (s. Kap. II).

Elemente einer Basiskategorie sind durch bestimmte Bedeutungsverknüpfungen miteinander verbunden (Rosch et al. 1976; Rosch 1978). So dienen beispielsweise alle Tische dazu, darauf Sachen abzulegen und sich um sie herum zu setzen oder zu stellen. Neben der Ähnlichkeit in der physischen Interaktion mit Elementen einer Basiskategorie haben Rosch und Mitarbeiter (Rosch et al. 1976; Rosch 1978) weiter beobachtet, dass die Mitglieder meist ähnliche Attribute besitzen (z.B. Tische haben üblicherweise eine Tischplatte und Tischbeine) und manchmal ähnlich aussehen. Das ähnliche Aussehen ist allerdings nicht immer gegeben, wie beispielsweise bei der Basiskategorie „Schuh" und den Mitgliedern „Hausschuh" und „Damenschuh" deutlich wird (s. Abb. 20). An dieser Stelle überwiegen die konzeptuellen gemeinsamen Merkmale (z.B. man trägt sie am Fuß, sie schützen vor rauen Oberflächen, man stellt sie in den gleichen Schrank etc.). Das Merkmal „Kategorienzugehörigkeit" steht also für die Zugehörigkeit verschiedener Informationen zur gleichen Basiskategorie.

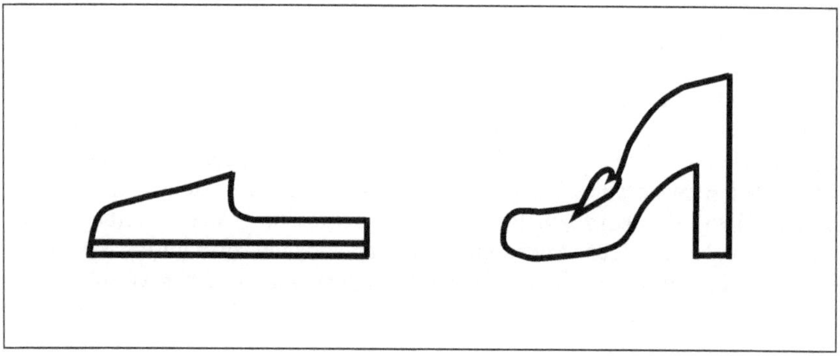

Abb. 20: Beispiel für gemeinsame Kategorienzugehörigkeit

2. Bestimmung des konzeptuellen Merkmals „Funktionszusammenhang"

Das Merkmal „Funktionszusammenhang" kann auf zwei verschiedene Arten operationalisiert werden. Im ersten Fall handelt es sich um ***zwei einzelne Objekte***, die durch einen Funktionszusammenhang miteinander verbunden sind. Im

Kontext dieser Arbeit werden hierbei Objekte betrachtet, die aus unterschiedlichen Basiskategorien stammen. So ist beispielsweise eine Gießkanne mit einer Blume hinsichtlich ihrer Funktion eng verbunden. Durch einen Funktionszusammenhang verbundene Gegenstände werden meistens gleichzeitig benutzt, wobei das eine Element zur Benutzung des Anderen benötigt wird (z.B. die Blume wird mit der Gießkanne gegossen, s. Abb. 21).

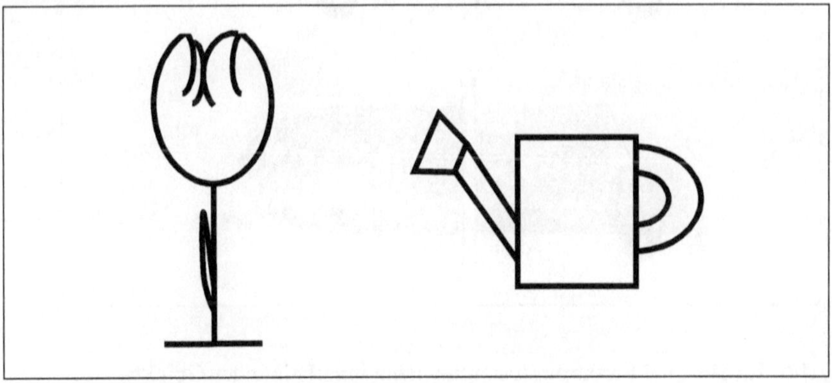

Abb. 21: Beispiel Funktionszusammenhang zwischen verschiedenen Objekten

Nach Müller und Nußbeck (2006) kann ein Funktionszusammenhang jedoch auch zwischen ***Einzelelementen eines Gesamtobjekts*** auftreten. So besteht beispielsweise eine funktionelle Abhängigkeit zwischen dem vorderen und hinteren Teil eines Autos. Am unten abgebildeten Beispiel wird deutlich, dass die Führerkabine funktionell zwar mit dem Hinterteil eines Autos, nicht aber mit einem Fischkopf vereinbar ist (s. Abb. 22).

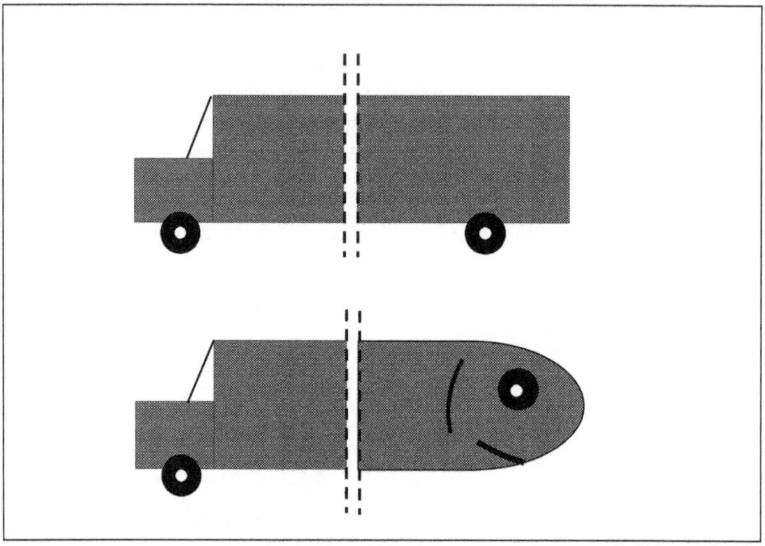

Abb. 22: Beispiel Funktionszusammenhang innerhalb eines Objekts

Zusammenfassend kann festgehalten werden, dass die Merkmale „Kategorienzugehörigkeit" und „Funktionszusammenhang" als konzeptuelle Merkmale das Pendant zu den perzeptuellen Merkmalen „Detail", „Globale Form", „Graphische Ähnlichkeit" und „Farbe" bilden (Übersicht s. Tab. 22).

Tab. 22: Übersicht über perzeptuelle und konzeptuelle Merkmale

Perzeptuelle Merkmale				**Konzeptuelle Merkmale**	
Detail	Globale Form	Graphische Ähnlichkeit	Farbe	Kategorien-zugehörigkeit	Funktions-zusammenhang

Im Folgenden gilt es, Hypothesen zum Vorzug dieser Merkmale im Entwicklungsverlauf von typisch entwickelten Kindern zu generieren. Nur auf diese Weise können später auch abweichende Erwartungen für Kinder mit Autismus beschrieben werden.

6.3 Perzeptuelle und konzeptuelle Merkmale im Entwicklungsverlauf

Grundsätzlich ist zu betonen, dass bei Menschen niemals ein ausschließlich an perzeptuellen oder konzeptuellen Merkmalen orientierter Wahrnehmungsstil besteht. Die Verarbeitung neu eintreffender perzeptueller Informationen wird mit zunehmender Verarbeitungstiefe stets durch bekanntes konzeptuelles Vorwissen beeinflusst. Auf der anderen Seite werden bestehende konzeptuelle Gedächtnisrepräsentationen durch neu eintreffende perzeptuelle Informationen ständig weiter entwickelt (s. Kap. I 4.2). Es können daher auch hinsichtlich der kindlichen Entwicklung nur Akzentverschiebungen und besondere Präferenzen erwartet werden.

Die Säuglingsforschung der vergangenen Jahrzehnte hat gezeigt, dass bereits die frühkindliche Informationsverarbeitung von der aktiven Suche nach Sinnzusammenhängen geprägt ist (z.B. Überblick s. Goswami 2001; Dornes 1993). Dennoch ist offensichtlich, dass die Erfahrungen von Kindern noch nicht das Ausmaß und die Komplexität dieser von Erwachsenen erreicht haben. Man kann daher vermuten, dass die Wahrnehmung kleiner Kinder noch stärker von perzeptuellen Informationsmerkmalen wie der äußeren Erscheinung von Objekten als von konzeptuellen Merkmalen wie der tiefer liegenden Bedeutung geprägt ist. Im Folgenden wird zuerst auf die Erkenntnisse zu den frühen Kompetenzen im Bereich der perzeptuellen und konzeptbasierten Verarbeitung eingegangen, um dann das notwendige Zusammenspiel der beiden Prozesse bei der Entwicklung eines ausgereiften Kategoriensystems zu erläutern.

1. Frühe Kompetenzen perzeptueller und konzeptueller Verarbeitung

Die Fähigkeiten im Bereich der ***perzeptuellen*** Verarbeitung sind schon früh gut ausgeprägt (z.B. Bomba & Siqueland 1983; Younger & Gotlieb 1988). Beispielsweise habituieren Neugeborene schon gegenüber bestimmten visuellen Mustern und dishabituieren wenn sich diese verändern (Slater et al. 1983). Weiter konnte gezeigt werden, dass Babys korrelative Zusammenhänge zwischen Wahrnehmungsmerkmalen von gezeichneten oder auch fotografierten Objekten bemerken und auf dieser Basis Prototypen und Kategorien bilden (Younger & Cohen 1983; Younger 1985; 1990; Eimas & Quinn 1994; Quinn & Eimas 1997). Ähnlich gute Fähigkeiten ergaben auch Studien zum Erkennen von räumlichen Relationen zwischen Objekten sowie quantitativen und kausalen Wahrnehmungs-zusammenhängen (Goswami 2001, 60ff.).

Angesichts dieser Befunde stellt sich die Frage, ab welchem Alter kleine Kinder von perzeptuellen Merkmalen abstrahieren können und bei der Informationsverarbeitung stärker auf ***konzeptuelle*** Merkmale zurückgreifen. Eine Studie von Gelman und Coley (1990) zeigt, dass sich Zweijährige ohne sprachliche Zusatzinformation bei der Beurteilung von Bildkarten noch vorrangig an perzeptuellen Merkmalen orientieren. Die Probanden ordneten perzeptuell atypische Kategorienmitglieder (z.B. Dronte als Mitglied der Vogelfamilie) nur der richtigen konzeptuellen Kategorie zu, wenn sie dabei sprachliche Hinweise auf die richtige Kategorie erhielten (z.B. „Das ist ein Vogel. Macht der Vogel piep piep?“). Drei- und Vierjährige können Schlussfolgerungen über biologische Arten hingegen schon allein auf der Grundlage von konzeptuellem Wissen und ohne sprachliche Unterstützung bewältigen (Gelman & Markman 1986; 1987).

Manche Untersuchungen legen aber auch nahe, dass Kinder schon im Alter von wenigen Monaten verschiedene Objektklassen wie Autos und Tiere voneinander unterscheiden können (z.B. Mandler & McDonough 1993; 1998). Häufig bleibt bei diesen Studien aber unklar, ob die Unterschiede wirklich auf konzeptueller Ebene wahrgenommen werden, denn inhaltlich verschiedene Dinge unterscheiden sich oft auch auf perzeptueller Ebene (z.B. Autos differieren sowohl konzeptuell als auch perzeptuell von Tieren). Aus diesem Grund wurden Untersuchungen mit perzeptuell ähnlichem Material aus unterschiedlichen Oberkategorien durchgeführt (Mandler & McDonough 1993; Pauen 2002). Hier zeigten neun Monate alte Säuglinge die Fähigkeit, Vögel und Flugzeuge nach Bedeutung zu kategorisieren, obwohl die Figuren ähnliche perzeptuelle Formen hatten. Dies kann als Zeichen einer frühen Konzeptorientierung angesehen werden.

2. Entwicklung eines Kategoriensystems

Eines der viel diskutierten Forschungsprobleme ist, wie sich der ***Übergang von perzeptuellen zu konzeptuellen Kategorien*** gestaltet. Diese Frage ist bis heute weitgehend offen (z.B. Überblick s. Mandler 2004). Klare Aussagen werden vor allem durch die strukturelle Kopplung zwischen perzeptuellen und konzeptuellen Merkmalen erschwert. So bedeuten beispielsweise perzeptuell wahrgenommene Flügel auf konzeptueller Ebene, dass das wahrgenommene Objekt fliegen kann. Jones und Smith (1993, 126) gehen daher davon aus, dass die Oberflächenerscheinung – genau wie nichtperzeptuelle Eigenschaften – theoretische Relationen innerhalb und zwischen Wissensbeständen unterstützt. Goswami erscheint beim Übergang von einer perzeptuellen hin zu einer konzeptuellen Orientierung vor allem eine kindliche Sensibilität für kausale Zusammenhänge entscheidend zu sein, durch die ausgehend von perzeptuellen Eigenschaften immer weiter auf die physikalische und psychologische Welt geschlossen wird (Goswami 2001, 88f).

Auch bei der Frage, welche konzeptuelle Kategorienebene ausgehend von perzeptuellen Merkmalen als erstes entwickelt wird, herrscht Uneinigkeit. Die ursprünglichen Arbeiten von Rosch und anderen legen nahe, dass sich die basalen Kategorien bei Kindern vor den übergeordneten Kategorien entwickeln (z.B.

Mervis & Rosch 1981; Goswami 2001, 120 f.). Hierfür spricht die Beobachtung, dass Kinder Objekte meist als erstes auf der Ebene der Basiskategorie benennen. Mittlerweile liegt auf Grund neuer experimenteller Möglichkeiten aber eine große Zahl an Studien vor, die eher dafür spricht, dass innere Repräsentationen zuerst auf der Basis von Oberkategorien gebildet werden (z.B. Mandler et al. 1991; Mandler & McDonough 1993; 1996; Quinn et al. 2001; Younger & Fearing 1999). Einigkeit besteht darüber, dass sich spätestens ab dem Alter von 19 Monaten sowohl basale als auch übergeordnete Kategorien entwickelt haben (z.B. Bauer & Mandler 1989).

Eine wichtige Rolle bei der zunehmend konzeptgeleiteten Verarbeitung spielt auch die sich entwickelnde ***Sprache***. Das Verhältnis von sprachlicher Entwicklung und dem Entstehen von bedeutungshaltigen Repräsentationen ist komplex. Gopnik und Meltzoff (1986; 1992) gehen davon aus, dass konzeptuelles Wissen Kinder dazu anregt, die Aufmerksamkeit auf dazu passende gesprochene Wörter zu lenken. Andersherum kann auch die Verarbeitung sprachlicher Information auf die konzeptuelle Information eines Objekts hinweisen. Sprache scheint also zusätzliche Informationen zu den perzeptuellen Merkmalen zu bieten und eine weitere Differenzierung des Kategoriennetzwerkes zu ermöglichen (Mareschal & Quinn 2001). Im Sinne eines „linguistischen bias" werden Begriffe mit zunehmenden Sprachkenntnissen vermutlich immer mehr nach grammatikalisch-sprachlichen Merkmalen geordnet (Goswami 2001, 128f.). Mit neuen Worten lernen Kinder somit auch immer etwas über die Relationen zwischen verschiedenen Klassen von Objekten (z.B. „Tier" als Etikett für Giraffen, Hunde etc.).

Zusammenfassend wird deutlich, dass den perzeptuellen Merkmalen vor allem in der frühen Kindheit eine gewichtige Rolle bei der Entwicklung eines Kategoriensystems zukommt, wobei mit zunehmendem Alter die konzeptgeleiteten Prozesse an Einfluss gewinnen (Mareschal & Quinn 2001). Diese Entwicklung lässt bei normal entwickelten Kindern einen schnell zunehmenden Vorzug für konzeptuelle und nicht perzeptuelle Merkmale visueller Informationen erwarten. Die Altersgruppe, die in der vorliegenden Studie untersucht werden soll, ist zwischen 7 und 16 Jahren alt. Für normal entwickelte Kinder dieses Alters ist aus entwicklungspsychologischer Sicht zu erwarten, dass sie einen ***deutlichen Vorzug für konzeptuelle Merkmale*** zeigen. Vor diesem Hintergrund der normalen Entwicklung gilt es nun Studien zu betrachten, welche die Herleitung von Hypothesen zum Wahrnehmungsvorzug bei Kindern mit Autismus erlauben.

6.4 Bisherige Erkenntnisse zum perzeptuellen oder konzeptuellen Vorzug bei Autismus

Grundsätzlich ist festzustellen, dass der spontane Wahrnehmungsvorzug in der bisherigen Autismusforschung kaum direkt untersucht wurde. Nach meinen Recherchen liegen nur drei Studien vor, deren Aufgabenstellung eine Vorzugsentscheidung zwischen verschiedenen perzeptuellen und konzeptuellen Merkmalen verlangt (Übersicht s. Tab. 23). Jede dieser Studien zeigt jedoch spezifische Methodikprobleme, so dass ihre Ergebnisse schwer zu interpretieren sind. Da kaum Untersuchungen zum Vorzug vorliegen, müssen auch Studien betrachtet werden, in denen andere Themenfelder untersucht wurden, die aber im weitesten Sinne einen Beitrag zur Hypothesenentwicklung leisten können. So liegen beispielsweise Untersuchungen vor, bei denen die spontane Herangehensweise an Informationen von Probanden getestet wurde. Weiter können Hypothesen zum Vorzug auch aus Untersuchungen abgeleitet werden, die besondere Stärken der Informationsverarbeitung autistischer Kinder erfassen.

Tab. 23: Übersicht über relevante Studien zum Wahrnehmungsvorzug bei Autismus

Untersuchungsgegenstand	Autoren
1. Vorzugsentscheidung	Bormann-Kischkel 1980; Pring & Hermelin 1993; Müller & Nußbeck 2006
2. Spontane Informationsverarbeitung	Mottron & Belleville 1993; Mottron et al. 1999; Booth et al. 2003; Frith & Snowling 1983; Snowling & Frith 1986; Happé 1997; Jolliffe & Baron-Cohen 1999b; López & Leekam 2003
3. Verarbeitungsstärken	Plaisted et al. 1998; O'Riordan et al. 2001; O'Riordan 2004; Plaisted et al. 2003; O'Riordan & Plaisted 2001; Shah & Frith 1993; Happé 1994; Shah & Frith 1983; Jolliffe & Baron-Cohen 1997; Morgan et al. 2003

Nachfolgend werden die einzelnen Studien vorgestellt. Zu beachten ist, dass hier die zugrunde gelegten Definitionen der Untersuchungsvariablen nicht genau mit den oben vorgenommenen Definitionen perzeptueller und konzeptueller Merkmale übereinstimmen. Es ergeben sich daher nur Hinweise zur Hypothesengenerierung für die vorliegende Studie. Die Erkenntnisse werden in Kap. I 6.5 im Rahmen der Formulierung allgemeiner Hypothesen zusammengefasst.

1. Autismusstudien mit einer Vorzugsentscheidung

Als erstes lassen sich drei Studien betrachten, bei denen eine Vorzugsentscheidung zwischen verschiedenen perzeptuellen und konzeptuellen Merkmalen im

Bereich der Bildverarbeitung verlangt wurde. Bei der ersten relevanten Untersuchung handelt es um ein unveröffentlichtes Papier von Bormann-Kischkel (1980). Die Autorin beschreibt darin eine Studie zum Vorzug des Umrisses von Bildern oder deren Bedeutung bei Kindern mit Autismus. Diese Untersuchungsvariablen gleichen den oben definierten Merkmalen „Graphische Ähnlichkeit" und „Kategorienzugehörigkeit". Die Autorin entwickelte eine Präferenzaufgabe, bei der jeweils drei Bildkarten präsentiert wurden, von denen die Probanden zwei einander zuordnen sollten. Bormann-Kischkel (1980, 3) beschreibt die gezeichneten Figuren folgendermaßen:

> „Für 2 Karten waren jeweils wesentliche Umrisslinien identisch (= perzeptuelle Ähnlichkeit), zwei Karten stellten das gleiche Objekt oder Gegenstände aus einer gleichen Kategorie dar, aber in unterschiedlichen Zuständen (= begriffliche Ähnlichkeit) und für die verbleibenden zwei sollte kein beabsichtigter Zusammenhang bestehen (inadäquat)." (Bormann-Kischkel 1980, 3).

Ein Beispiel für dieses Aufgabenprinzip ist das Bild eines geöffneten Regenschirms sowie zwei zur Auswahl stehende Karten eines ähnlich aussehenden Pilzes (Übereinstimmung in perzeptueller Ähnlichkeit) und eines anders aussehenden geschlossenen Schirms (Übereinstimmung in begrifflicher Ähnlichkeit). In Abgrenzung zu der Definition des Merkmals „Graphische Ähnlichkeit" (Kap. I 6.2.1) bezieht sich Bormann-Kischkel (1980) bei ihrem Prinzip der „perzeptuellen Ähnlichkeit" nur auf den Bildumriss. In der obigen Definition wurde hingegen hergeleitet, dass auch Detailelemente ein wesentlicher Bestandteil des Merkmals „Graphische Ähnlichkeit" sind. Das Prinzip der „begrifflichen Ähnlichkeit" zeigt Übereinstimmungen mit dem oben beschriebenen Merkmal „Kategorienzugehörigkeit" (Kap I 6.2.2).

Die Aufgabeninstruktion des Versuchs lautete: „Gib mir zwei Karten, die zusammengehören" (Bormann-Kischkel 1980, 3). Dies ermöglichte entweder die Wahl nach perzeptueller Ähnlichkeit, nach begrifflicher Ähnlichkeit oder eine zufällige Kombination. In einem zweiten Durchgang wurde kontrolliert, ob die Probanden wussten, welche Bilder denselben Namen haben oder mit welchen Objekten man dasselbe machen kann. Bormann-Kischkel (1980) verglich sieben normal begabte autistische Kinder mit einer Gruppe sprachgestörter Kinder und 13 als „retardiert" eingestufte autistische Kinder mit geistig behinderten Kindern ohne Autismus.

Die autistischen, durchschnittlich intelligenten Kinder wählten öfter, aber nicht signifikant häufiger, die figural ähnlichen Abbildungen ($p = .051$) und signifikant seltener die inhaltlich übereinstimmenden Bilder ($p = .014$). Dennoch konnten sie die Bilder im zweiten Durchgang inhaltlich richtig zuordnen, so dass nicht von einem generellen Verständnisdefizit ausgegangen werden konnte. Für die retardierten Versuchsgruppen ergaben sich keine Unterschiede. Dies wurde darauf zurückgeführt, dass diese Kinder die Karten nur gemäß ihrer Lage im Raum und ohne Rücksicht auf das dargestellte Bild zuordneten. Bormann-Kischkel (1980) kommt zu dem Schluss, dass autistische Kinder beim Betrachten von Bildern spontan eher den Umriss als die Bedeutung beachten. Diese Interpretation wird allerdings durch die geringe Zahl von sieben autistischen Probanden mit durchschnittlicher Intelligenz und die nicht signifikante Abweichung bei der Wahl der perzeptuell ähnlichen Bilder eingeschränkt.

Die zweite wichtige Studie zum Wahrnehmungsvorzug stammt von Pring und Hermelin (1993). Auch diese Autorinnen setzten sich mit der Thematik des Vorzugs von Bildeigenschaften auseinander. Ihr Fokus lag allerdings auf der Erforschung von Savant-Begabungen, so dass nur sechs von zehn Probanden der klinischen Versuchsgruppe als autistisch galten. Die Autorinnen setzten ein Präferenzdesign mit jeweils drei Karten ein, die sie in ähnlicher Form wie Bormann-Kischkel (1980) präsentierten. Die Zeichnungen wurden entweder als visuell-strukturell oder als semantisch aufeinander bezogen beschrieben. Das Merkmal „visuell-strukturelle Ähnlichkeit“ wird von den Autorinnen nicht weiter erklärt. Das in dem Artikel abgebildete Versuchsmaterial der Untersuchung deutet aber darauf hin, dass visuell-strukturelle Ähnlichkeit der Definition des Merkmals „Graphische Ähnlichkeit“ (Kap. I 6.2.1) in der vorliegenden Arbeit gleicht. Allerdings scheint sich „visuell-strukturell“ wiederum nur auf den Umriss, aber nicht auf die Detailinformationen zu beziehen. Die semantisch zusammenhängenden Objekte waren meist Mitglieder der gleichen Oberkategorie (z.B. Instrumente: Klavier und Banjo), so dass hier ein Unterschied zu dem oben definierten Merkmal „Kategorienzugehörigkeit“ (Kap. I 6.2.2) festzustellen ist, bei dem Objekte der gleichen Basiskategorie angehören. Die Versuchsleiter fragten ihre Probanden, zu welcher der beiden oberen Karten die untere Karte am besten passte.

Zehn graphisch talentierte Erwachsene mit geistiger Behinderung (sog. „Savants“), zogen ebenso wie eine Kontrollgruppe nicht behinderter graphisch talentierter Personen das Sortieren der Karten nach semantischen Merkmalen vor. Einige behinderte Probanden präferierten jedoch durchgehend die perzeptuellen Ähnlichkeiten. Die Studie ist vor allem aufgrund des verwendeten Versuchsdesigns interessant. Angesichts der geringen Probandenzahl, einer möglichen Konfundierung durch eine geistige Behinderung der Teilnehmer sowie der Begrenzung auf graphisch talentierte Personen gibt sie nur bedingt Aufschluss über die Bedeutung von perzeptuellen oder konzeptuellen Merkmalen im Wahrnehmungsprozess autistischer Menschen.

Eine dritte Studie mit Vorzugsaufgaben wurde von Müller und Nußbeck (2005; 2006) durchgeführt. Autistische und nicht autistische Probanden sollten dabei puzzle-ähnliche Elemente entweder bezüglich der visuellen Details oder des Funktionszusammenhangs zuordnen. Der genaue Aufbau des Experiments ist in Kap. II 6 dargestellt, da der Versuch in der vorliegenden Studie repliziert wird.

Die autistischen Probanden orientierten sich signifikant häufiger an den Details als am Funktionszusammenhang der dargestellten Objekte.

Während das Versuchsmaterial von Müller und Nußbeck (2005; 2006) hinsichtlich seiner Gestaltungsmerkmale genau mit den oben beschriebenen Definitionen von „Detail“ (Kap. I 6.2.1) und „Funktionszusammenhang“ (Kap. I 6.2.2) übereinstimmt, wird die Aussagekraft der Ergebnisse durch die Auswahl der Probanden eingeschränkt. Beide Versuchsgruppen bestanden aus relativ wenigen Teilnehmern (Autismus n = 15; Kontrollgruppe n = 11). Da die Intelligenzwerte der Probanden nicht erhoben wurden, sondern auf Einschätzungen von Autismustherapeuten beruhten, wurde die Kontrollgruppe wesentlich jünger gewählt als die klinische Gruppe. Damit sollte ausgeschlossen werden, dass das mentale Entwicklungsalter der autistischen Kinder nicht unter dem mentalen Entwicklungsalter der Kontrollgruppe lag. Dennoch schränkt dieses Verfahren die Aussagekraft der Ergebnisse ein, so dass das Experiment mit mehr Probanden und in Verbindung mit einer Intelligenzdiagnostik repliziert werden sollte.

Insgesamt betrachtet lassen die beschriebenen Studien erwarten, dass sich autistische Kinder eher an perzeptuellen Merkmalen wie „Detail“ und „Graphische Ähnlichkeit“ als an konzeptuellen Merkmalen wie „Kategorienzugehörigkeit“ und „Funktionszusammenhang“ orientieren. Es wurde deutlich, dass alle drei Studien erhebliche Interpretationsprobleme mit sich bringen, so dass an dieser Stelle dringender Forschungsbedarf besteht.

2. Autismusstudien zur spontanen Informationsverarbeitung

In einigen Studien wurde versucht, die spontane Verarbeitung von Informationen autistischer Menschen zu erfassen. Allerdings wurde hierbei nicht direkt der Vorzug von perzeptuellen oder konzeptuellen Merkmalen überprüft. Trotzdem können die Studien Hinweise auf den Wahrnehmungsvorzug geben, da auch in der vorliegenden Arbeit die spontane Informationsverarbeitung fokussiert wird. Im Folgenden werden Untersuchungen betrachtet, in denen graphisches und linguistisches Material eingesetzt wurde.

Im ***visuell-graphischen Bereich*** sind besonders Studien zum Zeichenstil autistischer Menschen relevant, in welchen die erste Herangehensweise von Probanden an die Aufgabenstellung betrachtet wurde (s. Kap. I 5.2.3). Untersuchungen von Mottron und Belleville (1993), Mottron et al. (1999) und Booth et al. (2003) zeigen hierbei, dass sich autistische Menschen spontan eher an Details als an der globalen Form orientieren. Dies lässt allerdings keinen direkten Rückschluss auf den spontanen Vorzug einer perzeptuellen oder konzeptuellen Wahrnehmung zu, da das in den Untersuchungen eingesetzte Versuchsmaterial keine bedeutungstragenden Merkmale (z.B. Kategorienzugehörigkeit) enthielt. Dennoch könnte die Detailfokussierung und die Vernachlässigung des Gesamtbildes auf eine Orientierung an perzeptuellen Merkmalen hinweisen, da bei einer Orientierung an der Bedeutung zwingend das Gesamtbild hätte beachtet werden müssen.

Betrachtet man die spontane Verarbeitung von ***linguistischem Material*** zeigen Studien zum Lesen von Homographen (s. Kap. I 5.3), dass Menschen mit Autismus intuitiv den globalen Satzkontext vernachlässigen. Dies führt dazu, dass sie einzelne Wörter nicht dem Bedeutungskontext entsprechend aussprechen (Frith & Snowling 1983; Snowling & Frith 1986; Happé 1997; Jolliffe & Baron-Cohen 1999b; López & Leekam 2003). Die Ergebnisse deuten einerseits darauf hin, dass Menschen mit Autismus Gesamtbilder (hier den ganzen Satz) spontan eher detailorientiert als holistisch betrachten. Andererseits könnte es sein, dass spontan weniger konzeptuelle Informationen aus Gelesenem entnommen werden und der Fokus auf der Einzelwortverarbeitung liegt. Dies würde für einen Vorzug des Merkmals „Detail" gegenüber konzeptuellen Merkmalen sprechen.

Zusammenfassend lassen die Studien zur spontanen Verarbeitung von Reizen erwarten, dass autistische Menschen einen Vorzug von perzeptuellen Merkmalen wie „Details" gegenüber konzeptuellen Merkmalen zeigen.

3. Autismusstudien zu Stärken in der Wahrnehmung

Wie in Kap. I 6.1 dargelegt wurde, kann von der besonders guten Ausprägung eines bestimmten Verarbeitungsstils nicht direkt auf den Vorzug dieses Verarbeitungsweges geschlossen werden. Der Wahrnehmungsvorzug muss stattdessen direkt untersucht werden. Im Rahmen der Hypothesengenerierung ist jedoch davon auszugehen, dass herausragende Fähigkeiten eher für den Vorzug als für die Vernachlässigung dieses Wahrnehmungsstils sprechen. Aus diesem Grund sollten zur Hypothesengenerierung auch Erkenntnisse aus Studien zum Fähigkeitsprofil autistischer Menschen einbezogen werden. Im Folgenden werden Studien zur Detail- und Farbwahrnehmung diskutiert.

Menschen mit Autismus zeigen Stärken im Bereich der ***Detailverarbeitung*** (s. Kap. I 5.2, z.B. Plaisted et al. 1998; O'Riordan et al. 2001; O'Riordan 2004; Plaisted et al. 2003; O'Riordan & Plaisted 2001; Shah & Frith 1993; Happé 1994; Shah & Frith 1983; Jolliffe & Baron-Cohen 1997; Morgan et al. 2003). Diese besonderen Kompetenzen im Bereich der Detailverarbeitung lassen erwarten, dass autistische Menschen spontan eher Details als konzeptuelle Merkmale vorziehen.

Auch bei intensiver Recherche in Datenbanken konnten keine Untersuchungen zur Fähigkeit der ***Farbwahrnehmung*** autistischer Kinder gefunden werden. Es liegen lediglich einzelne Studien zu anderen Untersuchungsschwerpunkten vor, aus denen sich ableiten lässt, dass Menschen mit Autismus Farbunterschiede wahrnehmen. Zu diesen Studien zählen beispielsweise die in Kap. I 3.3 beschriebenen Untersuchungen mit Stroop-Aufgaben, bei denen autistische Menschen eine unauffällige Reizverarbeitung zeigten. Hieraus lassen sich jedoch keine Erwartungen über den Vorzug des Merkmals „Farbe" gegenüber konzeptuellen Merkmalen ableiten. Möglicherweise sind die erheblichen Stärken autistischer Menschen bei der Detailverarbeitung aber ein Zeichen für eine ebensolche Stärke in der Farbwahrnehmung. Diese könnte wiederum zu einem Vorzug von Farbe gegenüber Bedeutung führen. Zusammenfassend lassen sich die Befunde zur Hypothesengenerierung in Tabelle 24 zusammenfassen.

Tab. 24: Befunde zur Hypothesengenerierung

Psychische Funktion	**Ergebnis bei Menschen mit Autismus**
Vorzugsentscheidung	Erste Hinweise auf Vorzug von Details und graphischer Ähnlichkeit gegenüber konzeptuellen Informationen
Spontane Informationsverarbeitung	Zeichnen oft beginnend bei Details
	Lesen oft detailorientiert
Verarbeitungsstärken	Stärken bei Detailverarbeitung
	Keine Befunde zur Farbverarbeitung

Im Folgenden werden alle bisher gesammelten Erkenntnisse und Vermutungen zum Vorzug einer perzeptuellen oder konzeptuellen Wahrnehmung bei Autismus in allgemeinen Hypothesen zum Wahrnehmungsvorzug autistischer Kinder zusammengefasst.

6.5 Allgemeine Hypothesen zum Vorzug einer perzeptuellen Verarbeitung bei Kindern mit Autismus

Die folgenden Hypothesen zum Präferenzverhältnis der einzelnen perzeptuellen und konzeptuellen Merkmale (s. Tab. 25–27) beziehen sich auf autistische Kinder zwischen 7 und 16 Jahren. Die Befunde aus der Entwicklungspsychologie (Kap. I 6.3) haben gezeigt, dass zu diesem Zeitpunkt in der normalen Entwicklung ein deutlicher konzeptueller Vorzug zu erwarten ist. Vor dem Hintergrund der bisher vorliegenden Befunde zur autistischen Informationsverarbeitung ist bei Kindern mit Autismus hingegen ein Vorzug der perzeptuellen Merkmale zu erwarten.

Tab. 25: Hypothese zum Vorzug von **Detail vs. Bedeutung*** bei Autismus

Bisherige Befunde bei Autismus	- Hinweise auf Vorzug von Details gegenüber Funktionszusammenhang - spontane Detailorientierung beim Zeichnen und beim Lesen von Homographen - überdurchschnittlich gute Detailverarbeitung
Allgemeine Hypothese	Kinder mit Autismus orientieren sich auch bei Prozessen, die üblicherweise bedeutungsgeleitet erfolgen, spontan an Details und präferieren daher das Merkmal „Detail" gegenüber dem Merkmal „Bedeutung".

* Der Oberbegriff „Bedeutung" umfasst die konzeptuellen Merkmale „Kategorienzugehörigkeit" und „Funktionszusammenhang" (Kap. I 6.2.2)

Tab. 26: Hypothese zum Vorzug von **graphischer Ähnlichkeit vs. Bedeutung** bei Autismus

Bisherige Befunde bei Autismus	- Hinweise auf Vorzug des Figurenumrisses gegenüber Bedeutung
Allgemeine Hypothese	Kinder mit Autismus orientieren sich auch bei Prozessen, die üblicherweise bedeutungsgeleitet erfolgen, an graphischer Ähnlichkeit und präferieren daher spontan das Merkmal „Graphische Ähnlichkeit" gegenüber dem Merkmal „Bedeutung".

Tab. 27: Hypothese zum Vorzug von **Farbe vs. Bedeutung** bei Autismus

Bisherige Befunde bei Autismus	- keine Untersuchungen zur Kapazität der Farbverarbeitung bekannt - sehr gute Verarbeitung von Details
Allgemeine Hypothese	Da Details überdurchschnittlich gut verarbeitet werden, könnte auch Farbe eine herausragende Rolle bei der Informationsverarbeitung spielen. Es ist deshalb zu erwarten, dass Kinder mit Autismus spontan das Merkmal „Farbe" gegenüber dem Merkmal „Bedeutung" präferieren.

Das perzeptuelle Merkmal „Globale Form" (Kap. I 6.2.1) wird im Rahmen dieser Studie nicht mit in die Untersuchung des Vorzugs einbezogen, es spielt jedoch bei der späteren Entwicklung der Experimente bei den Kontrollaufgaben eine zentrale Rolle (s. Kap. II 4). Die einzelnen Hypothesen lassen sich zusammengefasst graphisch in Abb. 23 darstellen.

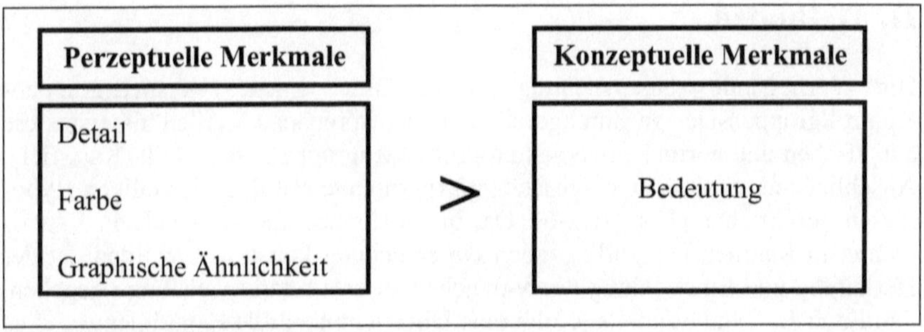

Abb. 23: Zusammenfassung der Hypothesen für Kinder mit Autismus

Die Graphik zeigt, dass bei Kindern mit Autismus eine Orientierung an den dargestellten perzeptuellen und nicht konzeptuellen Merkmalen erwartet wird. Andersherum wird bei normal entwickelten Kindern davon ausgegangen, dass sie das Merkmal „Bedeutung" und nicht die perzeptuellen Merkmale vorziehen (der Pfeil in Abb. 23 würde in die andere Richtung zeigen). Diese allgemein beschriebenen Erwartungen werden bei der Entwicklung der Experimente im folgenden Kapitel für alle Aufgabentypen in empirisch überprüfbare Einzelhypothesen aufgegliedert.

II. Methoden

Die vorliegende Untersuchung wurde mit einem Versuchsgruppen-Kontrollgruppen-Design durchgeführt. Dementsprechend werden als erstes die autistischen und normal entwickelten Probandengruppen vorgestellt (Kap. II 1). Anschließend werden die eingesetzten Experimente mit ihren jeweiligen Hypothesen beschrieben (Kap. II 2-6). Da, bis auf eines, alle verwendeten Experimente im Rahmen der vorliegenden Untersuchung konstruiert wurden, ist der Herleitung und Entwicklung des Versuchsmaterials relativ viel Raum gegeben. Am Ende des Methodikteils erfolgt eine Übersicht über alle Experimente und es wird auf den Untersuchungsablauf eingegangen (Kap. II 7).

1. Beschreibung der Probanden

Die Untersuchung wurde mit einer Versuchsgruppe autistischer Kinder und einer Kontrollgruppe normal entwickelter Kinder durchgeführt. Um die Versuchsgruppen bezüglich ihrer kognitiven Leistungsfähigkeit zu vergleichen, wurden die Standard Progressive Matrices (SPM) in der von Heller et al. (1998) für den deutschen Sprachraum neu standardisierten Version eingesetzt. Bevor auf die einzelnen Probandengruppen eingegangen wird, ist es daher sinnvoll die SPM kurz vorzustellen.

1. Beschreibung der SPM

Die SPM bestehen aus fünf Aufgabensets von jeweils 12 Aufgaben, bei denen die Probanden Muster ergänzen sollen. Die Aufgaben nehmen in ihrem Schwierigkeitsgrad zu und werden alle ohne Abbruchkriterium gelöst. Es besteht kein Zeitdruck. Interpretiert wird die Anzahl der richtigen Lösungen in Bezug auf das Alter der Probanden. Die SPM sind für Personen ab einem Alter von 6 Jahren konzipiert und können individuell oder in der Gruppe durchgeführt werden. Faktorenanalytische Untersuchungen zeigen, dass die SPM am besten die „allgemeine Intelligenz“ im Sinne Spearmans überprüfen (Heller et al. 1998, 7). Neben dem g-Faktor scheint bei den einfacheren Items vor allem die Unterscheidungsfähigkeit und bei den schwierigeren Aufgaben das Analogieschlussdenken, räumliche Denken und die Prinzipienanwendung getestet zu werden.

Die Objektivität des Tests ist durch die wörtlichen Instruktionen und die detaillierte Anleitung zur Testauswertung weitgehend gegeben. Bezüglich der Reliabilität zeigte sich in der Evaluation des Tests bei Probanden im Schulalter eine gute bis sehr gute innere Konsistenz und Retest-Reliabilität (Heller et al. 1998, 14ff.). Die Kriteriumsvalidität wird vor allem durch die relativ hohe Korrelation mit anderen Intelligenztests wie dem CFT (Cattell & Weiß 1977; $r = .46 - .81$)

und dem Wechsler-Intelligenztest (Wechsler 1974; 1981; r = .42 - .70) postuliert. Zwischen den SPM und Schulleistungsmaßen bestehen mittlere signifikante Zusammenhänge. Allerdings weisen Heller et al. (1998) entgegen früheren Annahmen darauf hin, dass die Leistung beim SPM nicht kulturunabhängig ist. In Deutschland zeigt sich, dass ausländische Kinder, die weniger als zwei Jahre in Deutschland leben, schlechter abschneiden als länger in Deutschland lebende oder deutsche Kinder. In der neuen deutschen Normierung waren die Leistungswerte der Referenzstichprobe meistens nicht normal verteilt, so dass Heller et al. (1998, 31) empfehlen, Angaben über die Leistung einzelner Probanden in Prozenträngen und nicht IQ-Werten anzugeben. Um Mittelwerte der Leistungen verschiedener Probanden zu bilden, wird eine Transformation der Prozentränge in T-Werte vorgeschlagen.

Zusammenfassend erscheinen die SPM als geeignet, um eine grundlegende Einschätzung der kognitiven Fähigkeiten von Probanden zu erhalten. Die SPM sind in der internationalen Autismusforschung neben der unkomplizierten Durchführung vor allem aufgrund ihrer Sprachfreiheit weit verbreitet. Bei sprachlich ausgerichteten Tests kann das Problem entstehen, dass die Intelligenz autistischer Kinder als zu niedrig eingeschätzt wird, da autistische Kinder oft schlechtere Sprachfähigkeiten zeigen als es ihrem kognitiven Gesamtniveau entspricht (Rumsey & Hamburger 1988; Szatmari et al. 1990). Bei normal entwickelten Kindern entspricht der Sprachstand hingegen meist der generellen Intelligenz (O'Riordan et al. 2001). Zur Erfassung der kognitiven Leistungsfähigkeit autistischer Kinder im Rahmen dieser Studie wurde deshalb auf einen nicht sprachlichen Test wie die SPM zurück gegriffen. Die SPM wurden bei allen Kindern individuell und mit Vorlage der Bilder in einem individuellen Testbuch durchgeführt. Die Leistung der Probanden bei den SPM wurde nach den Altersnormen für Schüler der Grund- und Sekundarschule ausgewertet.

2. Beschreibung der Versuchsgruppen

Die ***klinische Versuchsgruppe*** bestand aus 26 autistischen Kindern, wobei 17 Kindern eine Diagnose der Asperger Störung und 9 Kindern eine Diagnose der Autistischen Störung zugeschrieben wurde (s. Tab. 28). Ausschlusskriterien für alle Kinder der klinischen Versuchsgruppe waren die Diagnosen einer anderen tiefgreifenden Entwicklungsstörung oder einer geistigen Behinderung. Die Diagnose nach DSM-IV oder ICD-10 wurde von in der Autismusdiagnostik erfahrenen Kinder- und Jugendpsychiatern sowie in Einzelfällen von einem klinischen Psychologen durch Bezugspersoneninterviews und Verhaltensbeobachtungen erstellt. Alle Probanden waren zum Zeitpunkt der Untersuchung aufgrund ihres autistischen Verhaltens in therapeutischer Behandlung. Elf der Kinder lebten in einer auf Entwicklungsstörungen spezialisierten Wohn- und Schuleinrichtung. Die anderen Probanden wohnten zu Hause und konnten durch die Kooperation mit zwei Autismus Therapie Zentren für eine Teilnahme gewonnen werden.

Tab. 28: Daten zur klinischen Versuchsgruppe (Aufteilung Asperger und Autistische Störung)

	Asperger Störung **n = 17**	**Autistische Störung** **n = 9**
Alter in Monaten	M = 131 SD = 26 Range = 95-188	M = 140 SD = 43.5 Range = 84-201
SPM T-Wert	M = 46.8 SD = 9.5 Range = 32-69	M = 39.7 SD = 8.2 Range = 30-55

Die 3 Mädchen und 23 Jungen der autistischen Versuchsgruppe hatten ein durchschnittliches Alter von 11;2 Jahren (s. Tab. 29). Die Probanden zeigten in dem Test einen mittleren T-Wert von 44.4, was einem ungefähren IQ-Wert von 91 entspricht. Die beiden Untergruppen der Probanden mit Autistischer oder Asperger Störung unterschieden sich nicht signifikant bezüglich Intelligenz ($T = -1.89$; $p = .072$) und Alter ($T = .63$; $p = .537$).

Tab. 29: Daten zu den Versuchsgruppen

	Autismus **n = 26**	**Kontrollgruppe** **n = 25**
Alter in Monaten	M = 134 SD = 32.5 Range = 84-201	M = 133 SD = 44.9 Range = 121-158
SPM T-Wert	M = 44.4 SD = 9.6 Range = 31-69	M = 44.9 SD = 8 Range = 34-60

Die ***nicht autistische Kontrollgruppe*** bestand aus 25 Kindern (3 Mädchen und 22 Jungen) mit einem durchschnittlichen Alter von 11;2 Jahren (s. Tab. 30). Der durchschnittliche T-Wert in der Leistung des SPM betrug 44.9 was einem ungefähren IQ-Wert von 92 entspricht. Die Kinder besuchten fünfte und sechste Klassen von zwei Haupt- und Realschulen im Kölner Umland.

Wie in Kap. I 3.1 dargelegt, wird bei experimentellen Untersuchungen angestrebt, dass sich die Versuchsgruppen möglichst nur durch die Diagnose Autismus oder ein Fehlen dieser Diagnose unterscheiden. Alle anderen Variablen wie

Geschlecht, Alter etc. sollten zwischen den Gruppen annähernd gleich sein. In der vorliegenden Studie stimmen die Versuchsgruppen hinsichtlich der Anzahl der Teilnehmer und dem Anteil von Jungen und Mädchen weitgehend überein. Es besteht zudem kein signifikanter Unterschied bezüglich des mittleren Alters (T = .03, p = .98) und der Intelligenz (T = -.24, p = .81) zwischen den Versuchsgruppen.

Die Intelligenz von allen Probanden liegt über der zweiten unteren Standardabweichung (PR > 2.5) und unter der zweiten oberen Standardabweichung (PR < 97.5) der Leistung der SPM-Testreferenzgruppe. Nach den Definitionen des DSM-IV und der Deutschen Gesellschaft für das hochbegabte Kind (2007) gilt daher keines der Kinder als geistig behindert oder hochbegabt. Alle Untersuchungsteilnehmer lebten zum Zeitpunkt der Untersuchung seit über zwei Jahren in Deutschland. Somit sind keine wesentlichen Unterschiede in den SPM-Werten aufgrund mangelnder Sprachkenntnisse zu erwarten (Heller et al. 1998, 17). Alle Kinder, die an der Untersuchung teilnahmen, zeigten eine funktionale Sprache und keine motorische Behinderung, die das Bearbeiten der Experimente hätte beeinflussen können.

Die Anzahl der Versuchsteilnehmer differierte teilweise zwischen den unterschiedlichen Experimenten. Dies ist darauf zurückzuführen, dass bei einigen Experimenten einzelne Kinder aus organisatorischen Gründen nicht teilnehmen konnten oder sie aufgrund der für die Versuche beschriebenen Kontrollkriterien (s. Kap. II 3-6) nicht mit in die Auswertung aufgenommen wurden. Auf eventuelle Abweichungen der Teilnehmerzahl wird im Rahmen der Ergebnisauswertung (Kap. III) der einzelnen Experimente eingegangen.

2. Grundlegendes zur Entwicklung der Experimente

In der vorliegenden Studie wird, wie bei den meisten kognitionspsychologischen Untersuchungen zu Autismus, mit einem ***experimentellen Versuchsaufbau*** gearbeitet. Dabei wird eine Laborsituation geschaffen, in der möglichst alle Störvariablen ausgeschaltet werden, um Variationen der abhängigen Variable (AV) allein auf die Manipulation der unabhängigen Variable (UV) zurückführen zu können. Während man mit „wahren“ Experimenten die Beschreibung kausaler Zusammenhänge anstrebt, wird im Bereich der Autismusforschung fast immer mit quasiexperimentellen Versuchsdesigns gearbeitet. Dies ergibt sich zum einen aus dem Problem, dass bei der geringen Anzahl potenzieller autistischer Probanden keine randomisierte Zuordnung der Probanden zu den Versuchsgruppen möglich ist. Zum anderen werden als Levels der UV meist die Versuchsgruppen „Autismus / Nichtautismus“ gewählt, um die Besonderheiten des Autismus in Abgrenzung zu anderen Probandengruppen zu erfassen.

Damit Kausalzusammenhänge gemessen werden können, müsste die UV in ihrer Treatmentintensität manipulierbar sein, was sich auf die AV in einer bestimmten Weise auswirken sollte (Myers & Hansen 2006, 141ff.). Bei der Festlegung diagnostischer Gruppen als UV ist dies jedoch nicht möglich. Obwohl keine kausalen Zusammenhänge ermittelt werden können, eignen sich quasiexperimentelle Designs sehr gut für die Erforschung der kognitiven Eigenschaften verschiedener Versuchsgruppen (Myers & Hansen 2006, 142). Aus diesem Grund ist auch die vorliegende Untersuchung nach diesem Prinzip aufgebaut. Die Herausforderung besteht im Folgenden darin, Aufgaben zu entwickeln, deren Lösung eine möglichst eindeutige Aussage über einen perzeptuellen oder konzeptuellen Vorzug ermöglicht.

In Anlehnung an Müller und Nußbeck (2006) gilt es dabei verschiedene ***Kriterien zur Untersuchung einer Wahrnehmungspräferenz*** zu berücksichtigen. Um einen Vorzug zu überprüfen, muss für die Lösung einer Aufgabe sowohl ein an perzeptuellen als auch ein an konzeptuellen Merkmalen orientierter Lösungsweg möglich sein. Viele bisherige Versuchsdesigns, mit denen bestimmte kognitive Stärken und Schwächen von Menschen mit Autismus untersucht wurden, bieten diese Möglichkeit nicht. So kann beispielsweise der Block-Design-Test (s. Kap. I 5.2.3) nur in einer detailorientierten und nicht in einer an der globalen Gestalt orientierten Herangehensweise gelöst werden. Eine Aufgabe zur Präferenz muss hingegen beide Lösungswege eröffnen und eindeutige Aussagen bezüglich der gewählten Strategie ermöglichen.

Weiter müssen alle Probanden zeigen, dass sie grundsätzlich perzeptuelle und konzeptuelle Merkmale von Informationen korrekt verarbeiten können. Wäre dies nicht der Fall, könnte nicht mehr von einem Vorzug gesprochen werden, denn wo keine Fähigkeit ist, kann auch kein Vorzug sein. Neben Präferenzaufgaben müssen also immer auch Kontrollaufgaben durchgeführt werden, die zeigen, dass die Probanden sowohl perzeptuelle als auch konzeptuelle Merkmale erkennen.

Die in Kap. I 6.4 zitierten früheren Autismusstudien mit einer Vorzugsentscheidung (Bormann-Kischkel 1980; Pring & Hermelin 1993; Müller & Nußbeck 2005; 2006) werden diesen Kriterien gerecht, denn die verwendeten Experimente ermöglichen sowohl einen an perzeptuellen oder konzeptuellen Merkmalen orientierten Lösungsweg. Des Weiteren wurde in Kontrollaufgaben gezeigt, dass die Probanden die konzeptuellen Übereinstimmungen der Bilder kennen.

Aufgrund der Eignung dieses Aufgabenprinzips orientiert sich auch die Entwicklung der folgenden Experimente an diesem Zuordnen von Bildern gemäß perzeptueller und konzeptueller Merkmale. Zur Erprobung und stetigen Verbesserung des hier erarbeiteten Versuchsmaterials wurden vom Autor im Vorfeld drei ***Pilotstudien*** mit typisch entwickelten Kindern durchgeführt. Die Vorstudien umfassten drei Altersgruppen zwischen 7 und 15 Jahren mit einer jeweiligen Teilnehmerzahl von 15 bis 18 Personen (Übersicht s. Tab. 30). Wichtigstes Ziel der Voruntersuchungen war es, Bilder zu entwickeln, die von Kindern hinsichtlich ihrer Bedeutung richtig erkannt werden. Nach Sichtung der Ergebnisse wurden die Versuchsdesigns jeweils weiter überarbeitet, so dass das Ziel eines korrekten Erkennens der Bilder des Versuchsmaterials von allen Altersgruppen erreicht wurde. Bei der Beschreibung der einzelnen Experimente wird zum Teil auf die Pilotstudien Bezug genommen.

Tab. 30: Pilotstudien im Rahmen der Entwicklung des Versuchsmaterials mit normal entwickelten Kindern

	n	**Alter in Jahren**	**SD in Monaten**
Pilotstudie 1	18	7;1	5.3
Pilotstudie 2	15	11;3	6.5
Pilotstudie 3	15	15;7	4.5

In der ***Hauptuntersuchung*** wurden insgesamt vier Experimente eingesetzt (Übersicht s. Tab. 31), welche die Wahrnehmungspräferenz für die verschiedenen perzeptuellen oder konzeptuellen Merkmale erfassen. Drei dieser Experimente (Exp. 1-3) wurden im Rahmen der vorliegenden Untersuchung entwickelt. Ein viertes Experiment (Exp. 4) wurde von Müller und Nußbeck (2005; 2006) in einer früheren Studie konstruiert und wird hier erneut eingesetzt. Bei den unterschiedlichen Experimenten müssen entweder Bilder („Bilder-Vorzug“), Figuren („Figuren-Vorzug“) oder Puzzleteile („Puzzle-Vorzug“) einander zugeordnet werden. Die Konstruktion der Tests orientiert sich an den Definitionen perzeptueller und konzeptueller Merkmale aus Kap. I 6.2.

Tab. 31: Übersicht über die Experimente der Studie

Experiment	**Typ**	**Untersuchter Vorzug**
Exp. 1	Bilder-Vorzug	Detail vs. Bedeutung
Exp. 2	Bilder-Vorzug	Graphische Ähnlichkeit vs. Bedeutung
Exp. 3	Figuren-Vorzug	Farbe vs. Bedeutung
Exp. 4	Puzzle-Vorzug	Detail vs. Bedeutung

Im Folgenden werden die Entwicklung, der Aufbau und die einzelnen Hypothesen der verschiedenen Experimente beschrieben. Das Versuchsmaterial ist im Anhang abgebildet (s. Anhang Kap. 1).

3. Experiment I: Bilder-Vorzug (Detail vs. Bedeutung)

Experiment I wurde entwickelt, um den Vorzug zwischen den Merkmalen „Detail“ und „Bedeutung“ zu überprüfen. Es sollen dabei verschiedene Bilder einander zugeordnet werden. Das Experiment wird in zwei Sitzungen durchgeführt. In der ersten Sitzung wird der spontane Vorzug für eines der beiden Merkmale erfasst. In der zweiten Sitzung wird die Instruktion an die Probanden so verändert, dass sie die Bedeutung der Bilder besonders hervorhebt. Mit dieser neuen Instruktion werden die Aufgaben, die in der ersten Sitzung spontan detailorientiert gelöst wurden, nach ein bis zwei Wochen noch einmal durchgeführt. Dadurch wird überprüft, ob Kinder, die sich spontan an Details orientieren, diesen Wahrnehmungsstil abhängig von der Instruktion in Richtung einer bedeutungsorientierten Strategie verändern. Auf diese Weise lässt sich bestimmen, inwieweit der Wahrnehmungsstil einer schwachen Kohärenz durch Variation der Umweltvariablen zu beeinflussen ist. Im Folgenden wird das experimentelle Setting der ersten und darauf folgend das der zweiten Sitzung beschrieben. Am Ende werden die Hypothesen für beide Sitzungen dargestellt.

3.1 Aufbau der ersten Sitzung

Mit Experiment I wird in der ersten Sitzung überprüft, ob sich autistische Kinder spontan an Details oder an der Bedeutung von Bildmaterial orientieren (Versuchsmaterial s. Anhang Kap. 1.1). Die Bilder sind in der Testsituation in einer dreieckigen Form angeordnet, mit einem Bild unten und zwei Bildern oben (s. Abb. 24). Die untere Position wird im Folgenden A genannt, die Position links oben B und die Position rechts oben C.

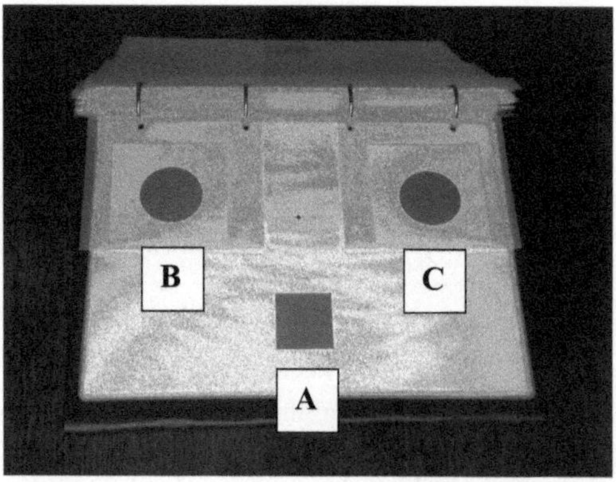

Abb. 24: Versuchsanordnung bei Aufgaben des Bilder-Vorzugs in Exp. I und II (Positionsbuchstaben nachträglich eingefügt)

Die Bilder sind am oberen Rand gelocht und in einem Ordnersystem fixiert, damit sie einzeln umgeklappt werden können und nicht verrutschen. Das Ordnersystem ist in einem Winkel von ca. 20° aufgestellt, damit die Probanden die Bilder gut sehen können.

Bild A ist jeweils mittig auf den unteren Teil eines DIN A4 Blattes gezeichnet und die Bilder B und C auf Karten mit der Größe 9 cm x 9 cm. Die Bildkarten B und C liegen auf Blatt A und können einzeln umgeklappt werden. Zwischen den beiden Bildern B und C ist ein kleines Kreuz gezeichnet, das der Ausrichtung des Blickes der Probanden auf die Blattmitte dient. Damit soll vermieden werden, dass Probanden vorrangig Bild B oder C fixieren. Alle gezeichneten Bilder wurden mit dem Computerprogramm Microsoft Powerpoint Windows XP erstellt. Die Bilder sind matt laminiert, damit es zu keinen unerwünschten Lichtreflexionen kommt.

Das Aufgabenprinzip sieht vor, dass eines der oberen Bilder dem unteren zugeordnet werden soll. Um die Entscheidung für den Versuchsleiter eindeutig erkennbar zu machen, muss das nicht passende Bild (z.B. Bild B) nach hinten umgeklappt werden. Die beiden zugeordneten Bilder (z.B. Bilder A und C) bleiben daher als einzige sichtbar und signalisieren die vorgenommene Zuordnung. In welchen Merkmalen Bild B oder C mit Bild A übereinstimmt oder nicht, ist zufällig verteilt. Manchmal passt also Bild B und manchmal Bild C. Durch Umklappen aller drei Bilder durch den Versuchsleiter kann die nächste Aufgabe bearbeitet werden. Der Versuchsleiter sitzt dem Probanden gegenüber, gibt die Instruktionen und klappt jeweils die Bilder um. Experiment I ist in drei Untertests gegliedert (s. Tab. 32).

Tab. 32: Übersicht über Experiment I (1. Sitzung)

Untertest	Testinhalt
1. Trainingstest	Verstehen des Aufgabenprinzips
2. Vorzugtest Experiment I	Vorzug Detail vs. Bedeutung
3. Kontrolltest Experiment I	Erkennen von Details und Bedeutung

Als erstes erfolgt ein Trainingstest, der in die Aufgabenstellung einführt und nicht weiter ausgewertet wird. Anschließend wird mit dem Vorzugtest die Präferenz für Details oder Bedeutung untersucht. Um zu überprüfen, ob die Probanden die in den Vorzugtests eingesetzten Bildmerkmale erkannt haben, werden anschließend Kontrolltests zur Wahrnehmung von Details und Bedeutung durchgeführt. Im Folgenden werden die einzelnen Untertests ausführlich dargestellt.

1. Trainingstest zu Experiment I (1. Sitzung)

Das ***Ziel*** des Trainingstests ist, die Probanden in das Aufgabenprinzip des Experiments einzuführen. Er muss Bilder beinhalten, die in dem folgenden Vorzugtest nicht mehr vorkommen, damit kein Einfluss auf die später zu wählenden Lösungen genommen wird. Zudem sollten die Items sehr einfach sein, da es nur um das Verstehen des Lösungsprinzips geht. Deshalb haben Probanden hier die Aufgabe, geometrische Formen nach Farben zuzuordnen (s. Abb. 25). Der Trainingstest besteht aus zwei Aufgaben.

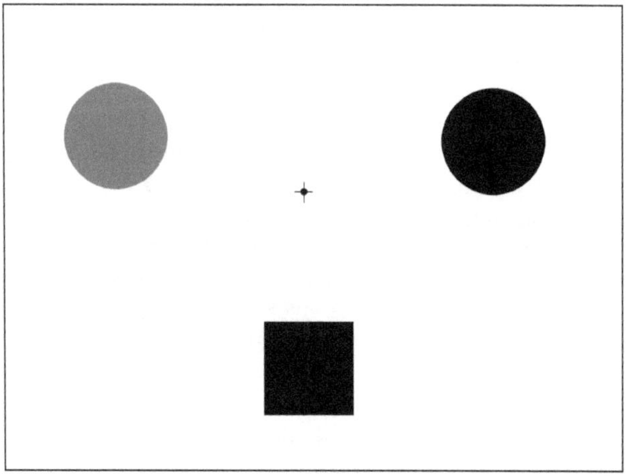

Abb. 25: Beispiel für Trainingstest; Korrekte Lösung A + C (blau); B ist rot

Die ***Durchführung*** des Trainingstests sieht Folgendes vor: In dem Ordnersystem ist eine leere Seite aufgeschlagen. Dem Proband wird gesagt: „Ich möchte gerne eine Aufgabe mit Bildern mit dir machen.“ Dann wird Bild A umgeklappt und gesagt: „Schau dir das Bild genau an.“ Nach ca. fünf Sekunden und einer Kontrolle, ob wirklich das Bild fixiert wird, werden die Bilder B und C gleichzeitig umgeklappt und es wird aufgefordert: „Jetzt schau dir die oberen Bilder genau an (fünf Sekunden warten). Welches von den beiden oberen Bildern würdest du dem unteren Bild zuordnen?“ Der Proband zeigt auf Bild B oder C und der Versuchsleiter sagt: „Prima. Dann klapp das übrige Bild bitte weg.“ Wird das falsche Bild gewählt, sagt der Versuchsleiter: „Versuche es noch einmal. Welches von den beiden oberen Bildern würdest du dem unteren Bild zuordnen?“ Die Trainingstests dürfen beliebig oft wiederholt werden, bis sie korrekt gelöst werden. Es wird dann ohne besondere Erwähnung zu dem Vorzugtest übergegangen.

2. Vorzugtest zu Experiment I (1. Sitzung)

Das ***Ziel*** des Vorzugtests bei Experiment I ist es, festzustellen, ob sich Probanden bei der Beurteilung von Bildern spontan eher an Details oder an der Bedeutung orientieren. Das Merkmal „Bedeutung" gliedert sich, wie in Kap. I 6.2.2 beschrieben, in die Merkmale „Kategorienzugehörigkeit" und „Funktionszusammenhang". Es wurden jeweils vier Aufgaben zu „Detail vs. Kategorienzugehörigkeit" und vier Aufgaben zu „Detail vs. Funktionszusammenhang" entwickelt, so dass der Test insgesamt acht Aufgaben umfasst. Der Vorzug wird mit Bildern überprüft, die aus kleinen Elementen aufgebaut sind (Details in Abb. 26: Kreise) und daraus eine sinnvolle Gesamtform (Bedeutung in Abb. 26: Regenschirm) bilden.

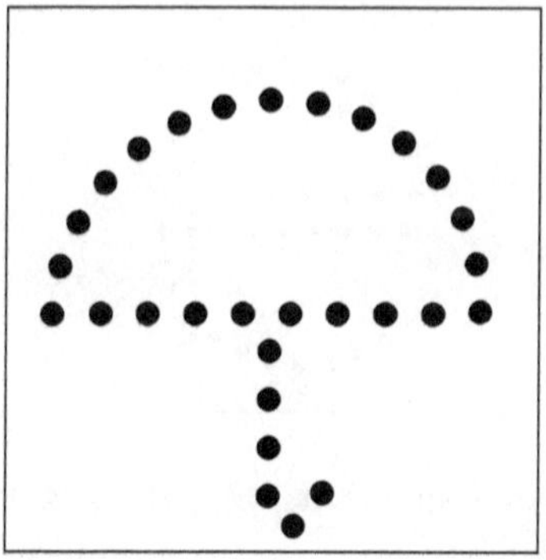

Abb. 26: Beispiel für verwendete Bilder (Details: Kreise; Bedeutung: Regenschirm)

Das Merkmal ***„Detail"*** ist durch Kreise und Quadrate von einem Durchmesser bzw. einer Seitenlänge von 4 mm operationalisiert. Die aus den Details zusammen gesetzten Gesamtfiguren bilden Abbildungen verschiedener nicht lebender Gegenstände wie Schirme, Autos und Schiffe. Wenn das Merkmal ***„Kategorienzugehörigkeit"*** überprüft wird, stammen die einander entsprechenden Gegenstände aus der gleichen Basiskategorie (z.B. in Abb. 26 Basiskategorie „Schiff": Segelboot und Motoryacht). Gegenstände mit dem verbindenden Merkmal ***„Funktionszusammenhang"*** stammen aus verschiedenen Basiskategorien (z.B. in Abb. 26 Basiskategorie „Flasche" und Basiskategorie „Glas").

Die ***Präferenz*** „Detail vs. Kategorienzugehörigkeit" kann folgendermaßen untersucht werden (s. Abb. 27): Ist auf Position A beispielsweise ein Segelboot gegeben, das aus kleinen Kreisen besteht, kann auf den Positionen B und C entweder ein anderes Schiff aus kleinen Quadraten (Kategorienzugehörigkeit richtig, Detail falsch) oder ein Auto aus kleinen Kreisen (Kategorienzugehörigkeit falsch, Detail richtig) zugeordnet werden. Die gewählte Lösung ist dann Ausdruck eines vorgezogenen Verarbeitungsstils: Die Wahl des Autos weist in diesem Fall auf eine Detailorientierung und die des Motorboots auf eine Orientierung an der Kategorienzugehörigkeit hin.

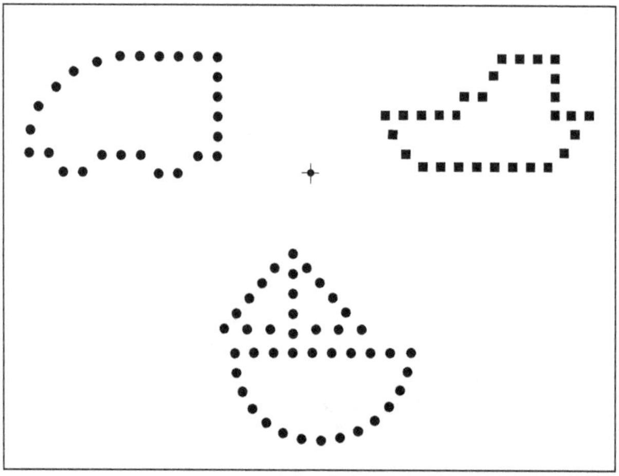

Abb. 27: Beispiel Vorzugtest Exp. I Detail (A + B) vs. Kategorienzugehörigkeit (A + C)

Beim Beispiel einer Präferenzaufgabe zu Detail vs. Funktionszusammenhang (s. Abb. 28) ist auf Position A eine Flasche aus kleinen Quadraten gegeben. Auf Position B befindet sich das Bild eines Glases aus kleinen Kreisen (Funktionszusammenhang richtig, Detail falsch), während auf Position C ein Mond aus kleinen Quadraten abgebildet ist (Funktionszusammenhang falsch, Detail richtig). Die Zuordnung von Flasche und Glas weist in diesem Fall auf eine Orientierung am Funktionszusammenhang und die Wahl des Mondes auf einen Detailvorzug hin.

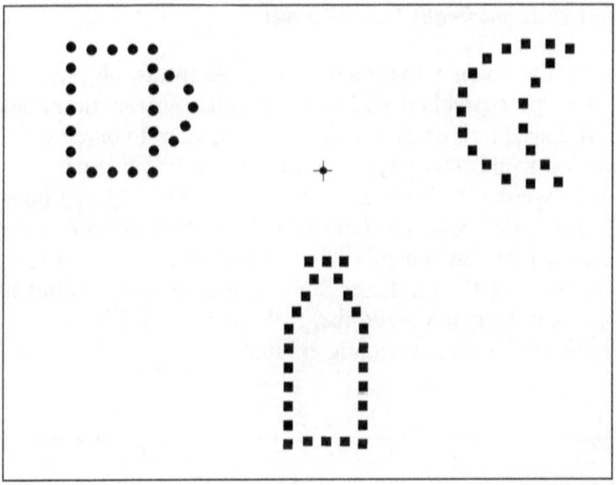

Abb. 28: Beispiel Vorzugtest Exp. I Detail (A + C) vs. Funktionszusammenhang (A + B)

Auf den Einbezug von gezeichneten menschlichen Figuren wird verzichtet, da dies zu einer Konfundierung der Ergebnisse durch die sozialen Schwierigkeiten autistischer Kinder führen könnte. Um die gewählten Lösungen tatsächlich auf die Orientierung an Details oder an der Bedeutung zurückführen zu können, darf die Lösung der Aufgaben nicht durch weitere Bildmerkmale beeinflusst werden. Aus diesem Grund wurde darauf geachtet, dass sich die Bilder A / B oder A / C möglichst wenig bezüglich ihrer globalen Form gleichen. Bei leichter Ähnlichkeit wurden die Lösungen hinsichtlich der Zuordnung zu Detail- oder Bedeutungsübereinstimmung variiert.

Bei der ***Durchführung*** des Vorzugtests werden alle drei Bilder gleichzeitig aufgeklappt, um den Probanden spontan mit allen perzeptuellen und konzeptuellen Merkmalen zu konfrontieren. Die Instruktion lautet: „Schau dir die Bilder genau an (fünf Sekunden warten). Welches von den beiden oberen Bildern würdest du dem unteren Bild zuordnen?“ Der Proband zeigt auf Bild B oder C und der Versuchsleiter sagt: „Dann klapp das übrige Bild bitte weg.“ Es wird keine Rückmeldung über falsch oder richtig gegeben. Die Reihenfolge der Präsentation der einzelnen Aufgaben des Vorzugtests ist randomisiert, um Reihenfolgeeffekte zu verhindern.

3. Kontrolltest zu Experiment I (1. Sitzung)

Mit dem Kontrolltest von Experiment I wird überprüft, ob alle im Vorzugtest vorgekommenen perzeptuellen und konzeptuellen Merkmale erkannt wurden. Wie in Kap. II 2 erläutert, ist dies die Bedingung, damit von einem Vorzug ausgegangen werden kann. Als erstes wird mit zwei Aufgaben getestet, ob Details wahrgenommen werden („Kontrolltest Detail", s. Abb. 29). In dem unten dargestellten Beispiel wird Bild A auf Position B ein Rechteck aus kleinen Quadraten (Detail richtig) und auf Position C ein Quadrat aus kleinen Kreisen (Detail falsch) gegenüber gestellt. An dieser Stelle gibt es sowohl richtige als auch falsche Lösungen und keinen Vorzug mehr. Werden die Bilder A und B einander zugeordnet, wurden die Details richtig erkannt.

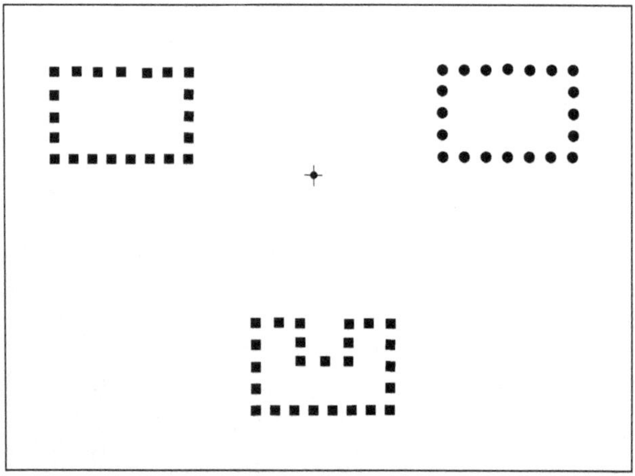

Abb. 29: Beispiel „Kontrolltest Detail"; Korrekte Lösung A + B

Zusätzlich muss in acht Kontrollaufgaben für jede einzelne Vorzugsaufgabe sichergestellt werden, dass die Bilder von der Bedeutung her richtig erkannt und zugeordnet werden können. In „Kontrolltest Exp. I Bedeutung 1-4" wird daher überprüft, ob die Aufgaben von „Vorzugtest Exp. I 1-4" gemäß der Kategorienzugehörigkeit sortiert werden können. Dazu müssen bei der Präsentation der Stimuli alle Bilder die gleichen Details aufweisen. Am oben genannten Beispiel des Vorzugtests (s. Abb. 27) müssen im Kontrolltest (s. Abb. 30) die Schiffe (A, B) und das Auto (C) also aus kleinen Kreisen aufgebaut sein. Werden jetzt die beiden Schiffe zugeordnet, zeigt dies, dass die Zugehörigkeit der Objekte zur gleichen Kategorie erkannt wurde.

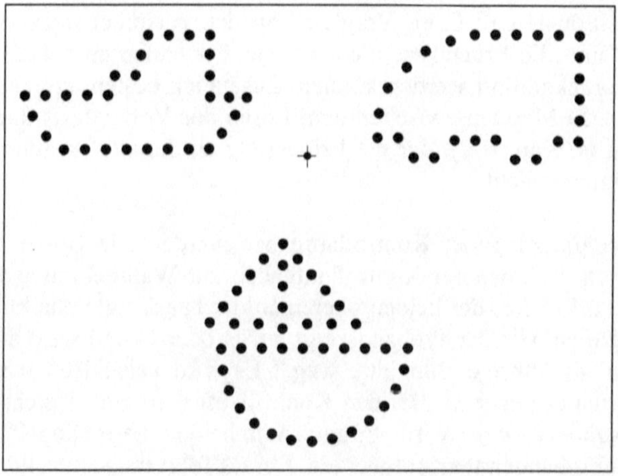

Abb. 30: Beispiel „Kontrolltest Exp. I Kategorienzugehörigkeit"; Korrekte Lösung A + B

Ähnlich wird in „Kontrolltest Exp. I 5-8" das Erkennen des Funktionszusammenhangs überprüft. Entsprechend dem Vorzugtest (s. Abb. 28) sind im Kontrolltest Flasche (A), Glas (C) und Mond (B) aus kleinen Quadraten aufgebaut (s. Abb. 31).

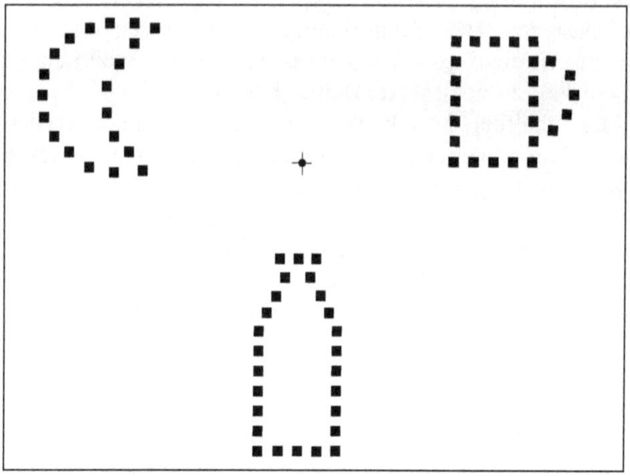

Abb. 31: Beispiel „Kontrolltest Exp. I Funktionszusammenhang"; Korrekte Lösung A + C

Grundsätzlich werden die richtigen und falschen Lösungen in allen Kontrolltests auf Position B und C im Vergleich zu den entsprechenden Vorzugtests vertauscht, damit die Ergebnisse nicht auf das Festhalten an der alten Position des Bildes zurückgeführt werden können. Zusätzlich besteht ein zeitlicher Abstand von ca. 20 Minuten zwischen dem Lösen der Vorzugtests und den Kontrollaufgaben (s. Kap. II 7), der die Erinnerung an die alte Position der Bilder unwahrscheinlich macht.

Bei der ***Durchführung*** der Kontrollaufgaben werden alle Bilder gleichzeitig umgeklappt. Im Rahmen der Kontrollaufgaben zur Wahrnehmung von ***Details*** wird gefragt: „Welches der beiden oberen Bilder hat das gleiche kleine Muster wie das untere Bild?" Der Proband zeigt auf B oder C und wird aufgefordert: „Dann klapp' das übrige Bild bitte weg." Es wird keine Rückmeldung über falsch oder richtig gegeben. Bei den Kontrollaufgaben zum Erkennen der ***Bedeutungszusammenhänge*** wird gefragt: „Wie heißen diese Dinge?" Die Bilder müssen vom Probanden benannt werden. Darauf folgt in „Kontrolltest Exp. I 1-4" zur Kategorienzugehörigkeit die Frage: „Welches der beiden oberen Dinge ist gleich wie das untere?" In „Kontrolltest Exp. I 5-8" zum Funktionszusammenhang wird gefragt: „Welches der beiden oberen Dinge brauchst du für das untere?" Die Bilder werden dann, wie oben beschrieben, durch Umklappen zugeordnet.

Abschließend müssen die ***Bedingungen*** betrachtet werden, die ein Proband bei den Kontrolltests erfüllen muss, um in die Ergebnisauswertung bei den Vorzugtests eingehen zu können. Wenn ein Proband in „Kontrolltest Exp. I Detail" beim Erkennen von Details einen Fehler gemacht hat, kann keine der von ihm gelösten Aufgaben von „Vorzugtest Exp. I" in die Auswertung eingehen. Dies liegt daran, dass nur zwei Kontrollaufgaben vorliegen und die statistische Wahrscheinlichkeit eines generellen Problems bei der Wahrnehmung von Details in diesem Fall zu hoch wäre. Beim „Kontrolltest Exp. I Bedeutung" müssen die Bilder inhaltlich korrekt benannt und zugeordnet werden, damit die Aufgabe als richtig gewertet werden kann. Da die Aufgaben des Kontrolltests jeweils zu den Items in „Vorzugtest Exp. I" parallelisiert sind, wird im Fall eines Fehlers bei einer Kontrollaufgabe nur diejenige Vorzugsaufgabe aus der Auswertung herausgenommen, die der falsch gelösten Kontrollaufgabe entspricht. Im Anhang Kap. 1.1.5 findet sich eine Tabelle, die aufzeigt, welche Vorzugsaufgaben den jeweiligen Kontrollaufgaben zugeordnet sind.

Um zu gewährleisten, dass eine ausreichend große Anzahl an Vorzugsaufgaben in die Datenauswertung eingeht, müssen bei jedem Probanden mindestens 75 % der gelösten Vorzugsaufgaben (sechs Aufgaben) durch die entsprechenden Kontrollaufgaben „abgesichert" sein. Anderenfalls werden die entsprechenden Probanden von der Ergebnisauswertung ausgeschlossen. Da zu Experiment I sowohl Hypothesen für die erste als auch für die zweite Sitzung vorliegen, werden diese erst nach der Beschreibung der zweiten Sitzung im folgenden Kapitel dargestellt.

3.2 Aufbau der zweiten Sitzung und Hypothesen

Das ***Ziel*** von Experiment I in der zweiten Sitzung ist, zu überprüfen, ob Probanden, die sich in der ersten Sitzung beim Vorzugtest an Details orientiert haben, diese Lösungsstrategie verändern, wenn durch eine veränderte Instruktion die Wahrnehmung der konzeptuellen Merkmale in den Vordergrund gerückt wird. Die Instruktion in der zweiten Sitzung ist derart verändert, dass der Versuchsleiter zuerst nur Bild A aufklappt und erst anschließend die Bilder B und C. Zudem müssen die Abbildungen vor der Zuordnung der Bilder durch die Probanden benannt werden. Es wird angenommen, dass dies zu einer Förderung der bedeutungsorientierten Wahrnehmung führt.

Dies begründet sich folgendermaßen: Wird zuerst Bild A allein betrachtet, kann eine semantische Aktivierung des Langzeitgedächtnisses erwartet werden. Im Sinne semantischer Netzwerkmodelle (z.B. Quillian 1966; Collins & Loftus 1975; Neely 1977) und der Priming-Forschung (Übersicht s. Anderson 1996, 180ff.) ist davon auszugehen, dass beim Betrachten des Bildes einer Flasche auch das Konzept eines Glases voraktiviert wird. Es kommt also zu einer an der Bedeutung orientierten Erwartungshaltung gegenüber den als nächstes umgeklappten Bildern. Perzeptuelle Eigenschaften der Stimuli spielen dann eine geringere Rolle bei der Präferenzentscheidung.

Eine weitere Unterstützung der bedeutungshaltigen Aspekte entsteht durch die längere Betrachtungszeit der Bilder beim einzelnen Umklappen in der zweiten Sitzung: Da die konzeptuelle Verarbeitung langsamer erfolgt als die perzeptuelle Verarbeitung (z.B. Anderson 1996), wächst mit zunehmender Betrachtungszeit der Bilder auch die Wahrscheinlichkeit einer Aktivierung der konzeptuellen Verarbeitung. Das Benennen der Objekte vor der Präferenzentscheidung kann als ein zusätzlicher Aspekt einer elaborativen Verarbeitung von Informationen angesehen werden. Nach der Theorie der Verarbeitungstiefe von Craik und Lockhart (1972) aktiviert eine solche elaborative Verarbeitung konzeptuelle Wissensrepräsentationen.

Die ***Durchführung*** der zweiten Sitzung umfasst alle Aufgaben aus dem Vorzugtest, in denen gemäß der Details und nicht des Bedeutungszusammenhangs der Bilder gewählt wurde. Die zweite Sitzung soll zwischen ein und zwei Wochen nach der ersten Sitzung stattfinden, damit die dort gewählten Lösungen nicht mehr direkt präsent sind. Zusätzlich kann aufgrund der großen Anzahl an Aufgaben im Vorzugtest davon ausgegangen werden, dass sich die Probanden nicht mehr an die früher gewählten Kombinationen erinnern. Den Probanden wird gesagt: „Ich möchte jetzt eine Aufgabe mit Bildern mit dir machen." Das erste Bild auf Position A wird aufgeklappt und gefragt: „Wie heißt dieses Ding?" Wenn der Proband geantwortet hat, werden die Bilder B und C gleichzeitig aufgeklappt und gesagt: „Wie heißen diese Dinge?" Nach der Antwort fragt der Versuchsleiter: „Welches der beiden oberen Bilder würdest du dem unteren Bild zuordnen?" Der Proband zeigt auf ein Bild und klappt die andere Karte weg.

Die im Folgenden genannten ***Hypothesen*** bilden jeweils die H 1; auf die schriftliche Darstellung der jeweiligen H 0 wird verzichtet. Auf der Basis der Konstruktion des Versuchsdesigns und dem bisherigen Forschungsstand lassen sich für ***„Vorzugtest Exp. I"*** folgende Hypothesen formulieren:

Hypothese I (Detail vs. Bedeutung 1. Sitzung):
Die autistische Versuchsgruppe zeigt im Vergleich zu der Kontrollgruppe einen spontanen Vorzug für Details. Dies wird darin deutlich, dass die autistische Versuchsgruppe signifikant häufiger die Bilder wählt, die bezüglich der Details aber nicht der Bedeutung übereinstimmen.

Hypothese II (Detail vs. Bedeutung 2. Sitzung):
Für die zweite Sitzung wird erwartet, dass die veränderten Instruktionen bei beiden Gruppen zu einem Wechsel des Wahrnehmungsvorzugs in Richtung Bedeutung führen. Dabei werden nur jene Probanden wiederholt untersucht, die in der ersten Sitzung mindestens einmal detailorientiert wählten. Mit diesen Probanden werden nur jene Aufgaben wiederholt, die sie in der ersten Sitzung detailorientiert gelöst haben. Es wird erwartet, dass die Anzahl der Probanden, die in der zweiten Sitzung wieder mindestens einmal detailorientiert wählt, auf Grund der veränderten Instruktion signifikant zurückgeht.

Die Zusammenfassung in Tabelle 33 ermöglicht eine Übersicht über alle relevanten Informationen zu Experiment I.

Tab. 33: Übersicht zu Experiment I

	Untertest	Testinhalt	Hypothese für Autismus
1. Sitzung	Trainingstest	Verstehen des Aufgabenprinzips	
	Vorzugtest Experiment I	Spontaner Vorzug Detail vs. Bedeutung beim Zuordnen von Gesamtobjekten	**HYPOTHESE I** Detail > Bedeutung beim Zuordnen von Gesamtobjekten
	Kontrolltest Experiment I	Erkennen von Details und Bedeutung (mind. 75% richtig)	
2. Sitzung	Vorzugtest Experiment I	Wiederholter Vorzug Detail vs. Bedeutung bei bedeutungsfördernder Instruktion	**HYPOTHESE II** Vorzugwechsel zu Bedeutung > Detail bei bedeutungsfördernder Instruktion

4. Experiment II: Bilder-Vorzug (Graphische Ähnlichkeit vs. Bedeutung)

Mit Experiment II wird der Vorzug der Merkmale „Graphische Ähnlichkeit" oder „Bedeutung" überprüft. Der Versuch ist nach dem gleichen Prinzip aufgebaut wie Experiment I: Es müssen Bilder, die in einem Ordnersystem angeordnet sind, über zwei Sitzungen hinweg einander zugeordnet werden. Im Folgenden wird auf den Aufbau der ersten Sitzung und anschließend auf die zweite Sitzung und die Hypothesen zu Experiment II eingegangen.

4.1 Aufbau der ersten Sitzung

Experiment I gliedert sich in drei Subtests (Übersicht s. Tab. 34): Der Trainingstest aus Experiment I führt auch in Experiment II ein, darauf folgt der Vorzugtest zu graphischer Ähnlichkeit vs. Bedeutung und ein Kontrolltest, mit dem gesichert wird, dass alle relevanten Merkmale der Bilder erkannt wurden. Im Folgenden werden die Subtests ausführlich vorgestellt.

Tab. 34: Übersicht über Experiment II (1. Sitzung)

Untertest	Testinhalt
1. Trainingstest (aus Exp. I)	Verstehen des Aufgabenprinzips
2. Vorzugtest Experiment II	Vorzug graphische Ähnlichkeit vs. Bedeutung
3. Kontrolltest Experiment II	Erkennen von graphischer Ähnlichkeit und Bedeutung

1. Trainingstest (aus Exp. I)

Da Experiment II nach dem gleichen Bearbeitungsprinzip wie Experiment I erfolgt, wird kein eigener Trainingstest benötigt. Der in Kap. II 3.1 beschriebene Trainingstest erfüllt seine Aufgabe auch für Experiment II.

2. Vorzugtest zu Experiment II (1. Sitzung)

Das ***Ziel*** von Experiment II ist es, in der ersten Sitzung zu überprüfen, ob ein spontaner Vorzug der graphischen Ähnlichkeit oder der Bedeutung vorliegt. Diese Frage wurde mit Hilfe von Bildern überprüft, die mit dem Programm Microsoft Powerpoint Windows XP gezeichnet wurden (Versuchsmaterial s. Anhang Kap. 1.2). Das Merkmal „Graphische Ähnlichkeit" ist gemäß der in Kap. I 6.2.1 festgelegten Definition als eine Verbindung von Detail- und Umrissmerkmalen operationalisiert. Das Merkmal „Bedeutung" gliedert sich wieder in die Merkmale „Kategorienzugehörigkeit" und „Funktionszusammenhang" auf. Sechs Aufgaben testen jeweils den Vorzug der Merkmale „Graphische Ähnlichkeit" vs. „Kategorienzugehörigkeit" („Vorzugtest Exp. II 1-6") und sechs Aufgaben „Graphische Ähnlichkeit" vs. „Funktionszusammenhang" („Vorzugtest Exp. II 7-12").

Das dargestellte Beispiel (Abb. 32) zum Vorzug von graphischer Ähnlichkeit oder Kategorienzugehörigkeit macht die Übereinstimmung zwischen Haus (B) und Handy (A) durch den ähnlichen Umriss sowie die Detailübereinstimmung der Fenster und Handytasten deutlich. Der bedeutungsvolle Zusammenhang besteht in der Zugehörigkeit von Haustelefon (C) und Handy (A) zur Basiskategorie „Telefon". Während die Zuordnung von Handy und Haus auf einen Vorzug von graphischer Ähnlichkeit hinweist, deutet die andere Kombination auf den Vorzug des Merkmals „Kategorienzugehörigkeit" hin.

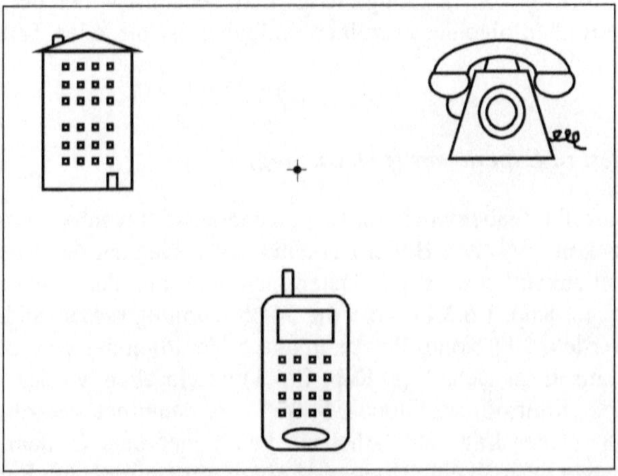

Abb. 32: Beispiel „Vorzugtest Exp. II Graphische Ähnlichkeit (A+ B) vs. Kategorienzugehörigkeit (A + C)“

Die Aufgaben zum Vorzug von graphischer Ähnlichkeit oder Funktionszusammenhang sind nach dem gleichen Prinzip konstruiert; beispielsweise besteht zwischen Kerze (A) und Streichhölzern (C) ein Funktionszusammenhang und zwischen Kerze und Flasche (B) ein graphischer Zusammenhang (s. Abb. 33).

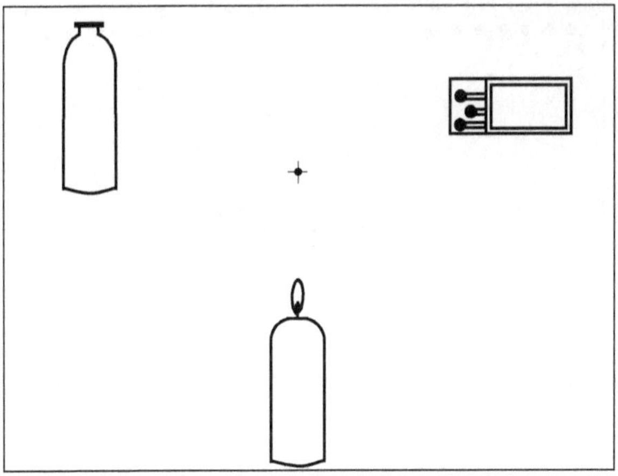

Abb. 33: Beispiel „Vorzugtest Exp. II Graphische Ähnlichkeit (A + B) vs. Funktionszusammenhang (A + C)“

Die ***Durchführung*** von „Vorzugtest Exp. II“ entspricht der bei „Vorzugtest Exp. I“. Die Reihenfolge der einzelnen Aufgaben ist für jeden Teilnehmer randomisiert.

3. Kontrolltest zu Experiment II (1. Sitzung)

Mit den Kontrollaufgaben muss zunächst sichergestellt werden, dass die graphische Ähnlichkeit zwischen Bildern erkannt wird. Da sich das Merkmal „Graphische Ähnlichkeit“ sowohl aus Details als auch aus der globalen Form zusammensetzt (s. Kap. I 6.2.1) muss die Wahrnehmung dieser beiden Elemente überprüft werden. Die Kontrolle der intakten Verarbeitung von Details ist bereits im „Kontrolltest Detail“ (s. Kap. II 3.1) beschrieben worden. In den zwei Aufgaben des „Kontrolltests Globale Form“ wird daher getestet, ob der Proband grundsätzlich in der Lage ist, holistisch wahrzunehmen. In dem Beispiel (s. Abb. 34) besteht deshalb eine Übereinstimmung in der globalen Form zwischen den beiden sattelähnlichen Formen (A + B) aber nicht zwischen Ausgangsform und Rechteck (C). Probanden müssen die Bilder entsprechend der richtigen globalen Form zuordnen.

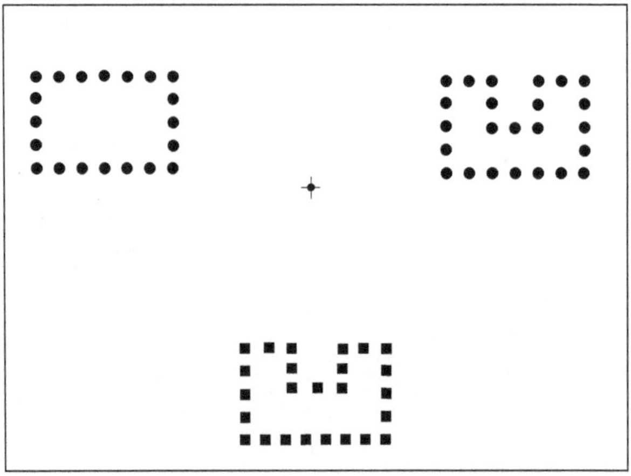

Abb. 34: Beispiel „Kontrolltest Globale Form“; Korrekte Lösung A + C

Weiter ist zu klären, ob die Probanden die gezeigten Objekte hinsichtlich ihrer Kategorienzugehörigkeit und dem Funktionszusammenhang zuordnen können. Entsprechend dem oben beschriebenen Beispiel des Vorzugtests (s. Abb. 32) muss bei der parallelen Kontrollaufgabe (s. Abb. 35) zum einen ein Haus (B) zur Auswahl stehen, das graphisch von dem Handy (A) abweicht und zum anderen ein Telefon (C). Probanden müssen hier jene Bilder zuordnen, die in der Kategorienzugehörigkeit übereinstimmen.

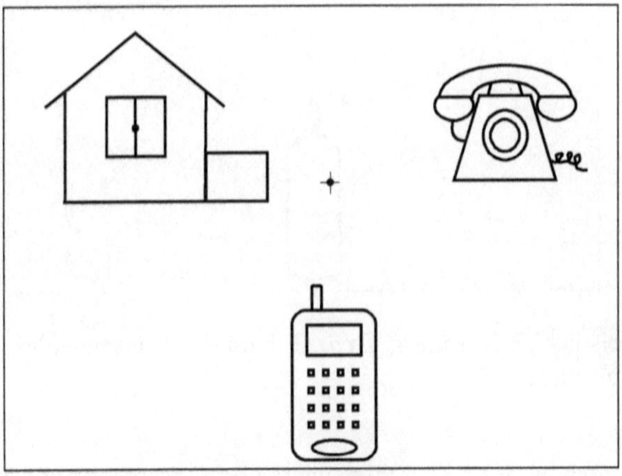

Abb. 35: Beispiel „Kontrolltest Exp. II Kategorienzugehörigkeit"; Korrekte Lösung A + C

Entsprechendes gilt für „Kontrolltest Exp. II Funktionszusammenhang": Die im Vorzugtest (s. Abb. 33) gegebene Kerze (A) passt im Funktionszusammenhang (s. Abb. 36) zu den Streichhölzern (B), nicht aber dem Trinkkrug (C).

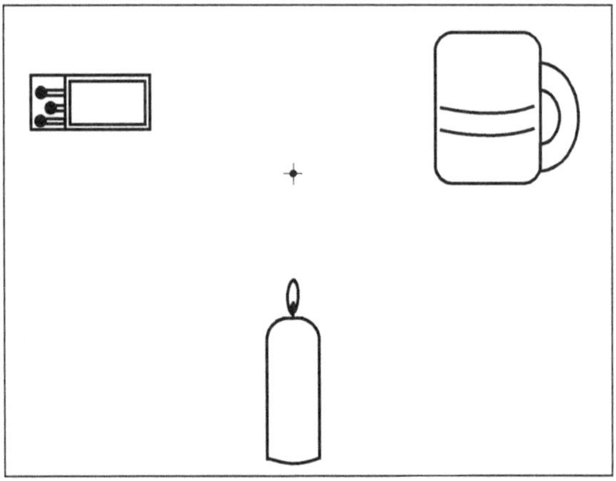

Abb. 36: Beispiel „Kontrolltest Exp. II Funktionszusammenhang"; Korrekte Lösung A + B

Die ***Durchführung*** des „Kontrolltests Globale Form" ist gleich jener von „Kontrolltest Detail", nur lautet die Instruktion in diesem Fall: „Welches der beiden oberen Bilder hat die gleiche große Form wie das untere Bild?" Der Ablauf der „Kontrolltests Exp. II 1-6" entspricht jenem der „Kontrolltests Exp. I 1-4" und die Durchführung der „Kontrolltests Exp. II 7-12" jener der „Kontrolltests Exp. I 5-8" (s. Kap. II 3.1).

Betrachtet man die ***Bedingungen*** zur Auswertung der Ergebnisse gilt: Wird in „Kontrolltest Detail" oder „Kontrolltest Globale Form" ein Fehler gemacht, kann der ganze „Vorzugtest Exp. II" nicht gewertet werden, da auf Grund der geringen Aufgabenzahl nicht sicher gestellt ist, dass der Proband gemäß graphischer Ähnlichkeit zuordnen kann. Werden in „Kontrolltest Exp. II Kategorienzugehörigkeit" oder „Kontrolltest Exp. II Funktionszusammenhang" falsche inhaltliche Lösungen gewählt, muss wie bei Experiment I nur die parallele Aufgabe aus „Vorzugtest Exp. II" von der Auswertung ausgenommen werden. Die Tabelle im Anhang Kap. 1.2.3 gibt an, welche Aufgaben des Kontrolltests denen des Vorzugtests entsprechen.

Um zu gewährleisten, dass für jeden Teilnehmer eine ausreichend große Anzahl an Vorzugsaufgaben in die Datenauswertung eingeht, müssen mindestens 75 % der gelösten Vorzugsaufgaben (neun Aufgaben) durch die entsprechenden Kontrollaufgaben bestätigt sein. Anderenfalls werden die entsprechenden Probanden von der Ergebnisauswertung ausgeschlossen. Da zu Experiment II sowohl Hypothesen für die erste als auch für die zweite Sitzung vorliegen, werden diese erst nach der Beschreibung der zweiten Sitzung im folgenden Kapitel dargestellt.

4.2 Aufbau der zweiten Sitzung und Hypothesen

Das ***Ziel*** von Experiment II in der zweiten Sitzung ist es, zu überprüfen, ob Probanden, die sich in der ersten Sitzung beim Vorzugtest an graphischer Ähnlichkeit orientiert haben, diese Lösungsstrategie verändern, wenn durch eine veränderte Instruktion die Wahrnehmung der konzeptuellen Merkmale in den Vordergrund gerückt wird. Die Instruktion entspricht jener von Experiment I (Kap. II 3.2). Die Durchführung der zweiten Sitzung umfasst alle Aufgaben aus dem Vorzugtest, in denen gemäß graphischer Ähnlichkeit und nicht dem Bedeutungszusammenhang der Bilder gewählt wurde.

Damit lassen sich auf der Basis der Konstruktion des Experiments und des bisherigen Forschungsstands für den ***Vorzugtest*** von Experiment II folgende ***Hypothesen*** formulieren:

Hypothese III (Graphische Ähnlichkeit vs. Bedeutung 1. Sitzung):
Die autistische Versuchsgruppe zeigt im Vergleich zu der Kontrollgruppe einen spontanen Vorzug für die graphische Ähnlichkeit. Dies wird darin deutlich, dass die autistische Versuchsgruppe signifikant häufiger die Bilder wählt, die bezüglich der graphischen Ähnlichkeit aber nicht der Bedeutung übereinstimmen.

Hypothese IV (Graphische Ähnlichkeit vs. Bedeutung 2. Sitzung):
Für die zweite Sitzung wird erwartet, dass die veränderten Instruktionen bei beiden Gruppen zu einem Wechsel des Wahrnehmungsvorzugs in Richtung Bedeutung führen. Dabei werden nur jene Probanden wiederholt untersucht, die in der ersten Sitzung mindestens einmal an der graphischen Ähnlichkeit orientiert wählten. Mit diesen Probanden werden nur jene Aufgaben wiederholt, die sie in der ersten Sitzung gemäß graphischer Ähnlichkeit gelöst haben. Es wird erwartet, dass die Anzahl der Probanden, die in der zweiten Sitzung wieder mindestens einmal nach graphischer Ähnlichkeit wählt, auf Grund der veränderten Instruktion signifikant zurückgeht.

Tabelle 35 gibt eine Übersicht über alle relevanten Informationen zu Experiment II. Bei den in den nächsten Kapiteln beschriebenen Experimenten III und IV erfolgt keine zweite Sitzung, so dass nur der spontane Vorzug erfasst wird.

Tab. 35: Übersicht zu Experiment II

	Untertest	**Testinhalt**	**Hypothese für Autismus**
1. Sitzung	Trainingstest (aus Exp. I)	Verstehen des Aufgabenprinzips	
	Vorzugtest Experiment II	Spontaner Vorzug Graphische Ähnlichkeit vs. Bedeutung	**HYPOTHESE III** Graphische Ähnlichkeit > Bedeutung
	Kontrolltest Experiment II	Erkennen von graphischer Ähnlichkeit und Bedeutung (mind. 75% richtig)	
2. Sitzung	Vorzugtest Experiment II	Wiederholter Vorzug Graphische Ähnlichkeit vs. Bedeutung bei bedeutungsfördernder Instruktion	**HYPOTHESE IV** Vorzugwechsel zu Bedeutung > Graphische Ähnlichkeit bei bedeutungsfördernder Instruktion

5. Experiment III: Figuren-Vorzug (Farbe vs. Bedeutung)

Experiment III wurde entwickelt, um zu untersuchen, ob sich Probanden beim Zuordnen von Figuren eher an dem perzeptuellen Merkmal „Farbe“ oder dem konzeptuellen Merkmal „Kategorienzugehörigkeit“ orientieren. Durch den Einsatz von standardisierten Legofiguren wird die Untersuchung des Wahrnehmungsvorzugs auf Versuchsmaterial ausgedehnt, das im dreidimensionalen Raum betrachtet werden kann und konkret berührbar ist. In Ergänzung zu den Experimenten I und II kann sich auf diese Weise weiter den alltäglichen Wahrnehmungsbedingungen von Kindern angenähert werden. Das Aufgabenprinzip ist dem der anderen Experimente ähnlich: Auf einer grauen ovalen Fläche (45 cm x 25 cm) werden auf gekennzeichneten Orten drei Figuren aufgestellt (s. Abb. 37). Auf Position A, dem Probanden am nächsten, steht die Ausgangsfigur, der eine der auf den Positionen B und C befindlichen Figuren zugeordnet werden soll.

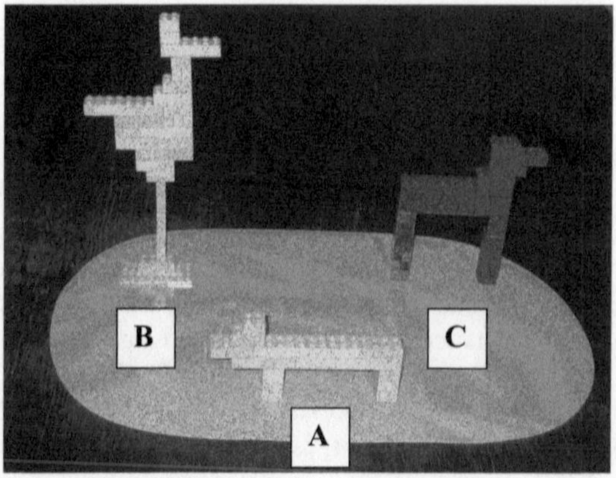

Abb. 37: Beispiel „Vorzugtest Exp. III Farbe (A + B) vs. Kategorienzugehörigkeit (A + C)" (A: gelb; B: gelb; C: rot)

Bei der praktischen Konstruktion der Figuren ist die zentrale Herausforderung, dass die verwendeten Objekte einerseits eindeutig definierte perzeptuelle und konzeptuelle Merkmale aufweisen und andererseits möglichst realistisch aussehen. Um diese Eigenschaften zu realisieren, wurden verschiedene Möglichkeiten der Konstruktion erwogen und ausprobiert. Beispielsweise stellte sich die Frage, ob Spielzeugautos oder kleine Spielzeugtiere wie Giraffen etc. als Versuchsmaterial in Betracht kommen. Diese hätten den Vorteil, relativ originalgetreue Abbilder zu sein. Sie sind jedoch hinsichtlich eindeutiger perzeptueller Merkmale nicht miteinander vergleichbar. In den meisten Fällen finden sich bei Spielzeugartikeln beispielsweise uneinheitliche Detailmerkmale (ein Auto hat sowohl runde als auch eckige Fenster), uneinheitliche Farben (schwarze Reifen bei roten Autos) und komplexe Gesamtformen (Autos besitzen Spoiler und Einbuchtungen auf der Motorhaube). Dies erschwert das Finden zweier Gegenstände, die zum Beispiel der gleichen Kategorie angehören, aber sich nur in einem einzelnen perzeptuellen Merkmal unterscheiden.

Es wurden deshalb standardisierte Figuren aus Legosteinen entwickelt. Legosteine bieten sich an, weil mit ihnen Gegenstände nach Belieben gestaltet werden können. Allerdings lässt sich mit solchen Figuren nur der Vorzug des perzeptuellen Merkmals „Farbe" und des konzeptuellen Merkmals „Kategorienzugehörigkeit" untersuchen. Die perzeptuellen Merkmale „Detail" und „Graphische Ähnlichkeit" sind bei der objekthaften Darstellung von natürlichen Dingen mit Legosteinen schwierig zu realisieren. Das Merkmal „Farbe" (Rot, Gelb, Grün, Blau) lässt sich auf Grund der kräftigen Farben von Legosteinen hingegen gut einbeziehen.

Wie sich in den Voruntersuchungen herausgestellt hat, liegt ein Nachteil der Verwendung von Legosteinen darin, dass die dargestellten Objekte oft schwierig zu erkennen sind. So lassen sich kaum Objekte konstruieren, die im konzeptuellen Merkmal „Funktionszusammenhang“ übereinstimmen, aber nicht der gleichen Basiskategorie angehören (z.B. Flasche-Glas oder Kerze-Streichhölzer). Aus diesem Grund wird auf das Merkmal „Funktionszusammenhang“ verzichtet und nur das Merkmal „Kategorienzugehörigkeit“ einbezogen, das sich besser mit Legosteinen darstellen lässt. Als am besten erkennbar haben sich hier Tiere (Hunde, Fische und Vögel) und Bäume (Tannenbaum und Laubbaum) erwiesen (Versuchsmaterial s. Anhang Kap. 1.3).

Experiment III enthält Trainings-, Vorzug- und Kontrolltests (Übersicht s. Tab. 36), die im Folgenden ausführlich vorgestellt werden.

Tab. 36: Übersicht über Experiment III

Untertest	Testinhalt
1. Trainingstest (aus Exp. I)	Verstehen des Aufgabenprinzips
2. Vorzugtest Experiment III	Vorzug Farbe vs. Kategorienzugehörigkeit
3. Kontrolltest Experiment III	Erkennen von Farbe und Kategorien-zugehörigkeit

1. Trainingstest zu Experiment III

Da das Aufgabenprinzip von Experiment III dem Zuordnungsprinzip der Experimente I und II entspricht, wird der Trainingstest aus Experiment I (Kap. II 3.1) auch als in Experiment III einführend akzeptiert.

2. Vorzugtest zu Experiment III

Das ***Ziel*** des Vorzugtests ist es, mittels acht Aufgaben zu überprüfen, ob sich Probanden bei der Zuordnung von Legofiguren an der Farbe oder der Kategorienzugehörigkeit orientieren. Zu diesem Zweck soll beispielsweise einem auf Position A gegebenen gelben Dackel entweder ein großer roter Schäferhund (B) oder ein gelber Vogel (C) zugeordnet werden (s. oben Abb. 37). Dackel und Schäferhund stammen beide aus der Basiskategorie „Hund“, während der Dackel und der Vogel in der Farbe übereinstimmen (s. Merkmalsdefinitionen Kap. I 6.2). Die Wahl von Dackel und Schäferhund zeigt einen spontanen Vorzug der Kategorienzugehörigkeit, während die andere Kombination den Vorzug des Merkmals „Farbe“ verdeutlicht.

Bei der Gestaltung der Figuren und ihrer Positionierung wurde darauf geachtet, dass nicht Unterschiede im Umriss oder der Größe der Figuren zu einer Beeinflussung des Vorzugs führen. Deshalb ist im abgebildeten Beispiel der rote

Schäferhund wesentlich größer als der gelbe Dackel. Da eine vollkommen gleiche Größe der Figuren B und C nicht immer realisiert werden konnte, wurde darauf geachtet, dass Größenunterschiede zufällig mit der Kongruenz in Farbe oder Kategorienzugehörigkeit einhergehen. Damit sich die Figuren bezüglich der Kopfposition nicht zu sehr gleichen, ist der rote Schäferhund so positioniert, dass er in eine andere Richtung als der Dackel blickt. Diese Prinzipien wurden für alle Aufgabenkombinationen berücksichtigt. Die Reihenfolge der einzelnen Aufgaben ist für jeden Teilnehmer randomisiert.

Bei der ***Durchführung*** des Vorzugtests orientiert sich der Versuchsleiter - für den Probanden nicht sichtbar - an neben sich liegenden Fotos, auf denen die Positionierung der Figuren ersichtlich ist. Die Figuren befinden sich ebenfalls neben ihm auf einem verdeckt stehenden kleinen Tisch. Er nimmt alle drei Figuren in die Hand, stellt die erste Figur (A) auf ihren Platz und direkt darauf folgend in einer gleichzeitigen Bewegung die beiden anderen Figuren (B + C). Wie in der ersten Sitzung der Experimente I und II werden also die Figuren gleichzeitig präsentiert, um eine starke semantische Aktivierung bei Anblick der ersten Figur zu vermeiden und so einen spontanen Vorzug zu gewährleisten (s. Kap. II 3.1).

Dann wird gefragt: „Welche von diesen Figuren (leicht auf die hinteren Figuren weisend) passt besser zu dieser Figur (auf die vordere Figur weisend)?“ Daraufhin wird gesagt: „Dann gib mir die Figuren, die besser zusammen passen.“ Wenn der Versuchsleiter die Figuren erhalten hat, werden alle Objekte weggeräumt und das nächste Set wird aufgestellt.

3. Kontrolltest zu Experiment III

Mit dem Kontrolltest muss sichergestellt werden, dass die Probanden Farbunterschiede erkennen. Dies wird teilweise im Rahmen der Experimente I und II überprüft: Das Erkennen der Farben Blau und Grün wird im richtigen Lösen des Trainingstests ersichtlich (s. Kap. II 3.1). Die Wahrnehmung von Rot und Grün wird in einem speziellen „Kontrolltest Farbe“ überprüft, bei dem die Untersuchungsteilnehmer Farben zuordnen sollen (s. Abb. 38).

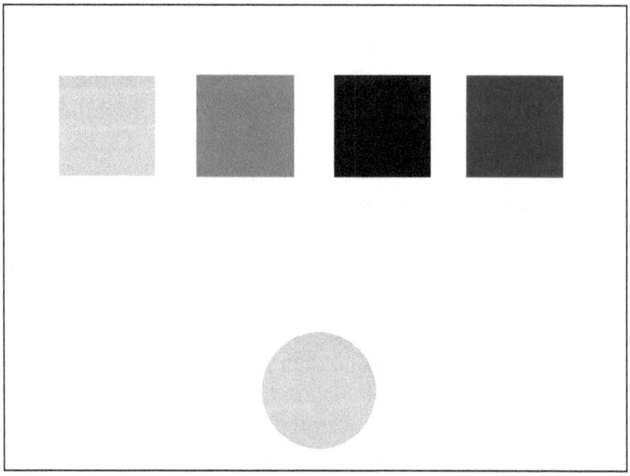

Abb. 38: Beispiel „Kontrolltest Farbe“ (oben: grün, blau, rosa, rot; unten: grün)

Des Weiteren gilt es, die Figuren korrekt zu erkennen und sie gemäß der gleichen Kategorie zuzuordnen. Dazu wurden vier Aufgaben entwickelt, bei denen alle im Vorzugtest vorgekommenen Objekte (Hund, Vogel, Fisch, Baum) diesbezüglich überprüft werden. Im unten abgebildeten Beispiel (s. Abb. 39) ist auf Position A ein gelber Dackel, auf B ein grüner Fisch (Kategorienzugehörigkeit falsch, Farbe falsch) und auf C ein roter Schäferhund (Kategorienzugehörigkeit richtig, Farbe falsch) gegeben. Wird hier der rote dem gelben Hund zugeordnet sowie jede Figur richtig benannt, kann davon ausgegangen werden, dass die beiden Hunde als Mitglieder der gleichen Kategorie erkannt werden.

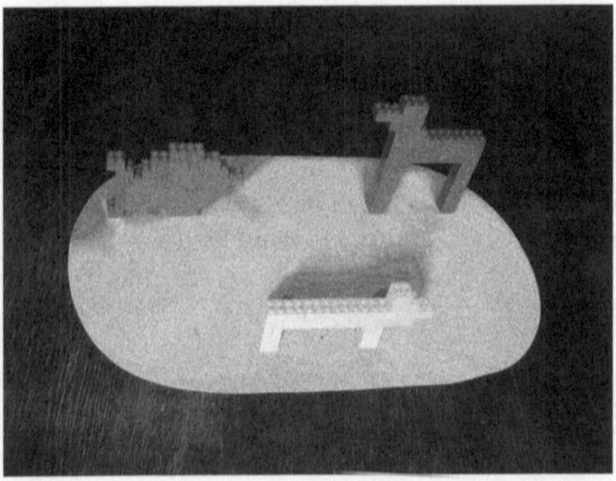

Abb. 39: Beispiel „Kontrolltest Exp. III Kategorienzugehörigkeit"; Korrekte Lösung A + C (A: gelb; B: grün; C: rot)

Im Rahmen der ***Durchführung des „Kontrolltests Farbe"*** erfolgt die Aufforderung: „Wo ist die gleiche Farbe?" Der Proband soll dann auf die zwei gleichen Farben zeigen. Beim ***„Kontrolltest Exp. III Kategorienzugehörigkeit"*** fragt der Versuchsleiter: „Wie heißen diese Figuren?" Sobald geantwortet wurde folgt die Aufforderung: „Welche dieser Figuren (leicht auf die hinteren weisend) ist gleich wie diese Figur (vordere Figur)?" Nachdem der Proband auf eine Figur gezeigt hat, wird gesagt: „Gib mir die Figuren, die gleich sind."

Es gelten folgende ***Bedingungen*** für die Auswertung der Lösungen aus dem Vorzugtest: Jeder Proband muss alle Farben korrekt erkannt haben. Die Aufgaben aus dem „Kontrolltest Exp. III Kategorienzugehörigkeit" sind hingegen mit den Aufgaben des Vorzugtests parallelisiert, so dass bei einer falschen Lösung nur einzelne Vorzugsaufgaben nicht ausgewertet werden können. Die Tabelle im Anhang Kap. 1.3.3 gibt an, welche Aufgaben des Kontrolltests denen des Vorzugtests entsprechen. Um zu gewährleisten, dass eine ausreichend große Anzahl an Vorzugsaufgaben in die Datenauswertung eingeht, müssen wiederum bei jedem Probanden mindestens 75 % der gelösten Vorzugsaufgaben (sechs Aufgaben) durch die entsprechenden Kontrollaufgaben kontrolliert sein. Andernfalls werden die entsprechenden Probanden von der Ergebnisauswertung ausgeschlossen.

Auf der Basis der Konstruktion des Experiments und des bisherigen Forschungsstands lässt sich für den ***Vorzugtest*** von Experiment III folgende ***Hypothese*** formulieren:

Hypothese V (Farbe vs. Bedeutung):
Die autistische Versuchsgruppe zeigt im Vergleich zu der Kontrollgruppe einen Vorzug für die Farbinformation. Dies wird darin deutlich, dass die autistische Versuchsgruppe signifikant häufiger die Figuren wählt, die bezüglich der Farbe aber nicht der Kategorienzugehörigkeit mit der Ausgangsfigur übereinstimmen.

Die folgende Tabelle 37 gibt einen Überblick über alle wichtigen Informationen zu Experiment III.

Tab. 37: Übersicht zu Experiment III

Untertest	Testinhalt	Hypothese für Autismus
Trainingstest (aus Exp. I)	Verstehen des Aufgabenprinzips	
Vorzugtest Experiment III	Spontaner Vorzug Farbe vs. Kategorienzugehörigkeit	**HYPOTHESE V** Farbe > Kategorienzugehörigkeit
Kontrolltest Experiment III	Erkennen von Farbe und Kategorienzugehörigkeit (mind. 75% richtig)	

6. Experiment IV: Puzzle-Vorzug (Detail vs. Bedeutung)

Mit Experiment IV wird überprüft, ob sich Probanden beim Zuordnen von Puzzle-ähnlichen Elementen eher an Detailmerkmalen oder am Funktionszusammenhang von Bildern orientieren. Aus verschiedenen Einzelteilen wird dabei jeweils ein Gesamtobjekt zusammengesetzt. Damit ermöglicht Experiment IV eine Erweiterung von Experiment I, bei dem verschiedene Gesamtobjekte einander zugeordnet werden sollen.

Experiment IV entspricht einem Versuchsdesign, das von Müller und Nußbeck (2005; 2006) ausführlich hergeleitet und erprobt wurde. Aus dieser Untersuchung liegen erste Ergebnisse vor, die auf Grund einer geringen Probandenzahl und fehlender Intelligenzdiagnostik (s. Kap. I 6.4) in der hier durchgeführten Untersuchung weiter überprüft werden. Das Versuchsmaterial besteht aus einem Holzkasten, in den drei Spalten eingelassen sind, um speziell angefertigte Puzzleteile darin platzieren zu können (s. Abb. 40 und Anhang Kap. 1.4). Die Puzzleteile haben gerade Kanten und auf der Rückseite eine Leiste, die in die eingefräste Spalte der Grundplatte passt. Auf der linken Seite in der Mitte ist

Element A gegeben, oben rechts liegt Element B und unten rechts Element C. Die Elemente B oder C sollen an Element A angelegt werden.

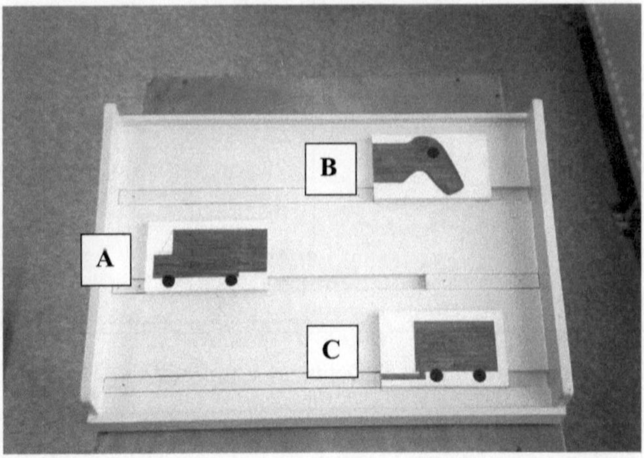

Abb. 40: Aufbau des Puzzle-Vorzug Experiments

Das ***Detailmerkmal*** ist gemäß den Ausführungen in Kap. I 6.2.1 zum Aufeinandertreffen von Flächen als Übergang der Bemalung zwischen den Puzzleteilen definiert. Anhand des Beispiels in Abbildung 41 wird deutlich, dass hier Bild B hinsichtlich des Merkmals „Detail“ eine falsche und Bild C eine richtige Lösung darstellt. Bild C passt von der Bemalung nicht an Bild A. Die Detailübergänge sind in ihrem Abstand von den Rändern der Puzzleteile jeweils standardisiert.

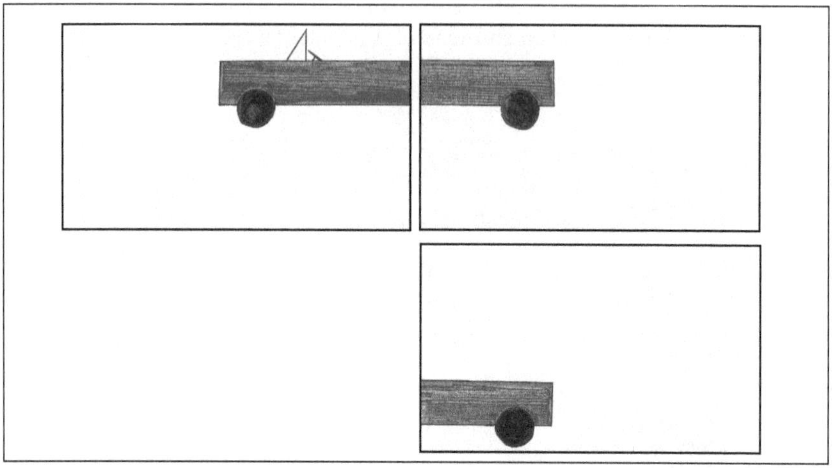

Abb. 41: Beispiel Zuordnung nach Detail: „Kontrolltest Exp. IV Detail“; Korrekte Lösung A + B

Der ***Funktionszusammenhang*** zwischen den einzelnen Puzzleteilen ergibt sich aus der Möglichkeit ein Bild bezüglich der Bedeutung richtig (in Abb. 42: A + B) oder falsch (A + C) zusammenzusetzen (s. Kap. I 6.2.2).

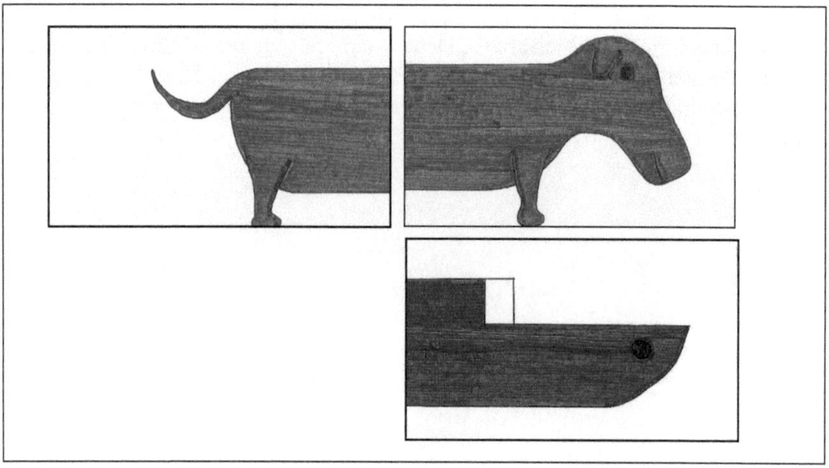

Abb. 42: Beispiel Zuordnung nach Funktionszusammenhang: „Kontrolltest Exp. IV Funktionszusammenhang“, Korrekte Lösung A + B

Um den ***Vorzug*** zwischen Detail und funktionalem Gesamtbild zu überprüfen, können die Merkmale miteinander kombiniert werden. Bei der in Abbildung 43 dargestellten Aufgabe hat der Proband beispielsweise die Möglichkeit, an einen Zug einen hinsichtlich der Anhängerkupplung unpassenden Anhänger (Detail falsch, Funktionszusammenhang richtig) oder einen genau passenden Pferdekopf (Detail richtig, Funktionszusammenhang falsch) anzusetzen.

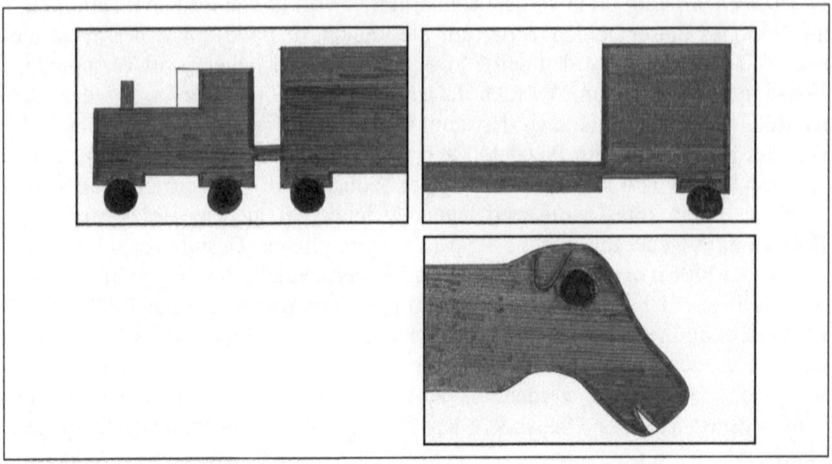

Abb. 43: Beispiel für den Vorzug zwischen Detail und Funktionszusammenhang: „Vorzugtest Exp. IV Detail (A + C) vs. Funktionszusammenhang (A + B)"

Wählt ein Teilnehmer hier den Pferdekopf, wird der Detailvorzug und im anderen Fall der Vorzug des Funktionszusammenhangs deutlich. Experiment IV gliedert sich in einen Trainings-, Kontroll-, und einen Vorzugtest (s. Tab. 38). Die Untertests werden im Folgenden ausführlich dargestellt.

Tab. 38: Übersicht über Experiment IV

Untertest	**Testinhalt**
1. Trainingstest Experiment IV	Verstehen des Aufgabenprinzips
2. Kontrolltest Experiment IV	Erkennen von Details und Funktionszusammenhang
3. Vorzugtest Experiment IV	Vorzug Detail vs. Funktionszusammenhang

1. Trainingstest zu Experiment IV

Der Trainingstest besteht aus vier Aufgaben, mit deren Hilfe das Lösungsprinzip des Experiments verstanden werden soll. Hierbei werden Bilder, vergleichbar den obigen in Abbildung 41 und 42, gemäß der korrekten Detailübergänge und des Funktionszusammenhangs zusammengesetzt (Versuchsmaterial s. Anhang Kap. 1.4).

Die ***Durchführung*** sieht folgende Instruktion vor: „Schau dir die Teile genau an. Welches dieser beiden Teile (auf die rechten deutend) passt besser zu diesem Teil (auf das linke deutend)?" Der Proband darf beliebig oft verschiedene Lösungen ausprobieren. Werden falsche Lösungen gewählt, weist der Versuchsleiter darauf hin und fordert zum Probieren der anderen Lösung auf. Hat sich der Proband für ein Puzzleteil entschieden, sagt der Versuchsleiter: „Dann leg' das übrige Teil bitte zur Seite." Der Proband soll das verbleibende Teil B oder C auf ein rotes Mousepad legen, welches neben dem Holzkasten liegt. Dies ist eine Neuerung gegenüber dem ursprünglichen Design von Müller und Nußbeck (2006), bei dem das übrige Teil in dem Holzkasten liegen blieb. Problematisch war dabei, dass oft schwer zu erkennen war, wann der Proband sich für eine endgültige Lösung entschieden hat. Das Weglegen eines Teils neben den Kasten zeigt jetzt eine klare Entscheidung an. Die Trainingsaufgaben dürfen so lange wiederholt werden, bis das Aufgabenprinzip verstanden wird. Vom Trainingstest wird ohne besondere Erwähnung zu den Kontrolltests übergegangen.

2. Kontrolltest zu Experiment IV

Im Kontrolltest wird überprüft, ob die Probanden Details und Funktionszusammenhänge korrekt erkennen. Dies ist die Voraussetzung für die Auswertung der Ergebnisse des Vorzugstests. In den drei Aufgaben des „Kontrolltests Exp. IV Funktionszusammenhang" müssen die Versuchspersonen zeigen, dass sie die im Vorzugtest vorkommenden Objekte ihrer Bedeutung gemäß zuordnen können (Beispiel s. oben Abb. 42). In den zwei Aufgaben von „Kontrolltest Exp. IV Detail" (Beispiel s. oben Abb. 41) wird überprüft, ob Übergänge richtig zugeordnet werden können.

Die ***Durchführung*** entspricht der des Trainingstests, allerdings wird keine Rückmeldung über die Richtigkeit der Lösung gegeben. Es wird ohne besonderen Hinweis an die Probanden zum Vorzugtest übergegangen. Als ***Bedingung*** für die Auswertung der Ergebnisse des Vorzugstests gilt, dass, aufgrund der geringen Anzahl an Kontrollaufgaben, alle Items richtig gelöst werden müssen.

3. *Vorzugtest zu Experiment IV*

Der Vorzugtest besteht aus fünf Aufgaben, die nach dem Prinzip der oben dargestellten Abbildung 43 aufgebaut sind. Die ***Durchführung*** entspricht jener des Kontrolltests. Die Reihenfolge der einzelnen Aufgaben des Vorzugtests ist für jeden Teilnehmer randomisiert. Weitere Details zur Entwicklung und zum Aufbau des Versuchsdesigns können bei Müller und Nußbeck (2006) nachgelesen werden.

Auf der Basis der Konstruktion des Experiments und des bisherigen Forschungsstands lässt sich für den ***Vorzugtest*** zu Experiment IV folgende ***Hypothese*** bestimmen:

Hypothese VI (Detail vs. Bedeutung):
Die autistische Versuchsgruppe zeigt im Vergleich zu der Kontrollgruppe im Vorzugtest einen spontanen Vorzug für die Detailinformation. Dies wird darin deutlich, dass die autistische Versuchsgruppe signifikant häufiger die Lösungen wählt, die bezüglich der Detailinformation aber nicht dem Funktionszusammenhang mit dem Ausgangsteil übereinstimmen.

Tabelle 39 gibt einen Überblick über alle wichtigen Informationen zu Experiment IV. Im folgenden Kapitel wird eine Übersicht über alle Experimente gegeben und auf die konkrete Durchführung der Experimente in der jeweiligen Testsituation eingegangen.

Tab. 39: Übersicht zu Experiment IV

Untertest	**Testinhalt**	**Hypothese für Autismus**
Trainingstest Experiment IV	Verstehen des Aufgabenprinzips	
Kontrolltest Experiment IV	Erkennen von Details und Funktionszusammenhang (100% richtig)	
Vorzugtest Experiment IV	Spontaner Vorzug Detail vs. Funktionszusammen-hang beim Zuordnen von Teilen eines Objekts	**HYPOTHESE VI** Detail > Funktionszusammenhang beim Zuordnen von Teilen eines Objekts

7. Übersicht über alle Experimente und den Untersuchungsablauf

Aufgrund der Komplexität der oben beschriebenen einzelnen Versuche, ist es sinnvoll, im Folgenden noch einmal alle eingesetzten Experimente mit ihren Hypothesen tabellarisch zusammenzufassen (Tab. 40-43). In einem zweiten Schritt wird dann der genaue Ablauf der durchgeführten Untersuchung dargestellt.

1. Übersicht über alle Experimente

Tab. 40: Übersicht zu Experiment I

	Untertest	**Testinhalt**	**Hypothese für Autismus**
1. Sitzung	Trainingstest	Verstehen des Aufgabenprinzips	
	Vorzugtest Experiment I	Spontaner Vorzug Detail vs. Bedeutung beim Zuordnen von Gesamtobjekten	**HYPOTHESE I** Detail > Bedeutung beim Zuordnen von Gesamtobjekten
	Kontrolltest Experiment I	Erkennen von Details und Bedeutung (mind. 75% richtig)	
2. Sitzung	Vorzugtest Experiment I	Wiederholter Vorzug Detail vs. Bedeutung bei bedeutungsfördernder Instruktion	**HYPOTHESE II** Vorzugwechsel zu Bedeutung > Detail bei bedeutungsfördernder Instruktion

Tab. 41: Übersicht zu Experiment II

	Untertest	**Testinhalt**	**Hypothese für Autismus**
1. Sitzung	Trainingstest (aus Exp. I)	Verstehen des Aufgabenprinzips	
	Vorzugtest Experiment II	Spontaner Vorzug Graphische Ähnlichkeit vs. Bedeutung	**HYPOTHESE III** Graphische Ähnlichkeit > Bedeutung
	Kontrolltest Experiment II	Erkennen von graphischer Ähnlichkeit und Bedeutung (mind. 75% richtig)	
2. Sitzung	Vorzugtest Experiment II	Wiederholter Vorzug Graphische Ähnlichkeit vs. Bedeutung bei bedeutungsfördernder Instruktion	**HYPOTHESE IV** Vorzugwechsel zu Bedeutung > Graphische Ähnlichkeit bei bedeutungsfördernder Instruktion

Tab. 42: Übersicht zu Experiment III

Untertest	Testinhalt	Hypothese für Autismus
Trainingstest (aus Exp. I)	Verstehen des Aufgabenprinzips	
Vorzugtest Experiment III	Spontaner Vorzug Farbe vs. Kategorienzugehörigkeit	**HYPOTHESE V** Farbe > Kategorienzugehörigkeit
Kontrolltest Experiment III	Erkennen von Farbe und Kategorienzugehörigkeit (mind. 75% richtig)	

Tab. 43: Übersicht zu Experiment IV

Untertest	Testinhalt	Hypothese für Autismus
Trainingstest Experiment IV	Verstehen des Aufgabenprinzips	
Kontrolltest Experiment IV	Erkennen von Details und Funktionszusammenhang (100% richtig)	
Vorzugtest Experiment IV	Spontaner Vorzug Detail vs. Funktionszusammen-hang beim Zuordnen von Teilen eines Objekts	**HYPOTHESE VI** Detail > Funktionszusammenhang beim Zuordnen von Teilen eines Objekts

2. Ablauf der Untersuchung

Die Tests wurden unter Anleitung des Autors von fünf Studierenden der Heilpädagogik im Rahmen ihrer Diplomarbeiten durchgeführt. Eine weitere Studierende führte ausschließlich Tests zu den Pilotstudien durch. Einzelne Probanden wurden auch durch den Autor der Studie untersucht. Alle Versuchsleiter durchliefen im Rahmen mehrerer Treffen eine intensive Schulung zur Durchführung der Experimente. Dabei wurden die Instruktionen gelernt und Rollenspiele zur Testdurchführung durchgeführt. Auf diese Weise konnte gesichert werden, dass alle Versuchsleiter gleich vorgingen. Die Testdurchführung wurde mit einer digitalen Videokamera gefilmt, damit das Verhalten der Probanden anschließend genau beobachtet werden konnte. Die Kamera stand rechts hinter dem Versuchsleiter und filmte die Probanden aus einer erhöhten Position, so dass das Gesicht der Probanden und die angezeigten Lösungen zu sehen waren.

Die Untersuchung der autistischen Kinder fand in 15 Fällen in Räumlichkeiten von Autismus Therapie Zentren statt, die den Probanden bekannt waren. Die Teilnehmer wurden dort während ihrer Therapietermine untersucht. Der individuelle Therapeut war in räumlichem Abstand zu der Testsituation anwesend, aber griff zu keinem Zeitpunkt in das Geschehen ein. Die Untersuchung der elf weiteren autistischen Kinder erfolgte in einem Raum ihrer Wohneinrichtung. Aufgrund der bekannten Räumlichkeiten und einer Kennenlernphase zwischen Versuchsleiter und Proband, war keine dritte Person anwesend. Die Kinder der Kontrollgruppe wurden in einem für die Studie reservierten Raum in den jeweiligen Schulen untersucht. Der Versuchsleiter bat die Teilnehmer am Anfang einer Schulstunde separat in den Untersuchungsraum. Alle Experimente wurden einzeln durchgeführt.

Die Untersuchungsräume waren für alle Probanden vergleichbar gestaltet. Sie waren ruhig, hell und reizarm eingerichtet, so dass die Kinder beispielsweise nicht auf bunte Bilder oder aus dem Fenster blickten. Die Experimente wurden zwischen 8 und 16 Uhr durchgeführt, so dass keine erheblichen Ermüdungserscheinungen der Probanden zu erwarten waren. Die Tests wurden in zwei Sitzungen in der in Tabelle 44 dargestellten Reihenfolge bearbeitet.

Tab. 44: Ablauf der Untersuchung

	Experiment	**Untertests**
1. Sitzung	Experiment I: Bilder-Vorzug	Trainingstest Exp. I
		Vorzugtest Exp. I
	Experiment II: Bilder-Vorzug	Vorzugtest Exp. II
	Experiment III: Figuren-Vorzug	Vorzugtest Exp. III
		Kontrolltests Exp. III
	10 Minuten Pause	
	Experimente I und II: Kontrolltests	Kontrolltest Detail
		Kontrolltest Globale Form
		Kontrolltest Exp. I Kategorienzugehörigkeit
		Kontrolltest Exp. II Kategorienzugehörigkeit
		Kontrolltest Exp. I Funktionszusammenhang
		Kontrolltest Exp. II Funktionszusammenhang
		Kontrolltest Farbe
	Experiment IV: Puzzle-Vorzug	Trainingstest Exp. IV
		Kontrolltest Exp. IV
		Vorzugtest Exp. IV
Abstand 1-2 Wochen		
2. Sitzung	Experimente I und II mit neuer Instruktion	Vorzugtest Exp. I
		Vorzugtest Exp. II
	Durchführung der SPM	

Die ***erste Sitzung*** wurde mit den Vorzugtests der Experimente I und II begonnen, da diese aufgrund ihrer insgesamt 20 Aufgaben relativ viel Konzentration von den Probanden verlangen. Anschließend wurde Experiment III durchgeführt, das aufgrund des anschaulichen Materials genug Motivationsangebote liefert. Es folgte jeweils eine Pause von ca. 10 Minuten, in der die Probanden entweder im Raum oder in Begleitung eines Dritten auch außerhalb des Raumes etwas trinken und eine Kleinigkeit essen konnten. Der Versuchsleiter bereitete in dieser Zeit das Versuchsmaterial für den zweiten Teil der Sitzung vor.

Der zweite Teil der ersten Sitzung begann mit den Kontrollaufgaben von Experiment I und II. Die Aufgaben wurden zeitlich versetzt zu den Vorzugtests gelöst, weil bei direkter Folge aufgrund des ähnlichen Versuchsmaterials mit einem Motivationsverlust zu rechnen gewesen wäre. Die Kontrollaufgaben wurden so angeordnet, dass jeweils die Aufgaben aufeinander folgten, die thematisch zusammenhängen. So folgte beispielsweise auf „Kontrolltest Exp. I Kategorienzugehörigkeit" der „Kontrolltest Exp. II Kategorienzugehörigkeit", weil beide das Zuordnen von Objekten aus der gleichen Kategorie abfragen. Dies erlaubte für beide Aufgabentypen die gleiche Instruktion zu verwenden. Abschließend wurde der Test zum Puzzle-Vorzug durchgeführt, der aufgrund der bunten Puzzleteile noch einmal Motivationspotential besitzt. Die erste Sitzung dauerte in der Regel zwischen 30 und 50 Minuten.

In der ***zweiten Sitzung***, die jeweils im Abstand von ein bis zwei Wochen erfolgte, wurden die Aufgaben von Experiment I und II gelöst, die in der ersten Sitzung bezüglich der perzeptuellen Merkmale zugeordnet wurden. Anschließend erfolgte die Durchführung der SPM. Die meisten Teilnehmer benötigten für die zweite Sitzung zwischen 30 und 50 Minuten.

III. Ergebnisse

Im folgenden Kapitel werden die Ergebnisse der beiden Versuchsgruppen bei den einzelnen Experimenten betrachtet (Kap. III 1-4). Für die Überprüfung der Hypothesen wurde ein Alpha-Level von .05 gewählt. Die Häufigkeit der perzeptuell oder konzeptuell gewählten Lösungen in den Vorzugtests wird aus zwei Gründen in Prozent und nicht in absoluten Zahlen angegeben: Erstens haben nicht alle Probanden alle Kontrollaufgaben richtig gelöst (z.B. nur sechs von acht Aufgaben), was entsprechend der Beschreibung der Experimente zu einem Ausschluss einzelner Vorzugsaufgaben führt. Um diese Probanden (bei einer Mindestzahl von 75 % kontrollierten Vorzugsaufgaben in den Experimenten I-III) trotzdem bezüglich des Vorzugs mit den anderen Probanden vergleichen zu können, wird die Anzahl der perzeptuell gelösten Aufgaben in Prozent angegeben. Zweitens ermöglicht die Rechnung mit Prozentwerten, Vergleiche zwischen den verschiedenen Experimenten zu erstellen. Die Berechnungen wurden mit dem Statistikprogramm SPSS 12.0 durchgeführt.

Wie bei Forschungsberichten mit mehreren Experimenten üblich, werden für jedes Experiment die Ergebnisse referiert und diese anschließend kurz diskutiert (American Psychological Association 2001, 27). Am Ende des Kapitels werden unter dem Stichwort „Weitere Befunde" statistische Daten zu den Beziehungen zwischen den einzelnen Ergebnissen und sich daraus ergebende Schlussfolgerungen zu den Gütekriterien der Experimente dargestellt (Kap. III 5). In der Gesamtdiskussion in Kapitel IV können die hier referierten Einzelergebnisse dann zusammenfassend interpretiert werden. Tabelle 45 erlaubt eine Übersicht über die im Folgenden zu überprüfenden Hypothesen.

Tab. 45: Übersicht über die zu prüfenden Hypothesen

Hypothese	Exp.	Inhalt bezogen auf Autismus
I	I	*Detail > Bedeutung* beim spontanen Zuordnen von Einzelobjekten
II	I	*Vorzugwechsel* zu Bedeutung > Detail bei bedeutungsfördernder Instruktion
III	II	*Graphische Ähnlichkeit > Bedeutung* beim spontanen Zuordnen von Einzelobjekten
IV	II	*Vorzugwechsel* zu Bedeutung > Graphische Ähnlichkeit bei bedeutungsfördernder Instruktion
V	III	*Farbe > Bedeutung* beim spontanen Zuordnen von Einzelfiguren
VI	IV	*Detail > Bedeutung* beim spontanen Zuordnen von Teilen eines Objekts

1. Befunde zu Experiment I (Hypothesen I und II)

Mit Hilfe von Experiment I werden die Hypothesen I und II überprüft (s. Kap. II 3.2). Hypothese I wird beibehalten, wenn eine signifikant höhere Zahl detailbezogener Lösungen der autistischen gegenüber der nicht autistischen Versuchsgruppe vorliegt. Hypothese II wird beibehalten, wenn ein signifikanter Rückgang der Anzahl am Detail orientierter Probanden in der zweiten Testsitzung beobachtet wird.

Bei einem autistischen Probanden konnten nach Fehlern bei den Kontrollaufgaben nur fünf, statt der Mindestzahl von sechs, Vorzugsaufgaben ausgewertet werden (Kriterien s. Kap. II 3.1; individuelle Ergebnisse zum Anteil nicht abgesicherter Vorzugsaufgaben s. Anhang Kap. 2.1). Die Versuchsgruppen bestanden bei diesem Experiment deshalb aus 25 autistischen Kindern (Alter = 11;3, Intelligenz T = 44.32) und der vollzähligen nicht autistischen Kontrollgruppe.

1. Ergebnisse zu Hypothese I

Die Ergebnisse der ersten Sitzung zeigen, dass die autistische Gruppe 21,3 % (SD = 26.07) der Aufgaben detailorientiert löste, während die nicht autistische Gruppe dies nur bei 8,6 % (SD = 17.26) der Aufgaben tat (s. Abb. 44).

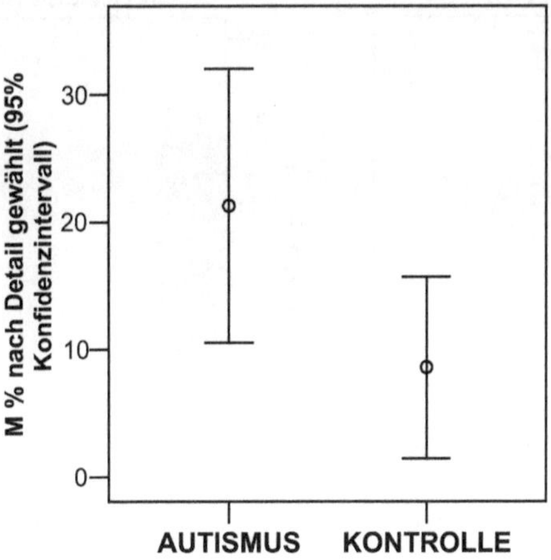

Abb. 44: Mittelwerte Anteil nach Detail gewählt 1. Sitzung

Bei der Durchführung eines zweiseitigen T-Tests zeigt sich hier ein signifikanter Gruppenunterschied bezüglich des Anteils an detailorientierten Lösungen (T = 2.03, p = .049). Hypothese I zum spontanen Vorzug von Details bei Kindern mit Autismus kann also beibehalten werden (Übersicht s. Tab. 46).

Tab. 46: Übersicht zu Hypothese I

	Anteil detailorientiert gewählt
Autismus (n = 25)	M = 21,3 % SD = 26.07
Kontrollgruppe (n = 25)	M = 8,6 % SD = 17.26
p	.049

Über die direkte Prüfung von Hypothese I hinaus können noch weitere Ergebnisse zum spontanen Vorzug betrachtet werden. So wird in den abgebildeten Histogrammen (s. Abb. 45) die individuelle Ergebnisverteilung deutlich. In der Stichprobe wählten weniger autistische Kinder durchgehend den Bedeutungszusammenhang und die Häufigkeitskurve fällt etwas langsamer ab als bei den nicht autistischen Kindern.

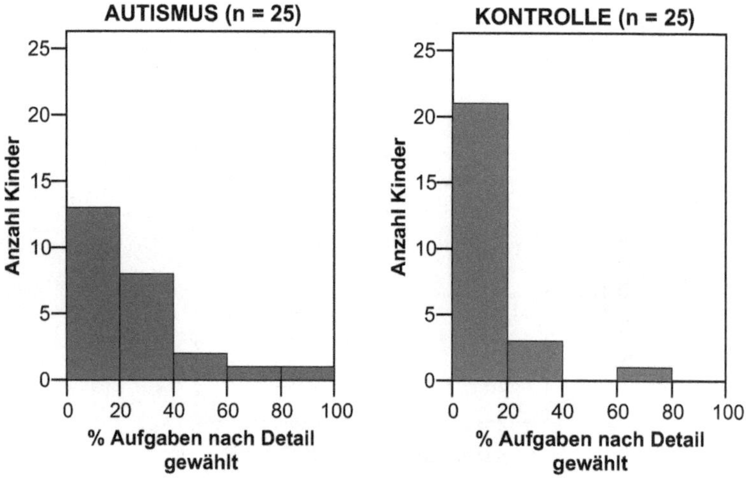

Abb. 45: Histogramme Anteil nach Detail gewählt 1. Sitzung

Die acht Aufgaben aus Experiment I gliedern sich in vier Aufgaben zu Detail vs. Kategorienzugehörigkeit (Items 1-4) und vier Aufgaben zu Detail vs. Funktionszusammenhang (Items 5-8, s. Kap. II 3.1). Nach der oben vorgenommenen Betrachtung des Tests mit allen acht Items lassen sich in Tabelle 47 die Ergebnisse auch getrennt hinsichtlich der beiden Aufgabentypen betrachten. Dies gibt wichtige Informationen darüber, ob bezüglich der Verarbeitung von „Kategorienzugehörigkeit“ und „Funktionszusammenhang“ Gruppenunterschiede bestehen. Hier zeigt sich, dass nur bei den vier Aufgaben zu Detail vs. Kategorienzugehörigkeit, aber nicht jenen zu Detail vs. Funktionszusammenhang, ein signifikanter Gruppenunterschied beim Anteil detailorientierter Lösungen vorliegt (T = 2.15, p = .038).

Tab. 47: Getrennte Betrachtung der Items 1-4 und 5-8

	Items 1-4 Detail vs. Kategorienzugehörigkeit: Anteil detailorientiert gewählt	**Items 5-8 Detail vs. Funktionszusammenhang:** Anteil detailorientiert gewählt
Autismus (n = 25)	M = 18,3 % SD = 24.64	M = 24 % SD = 32.66
Kontrollgruppe (n = 25)	M = 6 % SD = 14.88	M = 11 % SD = 26.10
p	.038	.127

Um neben dem Einfluss der UV „Gruppe“ das zusätzliche Erklärungspotenzial des Alters und der Intelligenz auf die AV „Anteil nach Detail gewählte Lösungen“ zu erfassen, wird bei allen Experimenten zusätzlich eine schrittweise lineare Regressionsanalyse durchgeführt. Dies erscheint sinnvoll, weil sich die Versuchsgruppen in der Varianz von Alter und Intelligenz unterscheiden. Die Variable „Geschlecht“ wird aufgrund der geringen Anzahl weiblicher Untersuchungsteilnehmerinnen nicht miteinbezogen.

In der Regel wird bei einer linearen Regression mit mindestens intervallskalierten Variablen gerechnet. Dies trifft zwar auf die AV „Anteil nach Detail gewählt“ und die UV „Intelligenz“ und „Alter“ zu, jedoch nicht auf die nominalskalierte UV „Gruppe“. Brosius (2002, 547) erläutert allerdings, dass bei inhaltlicher Notwendigkeit, die in diesem Fall gegeben ist, auch nominalskalierte erklärende Variablen (sog. Dummy- oder 0/1-Variablen) in das Regressionsmodell mit aufgenommen werden können. Eine Ausgangsbedingung für eine Regressionsanalyse ist, dass die einbezogenen UV nicht signifikant miteinander korrelieren. Diese Ausgangsbedingung ist erfüllt (s. Tab. 48).

Tab. 48: Korrelation zwischen den UV (n = 51)

		Gruppe	Alter (Monate)	T-Wert Raven
Gruppe	**r nach Pearson**	1	-.004	.034
	p		.976	.811
Alter in Mon.	**r nach Pearson**	-.004	1	.024
	p	.976		.866
t-Wert Raven	**r nach Pearson**	.034	.024	1
	p	.811	.866	

Die Regressionsanalyse für die Anzahl detailorientierter Lösungen zeigt, dass die UV „Gruppe" als einzige signifikant die Varianz der AV vorhersagen kann (s. Tab. 49). Die UV „Intelligenz" (β = .034; p = .838) und „Alter" (β = -.101; p = .474) wurden bei der schrittweisen Regression ausgeschlossen.

Tab. 49: Ergebnis der schrittweisen Regressionsanalyse

	R^2	β	Df	F	p
UV „Gruppe"	.079	-.281	1, 48	4.113	.048

R^2, als Bestimmtheitsmaß der Regressionsgleichung, misst den Anteil der erklärten Streuung an der gesamten Streuung. Der Wert von .079 bei Berücksichtigung der UV „Gruppe" ist dabei relativ gering. Da in der vorliegenden experimentellen Untersuchung jedoch nicht vorrangig angestrebt wird, die gesamte Varianz der AV zu erklären, wird die Interpretation von R^2 in ihrer Relevanz eingeschränkt (s.a. Brosius 2002, 551). Das Ziel der Regressionsanalyse ist stattdessen, einen Vergleich des Einflusses der verschiedenen UV „Gruppe", „Intelligenz" und „Alter" zu ermöglichen.

Führt man zusätzlich *innerhalb* der Gruppen eine schrittweise Regressionsanalyse durch, ergeben sich auch hier keine signifikanten Werte für die Variablen Intelligenz und Alter. Zusammenfassend gilt: Hypothese I zum spontanen Vorzug von Details der autistischen Kinder kann beibehalten werden.

2. Ergebnisse zu Hypothese II

Hypothese II sagt voraus, dass von der ersten zur zweiten Sitzung sowohl die Anzahl der autistischen als auch die der nicht autistischen Detailwähler signifikant zurückgeht, weil in der zweiten Sitzung die Bedeutungsverarbeitung fördernde Instruktionen verwendet werden (s. Kap. I 3.2). Von den 13 autistischen Probanden, die in der ersten Sitzung detailorientiert gewählt haben, wählten drei Kinder in der zweiten Sitzung wieder mindestens einmal nach Detail (s. Abb. 46). Von den sieben Kindern der Kontrollgruppe, die in der ersten Sitzung mindestens einmal lokal wählten, entschied sich in der zweiten Sitzung kein Teilnehmer mehr für eine am Detail orientierte Lösung.

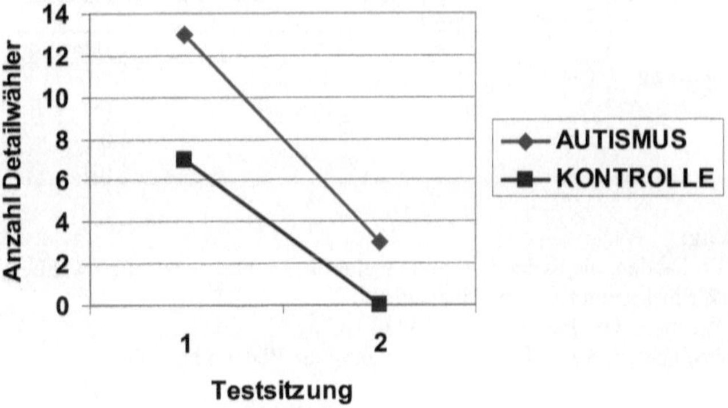

Abb. 46: Verteilung Anzahl Detailwähler von der ersten zur zweiten Sitzung

Der individuelle Anteil an erneut detailorientierten Lösungen der drei autistischen Kinder in der zweiten Sitzung wird in Tabelle 50 deutlich. Ein Wert von 33 % gibt hier beispielsweise an, dass ein Kind 1/3 der in der ersten Sitzung detailorientiert gewählten Aufgaben in der zweiten Sitzung erneut detailorientiert wählte.

Tab. 50: Individueller Anteil wiederholt nach Detail gewählter Aufgaben in Experiment I (2. Sitzung)

Proband	**Exp. I (2. Sitzung): Anteil wiederholt detailorientierter Lösungen**
Aut 1	33 %
Aut 2	33 %
Aut 3	100 %

Um zu überprüfen, ob die Abweichungen der Anzahl Detailwähler zwischen der ersten und der zweiten Sitzung signifikant sind, wird der McNemar Chi²-Test für abhängige Stichproben durchgeführt. Es wird also getestet, ob der Rückgang von 13 autistischen Detailwählern in der ersten Sitzung auf 3 Detailwähler in der zweiten Sitzung überzufällig ist. Das gleiche Prinzip gilt für die Prüfung des Rückgangs von 7 Detailwählern der typisch entwickelten Kinder auf 0 in der zweiten Sitzung. Damit ergeben sich für die Versuchsgruppen folgende Tabellen (s. Tab. 51-52).

Tab. 51: Autismus (n = 13) McNemar Chi²-Test

	2. Untersuchung		
		Detail	Bedeutung
1. Untersuchung	Detail	3 (a)	10 (b)
	Bedeutung	0 (c)	0 (d)

Beschriftung:
a: Anzahl Probanden, die in der 2. Sitzung weiterhin am Detail orientiert wählten
b: Anzahl Wechsler von Detail zu Bedeutung
c: Anzahl Wechsler von Bedeutung zu Detail
d: Anzahl Probanden, die in der 1. und 2. Sitzung die Bedeutung wählten

Tab. 52: Kontrollgruppe (n = 7) McNemar Chi²-Test

	2. Untersuchung		
		Detail	Bedeutung
1. Untersuchung	Detail	0 (a)	7 (b)
	Bedeutung	0 (c)	0 (d)

Es gilt folgende Formel (Bortz 1999, 156):

$$Chi^2 = \frac{(b-c)^2}{b+c}$$

Sowohl für die autistische ($Chi^2 = 10$, $df = 1$, $p < .005$) als auch für die nicht autistische Gruppe ($Chi^2 = 7$, $df = 1$, $p < .01$) ist der Anteil überzufällig hoch (Übersicht s. Tab. 53).

Tab. 53: Übersicht zu Hypothese II

	Anzahl Detailwähler 1. Sitzung	Anzahl Detailwähler 2. Sitzung	p
Autismus (n = 25)	13	3	< .005
Kontrollgruppe (n = 25)	7	0	< .01

Hypothese II zu einer Veränderung des Wahrnehmungsvorzugs durch andere Instruktionen in der zweiten Sitzung in beiden Versuchsgruppen kann daher beibehalten werden.

3. Ergebnisdiskussion zu den Hypothesen I und II

Die Ergebnisse zu ***Hypothese I*** zeigen, dass autistische Kinder, im Vergleich zu normal entwickelten Kindern, beim Beurteilen von Gemeinsamkeiten und Unterschieden zwischen verschiedenen Informationen spontan mehr auf Details als auf Bedeutungszusammenhänge achten. Aufgrund der richtigen Lösung der Kontrollaufgaben kann davon ausgegangen werden, dass die autistischen Kinder sowohl die Details als auch die Bedeutungszusammenhänge erkannt haben.

Betrachtet man die Verteilung der gewählten Lösungen, liegt nahe, dass der Vorzug für Details nicht universell für Autismus ist, denn viele autistische Kinder orientierten sich auch an den Bedeutungszusammenhängen. Andersherum zeigen auch einige normal entwickelte Kinder Tendenzen zu einer lokalen Präferenz. In den oben abgebildeten Histogrammen wird jedoch der Unterschied zwischen den Gruppen deutlich: Kinder mit Autismus scheinen sich seltener nur am Bedeutungszusammenhang zu orientieren und sind häufiger als normal entwickelte Kinder allein auf Details fixiert.

Die getrennte Betrachtung der beiden Aufgabentypen „Detail vs. Kategorienzugehörigkeit“ und „Detail vs. Funktionszusammenhang“ zeigt, dass nur bei ersteren Aufgaben ein signifikanter Gruppenunterschied im Vorzug besteht. Dies kann als Hinweis darauf gelesen werden, dass die Kategoriensysteme autistischer Kinder bezüglich des Bedeutungszusammenhangs einzelner Mitglieder instabiler und eher auf Details bezogen sind. Diese Interpretation ist angesichts der kleinen Itemzahl von vier Aufgaben zum Vorzug „Detail vs. Kategorienzugehörigkeit“ allerdings sehr unsicher und muss ausführlich repliziert werden.

Alternativerklärungen zu der erklärenden UV „Gruppe“ können weitgehend ausgeschlossen werden. Die Regressionsanalyse zeigt, dass Intelligenz und Alter der Probanden keine starke Wirkung auf die Wahl der Lösungen ausüben. Aufgrund der aufwändigen Konstruktion des Designs (Kap. II 3), bei dem möglichst alle alternativen Lösungsstrategien (z.B. Orientierung an anderen Merkmalen als Detail und Bedeutungszusammenhang) ausgeschlossen wurden, scheint die Erklärung der Unterschiede anhand eines autismusbezogenen Detailvorzugs als die beste. Auf weitere mögliche Alternativerklärungen wird in Kap. IV 1 im Rahmen der Gesamtdiskussion eingegangen.

Die Ergebnisse zum spontanen Detailvorzug der ersten Sitzung können mit den Befunden aus ***anderen Studien*** verglichen werden. Diese Untersuchungen unterscheiden sich allerdings erheblich von dem hier verwendeten Versuchsdesign, weil bisher nur die Leistungskraft und nicht der Vorzug einer detailorientierten oder konzeptuellen Verarbeitung getestet wurde. Geht man jedoch davon aus, dass ein lokaler Vorzug mit guten Fähigkeiten bei der Verarbeitung von Details einhergeht, sind die Ergebnisse erwartungskonform mit Befunden zur überdurchschnittlichen visuellen Diskrimination (Plaisted et al. 1998b; O'Riordan & Plaisted 2001; O'Riordan et al. 2001; O'Riordan 2004; Plaisted et al. 2003; Jarrold et al. 2005) und guten Aufgliederung von Gesamtbildern bei Autismus (Übersicht s. Happé 1994). Von besonderem Interesse sind hierbei Studien zum Embbeded-Figures-Test, die wie „Vorzugtest Exp. I" die Merkmale „Detail" und „Bedeutungszusammenhang" betreffen. Die Befunde zeigen, dass sich autistische Menschen sehr gut von der Bedeutung des Gesamtbildes lösen und die Gestalt in Einzelheiten segmentieren können (Shah & Frith 1983; Jolliffe & Baron-Cohen 1997; Ropar & Mitchell 2001; Mottron et al. 2003). Dies entspricht dem Ergebnis aus „Vorzugtest Exp. I", nach dem Kinder mit Autismus Bedeutungszusammenhänge zugunsten der Detailinformation vernachlässigen.

Alle Probanden lösten die Kontrollaufgaben zur Detailwahrnehmung korrekt, was gemäß den oben zitierten Studien zur guten Detailverarbeitung zu erwarten war. Die Mehrzahl aller Probanden hatte auch keine Probleme bei den konzeptuellen Kontrollaufgaben (die Fehler einzelner Probanden werden in der Gesamtdiskussion betrachtet, s. Kap. IV 1). Dies stimmt mit Befunden einer intakten Bedeutungsverarbeitung bei Autismus überein (z.B. Tager-Flusberg 1985a; 1985b). Zu beachten ist allerdings, dass die Kontrolltests dieser Studie für durchschnittlich begabte Kinder zu einfach sind, um tiefer liegende semantische Probleme aufzudecken.

Die Interpretation der Ergebnisse zu ***Hypothese II*** zeigt, dass der Großteil der autistischen Kinder bei einer die Bedeutung hervorhebenden Instruktion in der zweiten Sitzung von einer detailorientierten zu einer konzeptuellen Verarbeitung wechselt. Damit scheint die Detailpräferenz autistischer Kinder vor allem die spontane, wenig reflektierte Herangehensweise an Informationen zu sein. Eine weiterführende Diskussion der Faktoren, die vermutlich zu dem Strategiewechsel geführt haben, wird im Rahmen des Gesamtüberblicks in Kap. IV 1 geführt.

Zusammenfassend lässt sich festhalten, dass die Ergebnisse aus Experiment I eine Forschungslücke zu schließen scheinen. Sie deuten darauf hin, dass der spontane Vorzug bei vielen Kindern mit Autismus auf den Details einer visuellen Information liegt. Dieser spontane Vorzug kann allerdings durch eine auf die Bedeutung gerichtete Instruktion verändert werden.

2. Befunde zu Experiment II (Hypothesen III und IV)

Mit Hilfe von Experiment II werden die Hypothesen III und IV überprüft (s. Kap. II 4.2). Hypothese III kann aufrechterhalten werden, wenn die autistische Gruppe spontan signifikant häufiger graphisch ähnliche Lösungen wählt als die nicht autistische Vergleichsgruppe. Hypothese IV wird beibehalten, wenn ein signifikanter Rückgang der Anzahl an graphischer Ähnlichkeit orientierter Probanden in der zweiten Testsitzung beobachtet wird.

Alle Probanden erreichten die Mindestzahl (neun von zwölf) an gelösten Vorzugsaufgaben (individuelle Anteile s. Anhang Kap. 2.1). Die Versuchsgruppen bestanden bei diesem Experiment deshalb aus den vollzähligen Versuchsgruppen.

1. Ergebnisse zu Hypothese III

Die Ergebnisse zeigen, dass die autistische Gruppe 44,7 % (SD = 40.77) der Aufgaben spontan an der graphischen Ähnlichkeit orientiert löste, während die Kontrollgruppe dies nur in 33 % (SD = 39.78) der Fälle tat (s. Abb. 47).

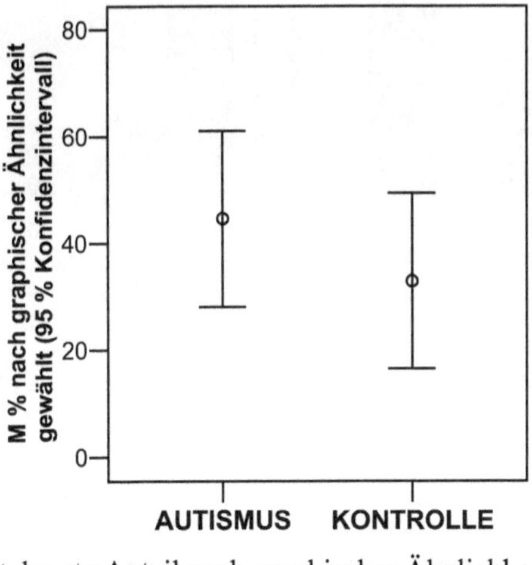

Abb. 47: Mittelwerte Anteil nach graphischer Ähnlichkeit gewählt 1. Sitzung

Bei der Durchführung eines zweiseitigen T-Tests zeigt sich kein signifikanter Gruppenunterschied bezüglich des Anteils graphisch ähnlich gewählter Lösungen (T = 1.04, p = .305). Hypothese III eines an der graphischen Ähnlichkeit orientierten Vorzugs der autistischen Kinder kann daher nicht aufrechterhalten werden (Übersicht s. Tab. 54).

Tab. 54: Übersicht zu Hypothese III

	Anteil nach graphischer Ähnlichkeit gewählt
Autismus (n = 26)	M = 44,7 % SD = 40.77
Kontrollgruppe (n = 25)	M = 33 % SD = 39.78
p	.305

Über die direkte Hypothesenprüfung hinaus sind weitere Ergebnisse von Bedeutung. So fällt bei der Betrachtung der Histogramme (s. Abb. 48) auf, dass sich in der autistischen Stichprobe Tendenzen einer U-Verteilung finden, die bei der nicht autistischen Gruppe etwas geringer ausgeprägt sind.

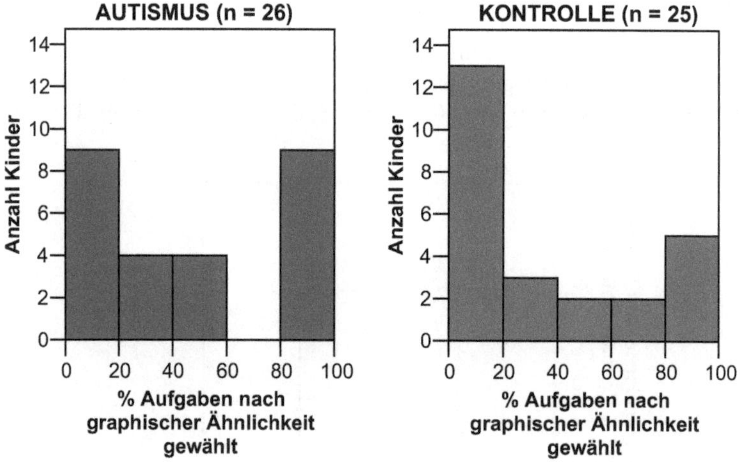

Abb. 48: Histogramme Anteil nach graphischer Ähnlichkeit gewählt 1. Sitzung

Nach der Betrachtung des Tests mit allen zwölf Items lassen sich die Ergebnisse auch getrennt bezüglich der sechs Aufgaben zu „Graphischer Ähnlichkeit vs. Kategorienzugehörigkeit“ (Items 1-6) und „Graphischer Ähnlichkeit vs. Funktionszusammenhang" (Items 7-12) analysieren. Hier wurden keine signifikanten Unterschiede gefunden. Um den Einfluss der UV „Gruppe", „Alter" oder „Intelligenz" zu untersuchen, wurde eine schrittweise Regressionsanalyse durchgeführt. Keine der UV konnte die Varianz der AV signifikant vorhersagen. Auch eine schrittweise Regressionsanalyse *innerhalb* der Gruppen, ergibt keine signifikanten Werte für die Variablen Intelligenz und Alter. Zusammenfassend gilt: Hypothese III zum spontanen Vorzug von graphischer Ähnlichkeit bei Kindern mit Autismus kann nicht aufrechterhalten werden.

2. Ergebnisse zu Hypothese IV

Nach Hypothese IV (s. Kap. II 4.2) ist zu erwarten, dass von der ersten zur zweiten Sitzung sowohl die Anzahl der autistischen als auch die der nicht autistischen Wähler von graphischer Ähnlichkeit signifikant zurückgeht, weil in der zweiten Sitzung bedeutungsfördernde Instruktionen verwendet werden. Von den 19 autistischen Probanden, die sich in der ersten Sitzung an der graphischen Ähnlichkeit orientierten, wählten sieben Kinder in der zweiten Sitzung wieder mindestens einmal die graphisch ähnlichen Lösungen (s. Abb. 49). Von den 14 Kindern der Kontrollgruppe, die in der ersten Sitzung graphisch kongruente Lösungen wählten, entschieden sich in der zweiten Sitzung fünf Kinder wieder mindestens einmal für eine solche Lösung. In Abbildung 49 und Tabelle 55 werden die individuellen Anteile der erneut nach graphischer Ähnlichkeit wählenden Probanden deutlich.

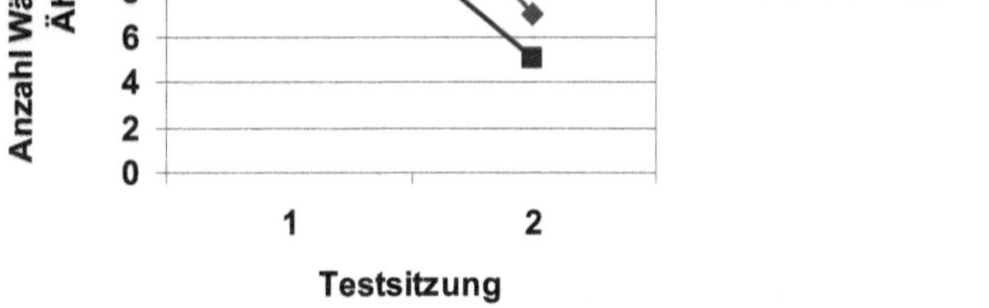

Abb. 49: Verteilung Anzahl Wähler graphischer Ähnlichkeit von der ersten zur zweiten Sitzung in Exp. II

Tab. 55: Individuelle Anteile wiederholt nach graphischer Ähnlichkeit gewählter Aufgaben in Experiment II (2. Sitzung)

Proband	Exp. II (2. Sitzung): Anteil wiederholt nach graphischer Ähnlichkeit gewählter Lösungen
Aut 1	20 %
Aut 2	33 %
Aut 3	43 %
Aut 4	58 %
Aut 5	100 %
Aut 6	100 %
Aut 7	100 %
Kontr 1	8 %
Kontr 2	33 %
Kontr 3	78 %
Kontr 4	100 %
Kontr 5	100 %

Sowohl für die autistische ($Chi^2 = 12$, $df = 1$, $p < .001$) als auch für die nicht autistische Gruppe ($Chi^2 = 9$, $df = 1$, $p < .005$) ergibt sich damit ein signifikanter Rückgang der Anzahl graphisch wählender Probanden zwischen der ersten und zweiten Sitzung (Übersicht s. Tab. 56).

Tab. 56: Übersicht zu Hypothese IV

	Anzahl Wähler graph. Ähnlichkeit 1. Sitzung	Anzahl Wähler graph. Ähnlichkeit 2. Sitzung	p
Autismus (n = 26)	19	7	< .001
Kontrollgruppe (n = 25)	14	5	< .005

Hypothese IV zu einer Veränderung des Vorzugs für graphische Ähnlichkeit durch eine bedeutungsfördernde Instruktion kann daher beibehalten werden.

3. Ergebnisdiskussion zu den Hypothesen III und IV

Die Ergebnisse der ersten Sitzung zu ***Hypothese III*** zeigen, dass autistische Kinder sich im Vergleich zu normal entwickelten Kindern nicht überzufällig häufiger an graphischer Ähnlichkeit orientieren. Es fand sich hier lediglich eine leichte Tendenz in diese Richtung. Die angedeutete U-Verteilung in der autistischen Stichprobe wirft die Frage auf, ob bezüglich des Vorzugs von graphischer

Ähnlichkeit möglicherweise Untergruppen in der autistischen Population bestehen.

Überraschend ist die erstaunlich hohe Anzahl der perzeptuell gelösten Aufgaben in der Kontrollgruppe. Zwar wählte über die Hälfte aller Kinder immer die konzeptuelle Lösung, doch entschieden sich viele auch für die graphische Ähnlichkeit. Die perzeptuellen Gemeinsamkeiten der Bilder scheinen derart dominant gewesen zu sein, dass sie auch für nicht autistische Kinder eine subjektiv sinnvolle Alternative zu den konzeptuellen Lösungen geboten haben.

Die Ergebnisse der ersten Sitzung können mit ***anderen Studien*** verglichen werden. Als erstes bieten sich hierfür jene Untersuchungen an, die den Vorzug zwischen Figurenumriss und Bedeutung untersucht haben. So fand Bormann-Kischkel (1980, s. Kap. I 6.4), dass sieben Probanden mit Autismus signifikant seltener konzeptuell übereinstimmende Bilder zuordneten als Kinder mit Sprachentwicklungsstörungen. Neben den konzeptuell richtigen Lösungen standen graphisch ähnliche und in keinem Merkmal übereinstimmende Bildkarten zur Wahl. Dieses Ergebnis widerspricht unseren Befunden. Die Differenzen lassen sich möglicherweise durch die kleine Probandenzahl, die unterschiedlich gewählte Vergleichsgruppe und die größere Zahl an Wahlmöglichkeiten in der Untersuchung von Bormann-Kischkel (1980) erklären.

Eine weitere Studie, in der Vorzugsaufgaben eingesetzt wurden, stammt von Pring und Hermelin (1993, s. Kap. I 6.4). Die Befunde aus dieser Studie lassen sich auf Grund der sehr unterschiedlichen Probandengruppen allerdings kaum mit den hier vorliegenden Ergebnissen vergleichen, da Pring und Hermelin (1993) nur erwachsene, geistig behinderte Menschen mit Savant-Syndrom in ihre Studie einbezogen.

Neben Studien zum Vorzug können Untersuchungen zu den Wahrnehmungsfähigkeiten autistischer Menschen in die Interpretation der Befunde aufgenommen werden. Die richtige Lösung des „Kontrolltests Globale Form" in der vorliegenden Untersuchung passt zu den Befunden intakter holistischer Verarbeitungsprozesse bei Menschen mit Autismus (z.B. Ropar & Mitchell 1999; 2001). Einige Studien weisen allerdings auch auf Schwierigkeiten autistischer Menschen in diesem Bereich hin (z.B. Happé 1996). In diesem Kontext bleibt festzuhalten, dass mit dem hier eingesetzten Kontrolltest, aufgrund seiner geringen Komplexität, leichte Probleme in der holistischen Verarbeitung vermutlich nicht aufgedeckt werden können. Betrachtet man die Bearbeitung des konzeptuellen Kontrolltests, ordneten die autistischen Kinder die Bilder, wenn sie richtig erkannt wurden, durchweg den korrekten Bedeutungszusammenhängen zu. Dies stimmt mit Befunden einer intakten Bedeutungsverarbeitung einzelner Objekte bei Autismus (z.B. Tager-Flusberg 1985a; 1985b) überein.

Die Ergebnisse der zweiten Sitzung zu ***Hypothese IV*** zeigen, dass die meisten Kinder von einer die bedeutungshaltige Verarbeitung unterstützenden Instruktion profitieren und von einem graphisch orientierten zu einem konzeptuellen Lösungsweg wechseln. Der Anteil weiterhin nach graphischer Ähnlichkeit wählender Probanden ist mit ca. 36 % allerdings in beiden Versuchsgruppen relativ hoch. Da er bei beiden Gruppen fast gleich ist, ist nicht davon auszugehen, dass autismusspezifische Unterschiede bestehen (s. ausführliche Diskussion in Kap. IV 1). Zusammenfassend wird deutlich, dass Kinder mit Autismus keinen klaren Vorzug des Merkmals „Graphische Ähnlichkeit" gegenüber „Bedeutung" zeigen.

3. Befunde zu Experiment III (Hypothese V)

Mit Hilfe von Experiment III wird Hypothese V überprüft (s. Kap. II 5). Die Hypothese wird beibehalten, wenn eine signifikant höhere Zahl an der Farbe orientierter Lösungen der autistischen gegenüber der nicht autistischen Versuchsgruppe vorliegt. In beiden Versuchsgruppen lagen einige Probanden unter der Mindestzahl zu lösender Vorzugsaufgaben (s. Kap. II 5), da einige Legofiguren in den Kontrolltests nicht korrekt erkannt wurden (individueller Anteil s. Anhang Kap. 2.1). Sowohl die autistische (Alter = 11;3, Intelligenz T = 45.59) als auch die nicht autistische (Alter = 11;2, Intelligenz T = 45.09) Gruppe bestand damit aus 23 Probanden (jeweils 20 Jungen und drei Mädchen).

1. Ergebnisse zu Hypothese V

Die autistische Gruppe löste 20,4 % (SD = 37.78) der Aufgaben an der Farbinformation orientiert, während die nicht autistische Gruppe dies nur bei 1,7 % (SD = 5.77) der Aufgaben tat (s. Abb. 50).

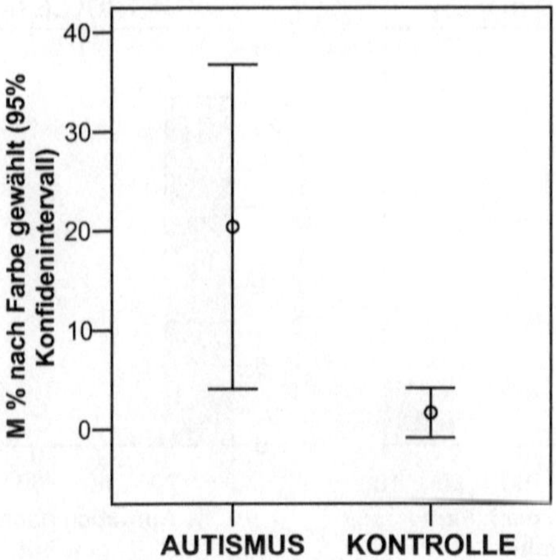

Abb. 50: Mittelwert Anteil nach Farbe gelöst

Bei der Durchführung eines zweiseitigen T-Tests zeigt sich damit ein signifikanter Gruppenunterschied (T = 2.35, p = .023) bezüglich der Anzahl nach Farbe gewählter Lösungen (Übersicht s. Tab. 57). Hypothese V zum Farbvorzug bei Autismus in der ersten Sitzung kann daher beibehalten werden.

Tab. 57: Übersicht zu Hypothese V

	Anteil nach Farbe gewählt
Autismus (n = 23)	M = 20,4 % SD = 37.78
Kontrollgruppe (n = 23)	M = 1,7 % SD = 5.77
p	.023

Neben der direkten Hypothesenprüfung machen die Histogramme (s. Abb. 51) deutlich, dass die Gruppenunterschiede vor allem darauf zurückzuführen sind, dass es in der autistischen Gruppe Personen gibt, die sich vollkommen an der Farbe der Stimuli orientierten.

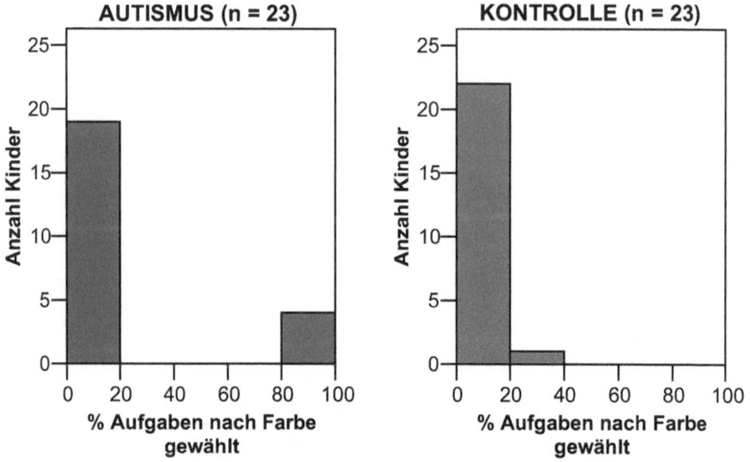

Abb. 51: Histogramme Anteil nach Farbe gewählt

Die schrittweise Regressionsanalyse zeigt, dass die UV „Gruppe" als einzige signifikant die Varianz der AV vorhersagen kann (s. Tab. 58). Die UV „Intelligenz" (β = -.185; p = .196) und „Alter" (β = -.244; p = .087) wurden ausgeschlossen.

Tab. 58: Ergebnis der schrittweisen Regressionsanalyse

	R^2	β	df	F	p
UV „Gruppe"	.112	-.334	1, 44	5.530	.023

Auch eine Regressionsanalyse *innerhalb* der Versuchsgruppen zeigt, dass die Variablen „Intelligenz" und „Alter" die Varianz der AV nicht signifikant vorhersagen können. Zusammenfassend gilt: Hypothese V zum Vorzug von Farbe bei autistischen Kindern kann beibehalten werden.

2. Ergebnisdiskussion zu Hypothese V

Kinder mit Autismus scheinen sich signifikant häufiger als normal entwickelte Kinder an der Farbe und nicht an der Bedeutung von Objekten zu orientieren, obwohl die Bedeutung der Objekte bekannt ist. Auffällig ist jedoch, dass der Farbvorzug nur auf einen Teil aller autistischen Kinder zutrifft; der Großteil stellt konzeptuelle Merkmale in den Vordergrund. Möglicherweise handelt es sich hier um zwei getrennte Gruppen, denn es fanden sich kaum autistische Kinder, die sich ausgewogen manchmal an der Farbe und manchmal an der Kategorienzugehörigkeit orientierten.

Als ***Alternativerklärung*** der Gruppenunterschiede kommen die Intelligenz und das Alter der Probanden nicht in Frage, denn die Regressionsanalyse zeigt keinen signifikanten Einfluss dieser Variablen. Da bei der Entwicklung des Versuchsmaterials darauf geachtet wurde, dass die Objekte nur in den Merkmalen „Farbe“ und „Kategorienzugehörigkeit“ variieren, erscheint auch eine systematische Verzerrung der Befunde durch andere Merkmale wie Figurengröße oder Blickrichtung der Figuren als unwahrscheinlich. Die Unterschiede sind also mit großer Wahrscheinlichkeit aufgrund der Versuchsgruppenzugehörigkeit zustande gekommen (weitere Alternativerklärungen s. Gesamtdiskussion, Kap. IV 1).

Der Vergleich der Ergebnisse mit ***anderen Studien*** stellt sich als schwierig dar, weil auch nach intensiver Recherche in Datenbanken keine Untersuchungen speziell zur Farbwahrnehmung bei autistischen Kindern gefunden wurden. Betrachtet man das Merkmal „Farbe“ allerdings im größeren Rahmen perzeptueller Merkmale, stimmen die Ergebnisse mit Befunden einer guten Detailverarbeitung (Plaisted et al. 1998b; O’Riordan & Plaisted 2001; O’Riordan et al. 2001; O’Riordan 2004; Plaisted et al. 2003; Jarrold et al. 2005) überein, von denen angenommen werden kann, dass sie einen Detailvorzug unterstützen. Zusammenfassend konnte gezeigt werden, dass sich Kinder mit Autismus im Vergleich zu normal entwickelten Kindern mit einer signifikant erhöhten Wahrscheinlichkeit an Farbe und nicht an Bedeutung orientieren.

4. Befunde zu Experiment IV (Hypothese VI)

Mit Hilfe von Experiment IV wird Hypothese VI (s. Kap. II 6) überprüft. Die Hypothese wird beibehalten, wenn eine signifikant höhere Zahl am Detail orientierter Lösungen der autistischen gegenüber der nicht autistischen Versuchsgruppe vorliegt. Alle teilnehmenden Probanden lösten die Kontrollaufgaben vollkommen richtig. Da einer der autistischen Probanden aus organisatorischen Gründen nicht an dem Experiment teilnehmen konnte, bestanden die Versuchsgruppen aus 25 autistischen (Alter = 11;3, Intelligenz T = 44.74) und den 25 normal entwickelten Kindern.

1. Ergebnisse zu Hypothese VI

Die autistische Gruppe löste 41,6 % (SD = 46.88) der Aufgaben detailorientiert, während die nicht autistische Gruppe dies nur bei 16 % (SD = 33.17) der Aufgaben tat (s. Abb. 52).

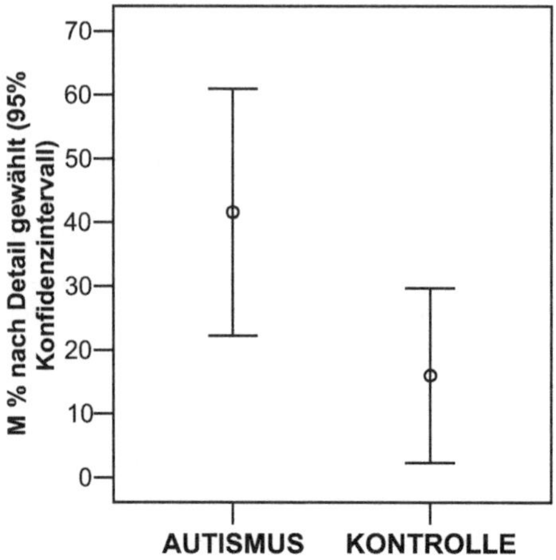

Abb. 52: Mittelwerte nach Detail gewählt

Bei der Durchführung eines zweiseitigen T-Tests zeigt sich ein signifikanter Gruppenunterschied (T = 2.23, p = .031) bezüglich der Anzahl detailorientierter Lösungen (Übersicht s. Tab. 59). Hypothese VI zum Vorzug einer detailorientierten Verarbeitung der autistischen Kinder kann daher beibehalten werden.

Tab. 59: Übersicht zu Hypothese VI

	Anteil detailorientiert gewählt
Autismus (n = 25)	M = 41,6 % SD = 46.88
Kontrollgruppe (n = 25)	M = 16 % SD = 33.17
p	.031

Über die Prüfung der Hypothese hinaus lassen sich die individuellen Ergebnisse betrachten. In den folgend dargestellten Histogrammen (s. Abb. 53) wird deutlich, dass sich die Gruppen vor allem in den Extremen einer nur an Detail oder nur an Bedeutung orientierten Verarbeitung unterscheiden.

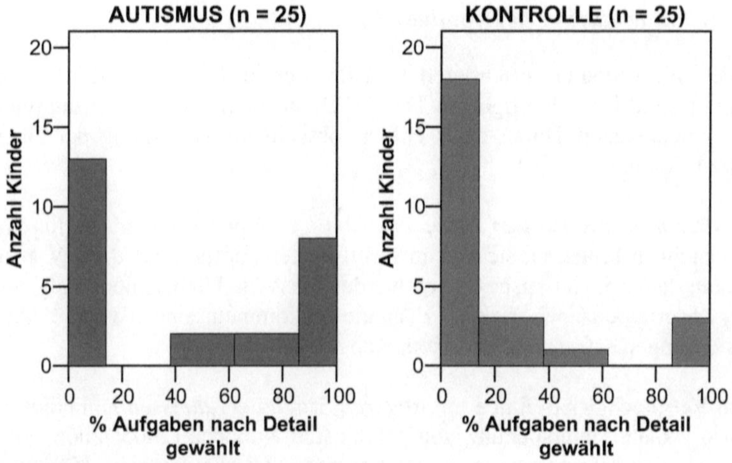

Abb. 53: Histogramme Anteil nach Detail gewählt

Bei Experiment IV ergab sich als einzigem Experiment ein signifikanter Unterschied innerhalb der klinischen Versuchsgruppe: Kinder mit Asperger Syndrom wählten bei 56,2 % der Aufgaben eine detailorientierte Lösung, während Probanden mit Autistischer Störung dies nur in 15,6 % der Fälle taten (p = .022).

Die schrittweise Regressionsanalyse für den „Vorzugtest Exp. IV" zeigt, dass die UV „Gruppe" als einzige signifikant die Varianz der AV vorhersagen kann (s. Tab. 60). Die UV „Intelligenz" (β = .068; p = .624) und „Alter" (β = -.026; p = .854) wurden ausgeschlossen.

Tab. 60: Ergebnis der schrittweisen Regressionsanalyse

	R^2	B	Df	F	p
UV „Gruppe"	.094	-.306	1, 48	4.969	.031

Die Durchführung einer Regressionsanalyse *innerhalb* der Gruppen zeigt, dass auch hier Intelligenz und Alter keine signifikanten Vorhersagen über die Varianz der AV machen können. Zusammenfassend gilt: Hypothese VI zum Vorzug von Details bei autistischen Kindern kann beibehalten werden.

2. Ergebnisdiskussion zu Hypothese VI

Kinder mit Autismus orientieren sich im Vergleich zu normal entwickelten Kindern signifikant häufiger an Details als an dem Funktionszusammenhang von verschiedenen Teilen eines Bildes, obwohl die Bedeutung der einzelnen Bilder bekannt ist.

Als ***Alternativerklärungen*** zu der Variable „Gruppe" kommen Intelligenz und Alter nicht in Frage, da sie keinen signifikanten Einfluss auf die AV ausüben. Es kann daher davon ausgegangen werden, dass die Unterschiede aufgrund der Versuchsgruppenzugehörigkeit zustande gekommen sind (weitere Alternativerklärungen s. Gesamtdiskussion, Kap. IV 1).

Beim Vergleich der Befunde mit ***anderen Studienergebnissen*** kann die in Kap. I 6.4 erwähnte Untersuchung von Müller und Nußbeck (2005; 2006) mit dem gleichen Versuchsmaterial betrachtet werden. Hierbei wurden 15 autistische Probanden mit einem durchschnittlichen Alter von 10;5 Jahren und eine Kontrollgruppe von normal entwickelten Kindern im Alter von 4;8 Jahren untersucht. Die autistische Gruppe löste 36 % der Präferenzaufgaben am Detail orientiert während die Kontrollgruppe dies beinahe nie tat. Mit einem zweiseitigen U-Test berechnet, ergibt sich ein signifikanter Gruppenunterschied von $p = .031$ (Müller & Nußbeck 2005; 2006). Da mit Prozentangaben gerechnet wird, lässt sich wie in der vorliegenden Studie, jedoch auch ein zweiseitiger T-Test durchführen. Hiermit ergibt sich eine Signifikanz von $p = .01$. Ein Vergleich der Untersuchungsergebnisse der Studie von Müller und Nußbeck (2005; 2006) mit der aktuellen Untersuchung in Tabelle 61 macht Parallelen und Unterschiede deutlich.

Tab. 61: Vergleich der aktuellen Studie mit der Studie von Müller und Nußbeck (2005; 2006)

	Studie Müller & Nußbeck (2005; 2006)	**Aktuelle Studie**
Autismus **Anteil nach Detail gewählt**	36 % (n = 15; Alter M = 10;5)	41,6 % (n = 25; Alter M = 11;3)
Kontrolle **Anteil nach Detail gewählt**	0,1 % (n = 11; Alter M = 4;8)	16 % (n = 25; Alter M = 11;2)
p mit T-Test	.01	.031

Grundsätzlich wird der Befund von Müller und Nußbeck (2005; 2006) durch die vorliegende Untersuchung mit einer größeren und besser vergleichbaren Stichprobe weiter abgesichert. Der wesentliche Unterschied zwischen den Ergebnissen besteht im Verhalten der Kontrollgruppe, die sich bei Müller und

Nußbeck (2005; 2006) fast nie am Detail orientierte. Da sich die beiden Kontrollgruppen im Alter erheblich unterschieden, liegt nahe, dass ein höheres Alter zumindest bei einigen Kindern den Vorzug von Details fördert. Möglicherweise befinden sich vierjährige Kinder gerade in einem Entwicklungsstadium, bei dem nach einer eher perzeptuell orientierten Entwicklungsphase (s. Kap. I 6.3) einseitig die Bedeutung von Dingen beachtet wird. Mit zunehmendem Alter und einer Differenzierung der konzeptuellen Verarbeitung im Rahmen der Schulbildung könnte für manche Kinder auch eine am Detail orientierte Lösung der Aufgaben vorstellbar sein. Da die Untersuchung von Müller und Nußbeck (2005; 2006) aber nur relativ wenige normal entwickelte Kinder einbezog, muss die Frage nach der Entwicklung des Detailvorzugs an dieser Stelle weitgehend offen bleiben.

In der Untersuchung von Müller und Nußbeck (2006; 2006) konnten keine Unterschiede zwischen Probanden mit Autistischer oder Asperger Störung beobachtet werden. Angesichts dessen, sowie der fortwährenden Fachdiskussion über den Sinn der Trennung zwischen Autistischer und Asperger Störung und ihrer Diagnostik (s. Kap. I 1), sollten die Ergebnisse der vorliegenden Untersuchung zu diesen Untergruppen mit Vorsicht interpretiert werden.

Der Vorzug von Einzelheiten stimmt grundsätzlich mit Befunden einer überdurchschnittlich guten Detailverarbeitung überein (Plaisted et al. 1998b; O'Riordan & Plaisted 2001; O'Riordan et al. 2001; O'Riordan 2004; Plaisted et al. 2003; Jarrold et al. 2005). Dementsprechend machte auch keiner der Probanden einen Fehler im Kontrolltest zur Detailwahrnehmung. Auch die konzeptuellen Verarbeitungsfähigkeiten waren im Kontrolltest unauffällig, was mit anderen Befunden übereinstimmt (z.B. Tager-Flusberg 1985a; 1985b). Andererseits zeigte eine Untersuchung von Jolliffe und Baron-Cohen (2001, s. Kap. I 5.3), dass autistische Menschen Schwierigkeiten haben, getrennt abgebildete Einzelteile eines Objekts in der Vorstellung zu einem Gesamtobjekt zusammenzuführen. Dieses Problem wurde in der vorliegenden Studie vermutlich umgangen, indem die Probanden die Puzzleteile aktiv aneinander anlegen konnten. Zusammenfassend zeigt Experiment III einen Vorzug autistischer Kinder für Details und nicht den Funktionszusammenhang beim Zusammenfügen eines Objekts.

6. Weitere Befunde

Im Folgenden wird ein Überblick über Ergebnisse gegeben, die den Gesamtzusammenhang der Experimente betreffen. Dabei wird zunächst auf die Befunde zum Anteil falsch gelöster Kontrollaufgaben über alle Tests hinweg eingegangen. Weitere wichtige Erkenntnisse liefern die Korrelationen zwischen den Ergebnissen der einzelnen Experimente und Befunden zum Gesamtanteil perzeptuell gelöster Aufgaben. Auf dieser Basis können Schlussfolgerungen über die Gütekriterien der verwendeten Experimente gezogen werden. Die dargestellten Erkenntnisse werden dann in die Gesamtdiskussion aller Experimente in Kap. IV 1-2 eingebunden.

1. Anteil falscher Kontrollaufgaben

Betrachtet man den Anteil der falsch gelösten konzeptuellen Kontrollaufgaben über alle Tests hinweg, liegt der Mittelwert an falsch gelösten Aufgaben bei den autistischen Kindern mit 3,2 % etwas höher als bei den normal entwickelten Kindern mit 0,7 %. Dies ergibt jedoch keinen signifikanten Unterschied ($T = -1.77$, $p = .087$) zwischen den Probandengruppen. Bei den perzeptuellen Kontrollaufgaben machte keiner der Probanden einen Fehler.

2. Korrelationen zwischen den Experimenten

Eine weitere Frage ist, inwieweit die Ergebnisse der einzelnen Experimente miteinander zusammenhängen. Um dies zu überprüfen, können die Anteile der perzeptuell (d.h. nach Detail, graphischer Ähnlichkeit und Farbe) gewählten Lösungen miteinander korreliert werden. Dabei werden Alter und Intelligenz auspartialisiert, da an dieser Stelle nur der Einfluss der UV „Gruppe" interessiert. In der autistischen Gruppe korreliert das Merkmal „Detailvorzug" aus „Vorzugtest Exp. I" signifikant mit dem Vorzug von graphischer Ähnlichkeit und Farbe (s. Tab. 62). Bei der Kontrollgruppe ergeben sich keine signifikanten Korrelationen.

Tab. 62: Korrelationen „Anteil perzeptuell gewählt" zwischen den Vorzugtests der Experimente bei Autismus (sig. Werte markiert)

	Exp. I	**Exp. II**	**Exp. III**	**Exp. IV**
Exp. I				
r	1	**.64**	**.50**	-.12
p		**.001**	**.018**	.592
Exp. II				
r	**.64**	1	.24	.10
p	**.001**		.293	.670
Exp. III				
r	**.50**	.24	1	-.12
p	**.018**	.293		.608
Exp. IV				
r	-.12	.10	-.12	1
p	.592	.670	.608	

3. Gesamtanteil perzeptuell gewählter Lösungen

Die Merkmale „Detail", „Graphische Ähnlichkeit" und „Farbe" lassen sich theoretisch betrachtet gemeinsam als perzeptuelle Merkmale verstehen (s. Kap. I 6.2.1). Dieser Zusammenhang lässt sich statistisch für die Gruppe autistischer Kinder bestätigen, denn ein großer Teil der Experimente zum Vorzug der verschiedenen perzeptuellen Merkmale korrelierte signifikant miteinander.

Angesichts der fehlenden Korrelationen zwischen den verschiedenen Experimenten in der Kontrollgruppe (s.o.), wird die Annahme einer Verknüpfung der verschiedenen Merkmale zu einem gemeinsamen „perzeptuellen Faktor" allerdings eingeschränkt. Dies erschwert es, statistisch einen Mittelwert der perzeptuell gewählten Lösungen über alle Tests hinweg zu errechnen. Da das Ziel dieser Analyse jedoch keine Hypothesenprüfung ist, sondern lediglich ein grober Gesamteindruck gewonnen werden soll, werden die Versuchsgruppen im Folgenden bezüglich des perzeptuellen oder konzeptuellen Vorzugs über alle Experimente hinweg verglichen.

Die Tabellen im Anhang (s. Anhang Kap. 2.2) zeigen den jeweiligen Anteil perzeptuell gewählter Lösungen der einzelnen Probanden bei jedem Test im Überblick. Bei den folgenden Berechnungen werden nur Probanden, die mindestens drei der vier Experimente bearbeitet haben (inkl. 75 % korrekte Kontrollaufgaben), berücksichtigt. Da ein autistischer Proband nur zwei Experimente bearbeitete, wird dieser nicht in die Ergebnisauswertung mit einbezogen.

Der Mittelwert an perzeptuell gewählten Lösungen über alle durchgeführten Testitems hinweg liegt in der autistischen Gruppe ($n = 25$) bei $M = 32{,}8$ % ($SD = 25.17$). Bei der Kontrollgruppe ($n = 25$) ergibt sich ein Mittelwert von $M = 15{,}5$ % ($SD = 15.24$, s. Abb. 54 und Tab. 63). Unter Berücksichtigung der Alpha-Fehler Korrektur bei vier durchgeführten Tests (α-Niveau $< .013$) ergibt sich damit ein signifikanter Gruppenunterschied ($p = .005$).

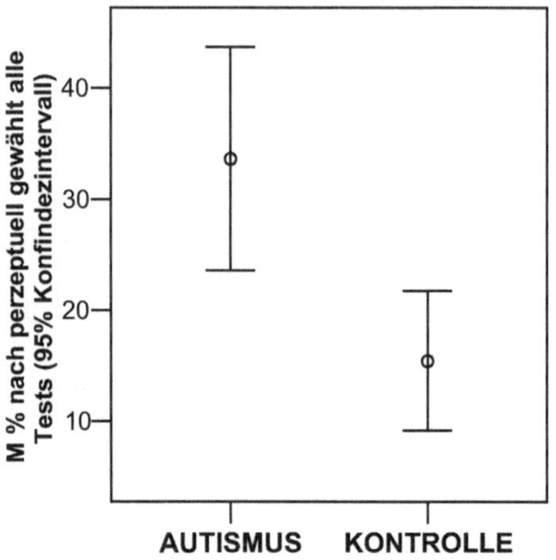

Abb. 54: Mittelwerte des Anteils perzeptuell gewählt über alle Tests hinweg

Tab. 63: Übersicht zum Gesamtanteil perzeptueller Lösungen über alle Tests hinweg

	Anteil perzeptuell gewählt über alle Tests
Autismus (n = 25)	M = 32,8 % SD = 25.17
Kontrollgruppe (n = 25)	M = 15,5 % SD = 15.24
p	.005

Das Streudiagramm (s. Abb. 55) und die Tabellen im Anhang Kap. 2.2 zu den individuellen Ergebnissen zeigen eine charakteristische Verteilung der beiden Versuchsgruppen. Während bei der Kontrollgruppe neun Probanden einen Anteil an perzeptuell gelösten Aufgaben von höchstens 5 % aufweisen, sind dies in der autistischen Gruppe nur vier Probanden. Die große Mehrheit der normal entwickelten Kinder (n = 22) bewegt sich mit ihren Ergebnissen bei einem Anteil von ≤ 25 % perzeptueller Lösungen. Nur ein einzelner Proband der Kontrollgruppe kann mit dem Wert von 67,7 % als Ausreißer gelten. Hingegen liegen 14 Probanden der autistischen Gruppe, d.h. mehr als die Hälfte aller Teilnehmer mit Autismus, bei einem Anteil von ≥ 25 % perzeptuell gelöster Aufgaben. Dieser Anteil reicht bis zu 85 % der Aufgaben. Aufgrund der großen Zahl dieser stark perzeptuell orientierten autistischen Probanden kann hier von einer breiten Verteilung der Werte ausgegangen werden.

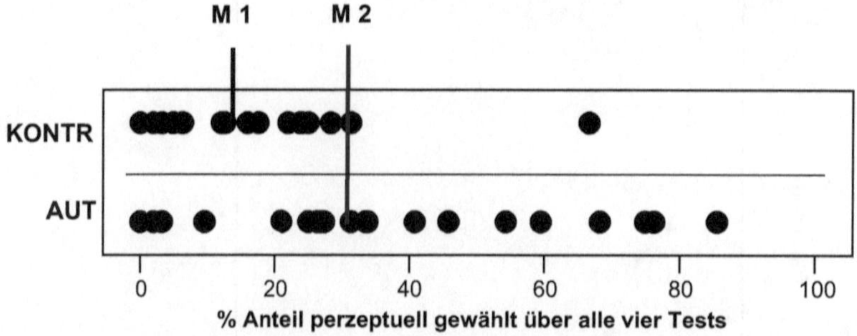

Abb. 55: Anteil perzeptuell gewählt über alle Tests hinweg (Punkte markieren Einzelwerte, M1 und M2 die Gruppenmittelwerte)

4. Befunde zu den Gütekriterien der Experimente

Zur Beurteilung der Qualität von Experimenten sind auch Ergebnisse zu den Gütekriterien zu beachten. Die ***Objektivität*** im Sinne einer Testwiederholung mit verschiedenen Versuchsleitern konnte, wie bei den meisten experimentellen Untersuchungen im Autismusbereich, aufgrund fehlender Ressourcen nicht überprüft werden. Aufgrund der klaren Instruktionen und der einfachen Aufgabenauswertung ist allerdings von einer guten Objektivität auszugehen.

Die ***Validität*** der einzelnen Experimente beruht auf der inhaltlichen Entwicklung der Tests auf Basis der Forschungsliteratur. Mit Hilfe einer Faktorenanalyse über die Items aller durchgeführten Tests hinweg, kann untersucht werden, ob sich die theoretischen Konstrukte bei der Entwicklung der Tests auch in verschiedenen Faktoren wiederfinden lassen. Bei vier durchgeführten Experimenten zu unterschiedlichen Fragestellungen wird im Idealfall erwartet, dass vier verschiedene Hauptkomponenten vorliegen. Der Screeplot in Abbildung 56 zeigt diese Hauptfaktoren. Allerdings sollte auch der fünfte Faktor noch in die inhaltliche Analyse miteinbezogen werden, da die Kurve erst danach erheblich abknickt. Die fünf Faktoren können 75,8 % der Gesamtvarianz erklären (rotierte Summe der quadrierten Ladungen).

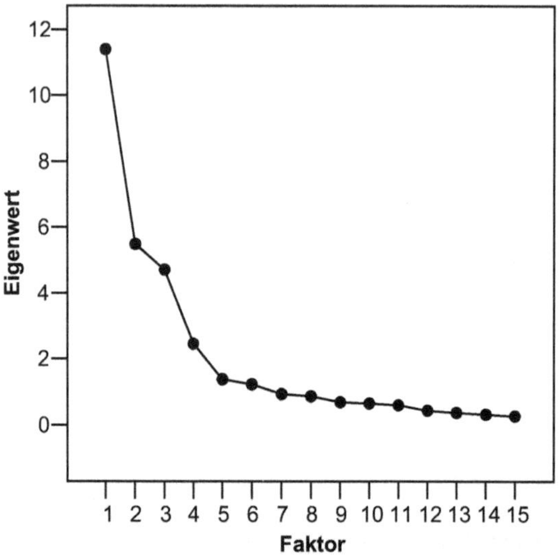

Abb. 56: Screeplot zur Faktorenanalyse über alle Testitems (die ersten 15 von 33 Faktoren)

Die rotierte Komponentenmatrix (s. Tab. 64) zeigt, dass die Faktoren tatsächlich auf den Items der einzelnen Experimente laden. Die theoretischen Konstrukte, in diesem Fall die vier Tests, sind daher gut durch die vier Hauptfaktoren abgebildet. Der fünfte Faktor spielt vor allem bei zwei Items aus Experiment I eine Rolle (Exp. I VT 1 und 2).

Tab. 64: Rotierte Komponentenmatrix über alle Vorzugsaufgaben der Experimente (Werte > .1, Rotationsmethode Varimax mit Kaiser-Normalisierung)

	Faktor 1	Faktor 2	Faktor 3	Faktor 4	Faktor 5
Exp. II VT 1	**.873**				.214
Exp. II VT 8	**.871**				.260
Exp. II VT 10	**.861**	.336			
Exp. II VT 11	**.851**			.237	
Exp. II VT 7	**.847**				.350
Exp. II VT 5	**.837**			.236	
Exp. II VT 4	**.837**				
Exp. II VT 2	**.823**				
Exp. II VT 9	**.811**				
Exp. II VT 10	**.724**	.217		.273	
Exp. II VT 6	**.704**		-.273	.306	-.253
Exp. II VT 3	**.651**			.272	
Exp. III VT 5		**.960**			
Exp. III VT 8		**.960**			
Exp. III VT 7		**.960**			
Exp. III VT 2		**.875**			
Exp. III VT 6		**.846**		.266	
Exp. III VT 3	.222	**.837**			
Exp. III VT 4		**.812**			
Exp. III VT 1		**.779**			
Exp. IV VT 2			**.973**		
Exp. IV VT 4			**.964**		
Exp. IV VT 1			**.930**		
Exp. IV VT 3			**.929**		
Exp. IV VT 5			**.887**		
Exp. I VT 8			-.224	**.871**	
Exp. I VT 5		.317		**.799**	
Exp. I VT 3		.245		**.724**	
Exp. I VT 7	.274	.216		**.716**	
Exp. I VT 6	.398			**.570**	.236
Exp. I VT 4	.341	.282		**.567**	.270
Exp. I VT 2	.243			.267	**.748**
Exp. I VT 1		.229			**.669**

Beschriftung der rotierten Komponentenmatrix:

Exp II VT: Experiment II Vorzugtest (Graphische Ähnlichkeit vs. Bedeutung)

Exp III VT: Experiment III Vorzugtest (Farbe vs. Bedeutung)

Exp IV VT: Experiment IV Vorzugtest (Detail vs. Bedeutung)

Exp I VT: Experiment I Vorzugtest (Detail vs. Bedeutung)

Die Komponentenmatrix verdeutlicht auch die hohen Korrelationen zwischen den Items innerhalb der Experimente, was für eine hohe innere Konsistenz und damit eine gute ***Reliabilität*** spricht. Eine zusätzliche Messung der Reliabilität durch Cronbachs Alpha ergibt für jeden Test einen Wert von > .8. Dies bedeutet, dass die einzelnen Items zu einer sinnvollen Gesamtskala, also zu dem jeweiligen Test, zusammengestellt werden können (Brosius 2002, 766). Bei den Experimenten I und II deuten die hohen Korrelationen innerhalb der Tests darauf hin, dass die Items zu „Kategorienzugehörigkeit“ und „Funktionszusammenhang“, die je die Hälfte der Testitems ausmachen, wie theoretisch begründet, auch statistisch betrachtet zu dem Merkmal „Bedeutung“ zusammengefasst werden können. Am schlechtesten schneidet bei der Reliabilitätsanalyse „Vorzugtest Exp. I“ ab. Bei diesem Experiment wurden die beiden Items „VT Exp. I 1“ und „VT Exp. I 2“ jeweils nur von drei Probanden bezüglich ihrer Details zugeordnet und weichen damit signifikant (Cochrans $Q = 15.38$, $p = .031$) von den anderen Aufgaben des Experiments ab, die zwischen sechs und zehn mal detailorientiert zugeordnet wurden.

Insgesamt erscheint das zur Evaluation der Ergebnisse gewählte Maß von mindestens 75 % korrekt gelösten Aufgaben angesichts der hohen Reliabilität der einzelnen Tests als angemessen (s. Kap. II 3-5). Die Experimente erfüllen, so weit wie überprüft, die Gütekriterien, so dass die Befunde an Zuverlässigkeit gewinnen.

IV. Gesamtdiskussion und Ausblick

Im abschließenden Kapitel werden die im Ergebnisteil dargestellten Befunde zusammenfassend interpretiert. Zunächst erfolgt eine Diskussion der Ergebnisse zum Vorzug der verschiedenen untersuchten Merkmale „Detail", „Graphische Ähnlichkeit" und „Farbe" oder „Bedeutung" bei Kindern mit Autismus (Kap. IV 1). Dies geschieht vor dem Hintergrund der anfangs aufgestellten Hypothesen. Die einzelnen Befunde werden in Bezug zueinander gesetzt, so dass sich Interpretationsmöglichkeiten ergeben, welche über die in Kap. III geführten Kurzdiskussionen der einzelnen Experimente hinausgehen.

Im darauf folgenden Kap. IV 2 wird erläutert, inwiefern die Ergebnisse auf einen generellen Vorzug von allen perzeptuellen gegenüber allen konzeptuellen Merkmalen bei Kindern mit Autismus hinweisen. Anschließend erfolgt eine Analyse der Ergebnisse hinsichtlich ihrer Relevanz für die Weiterentwicklung der Theorie der schwachen Kohärenz (Kap. IV 3). In diesem Rahmen wird auf Grundlage der Ergebnisse ein neues, überarbeitetes Modell schwacher Kohärenz vorgeschlagen. Der vierte Teil des Kapitels (Kap. IV 4) umfasst den Versuch, die gewonnenen Erkenntnisse für Konzepte zur pädagogischen Förderung autistischer Kindern nutzbar zu machen. Die Studie endet mit der Diskussion zukünftiger Forschungsfragen (Kap. IV 5).

1. Die einzelnen Ergebnisse im Kontext der Gesamtuntersuchung

Im Folgenden werden die einzelnen Befunde der Untersuchung interpretiert. Um einen Überblick zu schaffen, werden zunächst die Ergebnisse der Hypothesenprüfung in einer Tabelle dargestellt. Anschließend werden die Erkenntnisse zum spontanen Wahrnehmungsvorzug autistischer Kinder sowie mögliche Erklärungen für diesen Wahrnehmungsstil diskutiert. Das Kapitel schließt mit der Interpretation der Daten zur Änderung des Vorzugs mit bedeutungsfördernden Instruktionen ab.

1. Übersicht über die Hypothesenprüfungen

Im Rahmen der durchgeführten Untersuchung wurden sechs Hypothesen überprüft. Die Ergebnisse lassen sich graphisch in Tabelle 65 zusammenfassen und werden im Folgenden interpretiert.

Tab. 65: Übersicht über alle Hypothesenprüfungen

Hyp.	Exp.	Inhalt bezogen auf Autismus	Beibehalten	Verworfen
I	I	*Detail > Bedeutung* beim spontanen Zuordnen von Einzelobjekten	X	
II	I	*Vorzugwechsel* zu Bedeutung > Detail bei neuer Instruktion	X	
III	II	*Graphische Ähnlichkeit > Bedeutung* beim spontanen Zuordnen von Einzelobjekten		X
IV	II	*Vorzugwechsel* zu Bedeutung > Graphische Ähnlichkeit bei neuer Instruktion	X	
V	III	*Farbe > Bedeutung* beim spontanen Zuordnen von Einzelfiguren	X	
VI	IV	*Detail > Bedeutung* beim spontanen Zuordnen von Teilen eines Objekts	X	

2. Diskussion des spontanen Wahrnehmungsvorzugs (Hypothesen I, III, V, VI)

Betrachtet man als erstes die Ergebnisse zum spontanen Wahrnehmungsvorzug, der in der ersten Testsitzung erfasst wurde, gibt die Untersuchung Hinweise auf den Vorzug von ***Details (Hypothesen I und VI)*** gegenüber konzeptuellen Informationen bei Kindern mit Autismus. Autistische Kinder scheinen sich, über verschiedene Aufgabentypen hinweg, überdurchschnittlich oft an Details zu orientieren. Dies betrifft einerseits Situationen, in denen verschiedene einzelne Informationen miteinander verglichen sowie Gemeinsamkeiten und Unterschiede erkannt werden müssen (Experiment I). Andererseits ist die Detailorientierung bei Aufgabenstellungen zu beobachten, bei denen Teilstücke zu einer kohärenten Gesamtinformation zusammengeführt werden müssen (Experiment IV).

Interessanterweise korrelieren die beiden Experimente bezüglich ihrer gewählten Lösungen nicht signifikant miteinander. Dies deutet darauf hin, dass das Vergleichen mehrerer einzelner Informationen und das Zusammenfügen einer Gesamtinformation auf unterschiedlichen kognitiven Prozessen beruhen. Diese Interpretation wird unterstützt durch den Befund, dass nur Experimente des Aufgabentyps „Vergleichen verschiedener Einzelobjekte" (Experimente I, II und III, aber nicht Experiment IV) miteinander korrelieren. Des Weiteren ergeben sich Parallelen zu einer Studie von Jolliffe und Baron-Cohen (2001, s. Kap. I 5.3), bei der autistische Kinder zwar Mühe hatten beim mentalen Zusammensetzen verschiedener Einzelteile zu einem Gesamtbild, aber beim Erkennen von stilisierten Einzelobjekten keine Probleme zeigten. Beiden Prozessen scheinen also distinkte Mechanismen zugrunde zu liegen. Schließlich weist auch die bereits diskutierte Untersuchung von Pellicano et al. (2005b, s. Kap. I 5.5) mit verschiedenen Tests zur zentralen Kohärenz darauf hin, dass die visuelle Detailverarbeitung ein komplexes System ist, dem unterschiedliche Verarbeitungsprozesse zugrunde zu liegen scheinen.

Setzt man die Erkenntnisse zum spontanen Detailvorzug in Bezug zu Befunden anderer Studien, stimmen die Beobachtungen mit einer Pilotstudie von Müller und Nußbeck (2005; 2006) überein, die ebenfalls den Puzzle-Test einsetzten. Die Ergebnisse konnten in dieser Untersuchung mit einer größeren Stichprobe und genauer diagnostizierten Probanden repliziert werden (s. ausführlich Kap. III 4). Des Weiteren zeigen sich Parallelen zu den Beobachtungen des Zeichenstils autistischer Menschen. Häufig beginnen Personen mit Autismus Zeichnungen mit Detailmerkmalen des Dargestellten und nicht mit dem globalen Umriss (Mottron & Belleville 1993; Mottron et al. 1999; Booth et al. 2003). Parallelen finden sich auch im nicht graphischen Bereich: Menschen mit Autismus scheinen Sprache detailorientiert zu verarbeiten, was beim spontanen Lesen zu einer falschen Aussprache von Homographen führt (Frith & Snowling 1983; Snowling & Frith 1986; Happé 1997; Jolliffe & Baron-Cohen 1999b; López & Leekam 2003).

Ein Vorzug von ***graphischer Ähnlichkeit (Hypothese III)*** bei autistischen Kindern hat sich in der vorliegenden Untersuchung hingegen nicht bestätigt. Hinweise auf eine Interpretation dieses Befundes, ergeben sich, wenn die Zusammenhänge des Experiments zu graphischer Ähnlichkeit mit anderen Versuchen betrachtet werden. Zu beachten ist hier wiederum, dass das Merkmal „Graphische Ähnlichkeit“ sowohl Merkmale von „Details“ als auch der „Globalen Form“ enthält (s. Kap. I 6.2.1). In diesem Kontext ist interessant, dass der Test zu graphischer Ähnlichkeit signifikant mit Experiment I korreliert, das den Vorzug von Details erfasst. Da diese Korrelation nur in der autistischen Gruppe zu finden ist, kann geschlossen werden, dass sich die autistischen Probanden beim Vorzug von graphischer Ähnlichkeit vermutlich mehr als die normal entwickelten Kinder an den Details der graphisch ähnlichen Bilder orientiert haben. Demgegenüber waren die Probanden der Kontrollgruppe, welche die graphisch kongruenten Lösungen wählten, stärker auf die globale Form des Merkmals „Graphische Ähnlichkeit“ fixiert.

Hieraus ergibt sich eine neue Interpretationsmöglichkeit der fehlenden Gruppenunterschiede: Kinder mit Autismus könnten zwar einen Vorzug für Details (s. Experimente I und IV), aber nicht für die globale Form, gegenüber konzeptuellen Merkmalen zeigen. Das Ergebnis von Experiment II wäre dann so erklärbar, dass die Bilder des Versuchsdesigns bei der zeichnerischen Umsetzung des Merkmals „Graphische Ähnlichkeit“ hinsichtlich der beiden Eigenschaften „Detail“ und „Globale Form“ unausgeglichen sind, so dass die globale Information dominiert. Die autistischen Kinder hätten sich dann an den Details orientiert, aber aufgrund der geringen Übereinstimmung zwischen den Bildern bezüglich der Detailinformation führte dies nicht zu einem deutlichen Vorzug für graphische Ähnlichkeit. Hingegen war die Übereinstimmung in der holistischen Gestalt der Bilder so stark, dass die normal entwickelten Kinder in einem hohen Maße die graphisch ähnlichen Bilder wählten. Um diese Interpretation zu überprüfen, müsste untersucht werden, inwieweit autistische und normal entwickelte Kinder das Merkmal „Globale Form" gegenüber Bedeutungszusammenhängen vorziehen.

Die Beobachtung eines fehlenden Vorzugs von graphischer Ähnlichkeit kann in Bezug zu den Befunden von Bormann-Kischkel (1980) gesetzt werden. Sie untersuchte eine kleine Stichprobe und fand, dass sich autistische Kinder seltener an konzeptuell übereinstimmenden Bildern als sprachgestörte Kinder orientieren. Dieser Befund konnte in der vorliegenden Studie nicht bestätigt werden und ist vermutlich auf Unterschiede im Versuchsdesign zurückzuführen (s. Kap. III 2).

Mit der vorliegenden Untersuchung wurde weiter gezeigt, dass bei Kindern mit Autismus im Vergleich zu normal entwickelten Kindern eine erhöhte Wahrscheinlichkeit eines Vorzugs von ***Farbe (Hypothese V)*** gegenüber der Kategorienzugehörigkeit verschiedener Objekte besteht. Der Vorzug von Farbe korreliert signifikant mit dem Vorzug von Details in Experiment I. Dieses Ergebnis spricht für eine enge Kopplung der Verarbeitung von Farbe und Details bei Autismus. Eine solche Verbindung zwischen der Farb- und Detailverarbeitung ist ein Hinweis darauf, dass autistische Menschen nicht nur für Details sondern auch für Farbe eine besondere Sensibilität besitzen. Der Befund eines Vorzugs für Farbe kann auf Grund des geringen Wissens zur Farbverarbeitung autistischer Kinder kaum mit bisherigen Studienergebnissen verglichen werden (s.a. Kap. III 3).

Um den spontanen Vorzug angemessen interpretieren zu können, müssen auch die Befunde aus den ***Kontrolltests*** diskutiert werden. Hier zeigt sich, dass Kinder mit Autismus in der Regel Objekte und ihre Bedeutungszusammenhänge erkennen können. Dennoch hatten die autistischen Kinder etwas mehr Probleme bei diesen Aufgaben als die normal entwickelten Kinder. Dieses Ergebnis kann auf verschiedene Arten interpretiert werden. So könnten einige autistische Kinder Probleme beim Zusammenfügen von Einzelteilen zu einer Gestalt haben, was eine Voraussetzung für das Erkennen der Bilder und Objekte ist. Dies scheint aber kein grundsätzliches Problem zu sein, da die Kontrolltests zum Erkennen der globalen Form von allen richtig gelöst wurden und viele Studien auf intakte holistische Fähigkeiten hinweisen (z.B. Mottron et al. 1999; 2003; Rinehart et al. 2000; Ropar & Mitchell 1999; 2001).

Möglicherweise handelt es sich eher um die Schwierigkeit, relativ abstrakt dargestellte Objekte (z.B. „Hund" als Legofigur dargestellt) mit der inneren Repräsentation von dem realen Objekt abzugleichen. Diese Interpretation wird unterstützt von Befunden, die zeigen, dass autistische Personen Probleme beim Erkennen von gleichen Eigenschaften verschiedener Informationen haben (Plaisted et al. 1998a).

Eine weitere plausible Erklärung ist, dass auch die normal entwickelten Kinder Probleme beim Erkennen einzelner Bilder und Objekte hatten, deren richtige Bedeutung jedoch aufgrund des Ausgangsteils antizipierten. Dies ermöglichte ihnen beispielsweise, in Abbildung 57 zu erkennen, dass es sich bei den Streichhölzern nicht um eine Mikrowelle handeln kann (wie es einige autistische Kinder vermuteten), weil sich ein Bedeutungsbezug zur Kerze ergeben muss. Dies würde bedeuten, dass die autistischen Kinder beim Erkennen der dargestellten Objekte den Kontext der umliegenden Bilder nicht miteinbezogen haben, was mit den Ergebnissen einiger anderer Untersuchungen konform wäre (z.B. Happé 1996; Jarrold & Russell 1997; Jolliffe & Baron-Cohen 1997; Ropar & Mitchell 2001; Mottron et al. 2003). Ob diese Interpretation zutrifft, könnte durch das Benennenlassen der einzeln präsentierten Bilder und Objekte durch die Kontrollgruppe herausgefunden werden. Wenn die normal entwickelten Probanden in diesem Fall die Abbildungen nicht erkennen, sind die Probleme der autistischen Kinder beim Erkennen auf einen mangelnden Kontexteinbezug zurückzuführen.

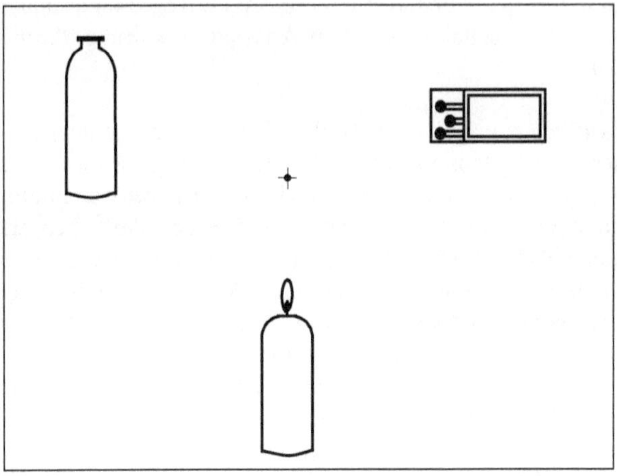

Abb. 57: Beispiel aus Experiment II zum Erläutern der möglichen Lösungsstrategie nicht autistischer Kinder

Den obigen Ausführungen liegt die Annahme zugrunde, dass allein die Zugehörigkeit zur klinischen Versuchsgruppe oder zur Kontrollgruppe zu den Unterschieden im Wahrnehmungsvorzug autistischer und nicht autistischer Kinder geführt hat. Es ist jedoch zu diskutieren, ob andere Variablen, wie beispielsweise das Alter oder die Intelligenz der Kinder, bessere Alternativerklärungen für die Unterschiede zwischen den Gruppen bieten.

3. *Alternativerklärungen für die Gruppenunterschiede beim spontanen Vorzug*

Bei der Entwicklung der Experimente (Kap. II 3-6) und der Auswahl der Untersuchungsteilnehmer (Kap. II 1) wurde darauf geachtet, dass möglichst nur die UV „Versuchsgruppenzugehörigkeit" für die Unterschiede zwischen autistischen und nicht autistischen Kindern im Vorzug verantwortlich sein kann. Aus diesem Grund wurden die Probandengruppen so gewählt, dass sie im mittleren Alter und der durchschnittlichen Intelligenz miteinander vergleichbar sind (Kap. II 1). Aufgrund möglicher Gruppenunterschiede in der Varianz von Alter und Intelligenz sollte allerdings geprüft werden, ob die beiden Variablen ernst zu nehmende Alternativerklärungen für die Gruppenunterschiede im Vorzug bilden.

Die statistische Analyse der Ergebnisse zeigt bei keinem Experiment sowohl zwischen den Gruppen als auch innerhalb der Gruppen einen überzufälligen Einfluss des ***Alters*** der Probanden auf die AV (s. Regressionsanalysen Kap. III). Die Variable „Alter" scheidet damit als Alternativerklärung für die Gruppenunterschiede aus.

Auch die ***Intelligenz*** erlaubt statistisch keine Vorhersage über den Vorzug von perzeptuellen oder konzeptuellen Merkmalen (s. Regressionsanalysen Kap. III). Möglicherweise besitzen jedoch die SPM als Verfahren zur Intelligenzdiagnostik aufgrund ihrer wahrnehmungsnah erscheinenden Aufgaben alternatives Erklärungspotenzial. Dies würde bedeuten, dass die autistischen Kinder aufgrund ihrer möglicherweise guten perzeptuellen Verarbeitungsfähigkeiten bei den SPM Vorteile gehabt hätten und als zu intelligent eingeschätzt wurden. Eine gewisse Unterstützung für diese Hypothese findet sich in einer Studie von Mottron (2004), der die Intelligenz von 26 Probanden mit Autistischer oder Asperger Störung über verschiedene Intelligenztests hinweg verglichen hat. Hier findet sich ein nicht signifikanter Trend zu einem besseren Abschneiden der autistischen Probanden bei den SPM im Vergleich zum Wechsler-Intelligenztest. Diese Problematik kann, in Bezug auf die These einer Alternativerklärung der vorliegenden Studienergebnisse durch die Intelligenz, allerdings relativiert werden:

1. Bei der Studie von Mottron (2004) handelt es sich für eine endgültige Klärung der Frage um eine zu kleine Versuchsgruppe ohne Kontrollgruppe. Zudem ergaben sich keine signifikanten Unterschiede.

2. Mottron (2004) betont, dass eine Überschätzung der Intelligenz der klinischen Versuchsgruppe nur beim Erfassen von kognitiven Stärken (potenzieller β-Fehler) und Defiziten (potenzieller α-Fehler) problematisch ist. In der vorliegenden Untersuchung wurde hingegen der vorgezogene Wahrnehmungsstil untersucht. Der Einfluss der Intelligenz auf die Lösung der Aufgaben scheint außerdem gering gewesen zu sein, da sich weder in der Gesamtgruppe noch in den einzelnen Versuchsgruppen eine Korrelation zwischen gewählten Lösungen und Intelligenz zeigte. Damit scheint die Performanz bei den Vorzugsaufgaben relativ intelligenzunabhängig zu sein, wenn einmal das in den Kontrolltests erfasste Mindestmaß an kognitiven Fähigkeiten erreicht ist.

3. Mottron (2004) weist darauf hin, dass sich die SPM durchaus zur Feststellung des IQs eignen, wenn die Testaufgaben von den kognitiven Anforderungen her Ähnlichkeiten mit den Experimentalaufgaben zeigen. Dies war in der vorliegenden Studie der Fall. So umfassen die kognitiven Anforderungen der SPM gemäß Heller et al. (1998) bei den ersten Aufgaben vor allem perzeptuelle Fähigkeiten, die auch bei den durchgeführten Experimenten von Bedeutung sind. Mit fortschreitendem Schwierigkeitsgrad tritt dieser Aspekt allerdings in den Hintergrund (Heller et al. 1998) und das Regelerkennen und Schlussfolgern steht im Mittelpunkt. Auch die Experimentalaufgaben setzen diese Fähigkeiten voraus. Weitere für die Lösung der Experimentalaufgaben notwendige Kenntnisse zur Kategorienzugehörigkeit und zum Funktions-zusammenhang wurden in den Kontrolltests abgesichert.

Zusammenfassend erscheint also auch die Möglichkeit eines verzerrten Intelligenzwerts der autistischen Gruppe aufgrund des verwendeten Tests nicht als tragfähige Alternativerklärung der Gruppenunterschiede. Es wird deutlich, dass sowohl das Alter als auch die Intelligenz als sehr unwahrscheinliche Alternativerklärungen der Gruppenunterschiede gelten müssen. Vielmehr scheinen die Gruppenunterschiede, wie angenommen, auf die Variable „Versuchsgruppenzugehörigkeit" zurückzuführen zu sein. Im Folgenden gilt es, zu diskutieren, welche kognitiven Mechanismen einem veränderten spontanen Vorzug bei Kindern mit Autismus zugrunde liegen könnten.

4. Spontaner perzeptueller Vorzug als Folge einer veränderten Kognition

Das Ziel der vorliegenden Untersuchung war es, zu überprüfen, ob bei Kindern mit Autismus ein Vorzug für einzelne perzeptuelle oder konzeptuelle Merkmale vorliegt. Die Erkenntnis, dass ein solcher Vorzug für perzeptuelle Merkmale häufig beobachtet werden kann, hat große Relevanz für ein besseres Verständnis des spontanen Wahrnehmungsstils autistischer Kinder. Es ist jedoch anzunehmen, dass ein veränderter Wahrnehmungsvorzug die Folge (oder das „Symptom") einer anderen tiefer liegenden kognitiven Veränderung ist. Aus diesem Grund werden im Folgenden mögliche Erklärungen für einen veränderten spontanen Wahrnehmungsvorzugs autistischer Kinder diskutiert. Als erstes kommen hierfür Probleme im Bereich der visuellen Aufmerksamkeit in Betracht. Der veränderte Vorzug, der in Kap. I 6.1 auch als eine veränderte Grundeinstellung der Wahrnehmung definiert wurde, könnte zweitens auch durch besondere Stärken in der Detailverarbeitung oder Schwächen der Top-down Kontrolle erklärt werden.

Ein möglicher Mechanismus für den veränderten Vorzug kann ein basales Problem beim Wechseln und Ausweiten der ***visuellen Aufmerksamkeit*** von Kindern mit Autimus sein (s. Kap. I 5.2.2, z.B. Mann & Walker 2003; Rinehart et al. 2001). Diese Hypothese erscheint jedoch als unwahrscheinlich, da solche Schwierigkeiten in der vorliegenden Studie die Lösung der Kontrollaufgaben beeinträchtigt hätten. Hier musste die Aufmerksamkeit vom Ausgangsteil losgelöst und in Richtung der weiteren Lösungsbilder ausgeweitet werden. Da die autistischen Probanden die Kontrollaufgaben jedoch richtig lösten und trotzdem einen Vorzug für Details und Farbe zeigten, erscheint die Erklärung des Vorzugs durch Probleme der visuellen Aufmerksamkeit nicht als tragfähig.

Der spontane Vorzug von Details und Farbe autistischer Kinder ist vermutlich Ausdruck einer veränderten ***Grundeinstellung der Wahrnehmung*** („default", Happé & Frith 2006, Kap. I 5.5). Während normalerweise die top-down geleitete Bedeutungsanalyse den Verarbeitungsprozess dominiert, scheint bei Kindern mit Autismus spontan ein an Detail und Farbe orientierter Wahrnehmungsmodus zu überwiegen.

Eine mögliche Ursache für diese veränderte Grundeinstellung lässt sich aus der zentralen Annahme der Theorie schwacher Kohärenz (Happé & Frith 2006) ableiten: Die besonders ***gute Verarbeitung von Details*** und möglicherweise auch von ***Farbe*** führt auf Grund ihrer Dominanz im Wahrnehmungsprozess zu dem veränderten Verarbeitungsmodus. In diesem Fall wäre also eine besondere kognitive Stärke von Menschen mit Autismus Auslöser des spontanen Vorzugs von Farbe und Detail. Diese These wird unterstützt von den zahlreichen Befunden zu Stärken bei der Detailverarbeitung (s. Kap. I 5.2, z.B. Plaisted et al. 1998; O'Riordan et al. 2001; O'Riordan 2004; Plaisted et al. 2003; O'Riordan &

Plaisted 2001; Shah & Frith 1993; Happé 1994; Shah & Frith 1983; Jolliffe & Baron-Cohen 1997; Morgan et al. 2003).

Eine zweite Ursache für die veränderte Grundeinstellung liegt möglicherweise in spezifischen ***Schwierigkeiten bei der exekutiven Top-down Kontrolle***, die autistische Menschen teilweise zeigen (Frith 2003; Happé & Frith 2006). In diesem Fall könnten Probleme bestehen, sich von dem „oberflächlichen" Verarbeitungsmodus der Detail- und Farbverarbeitung zu lösen, um in den Wahrnehmungsmodus einer tiefer gehenden Bedeutungsverarbeitung zu wechseln. Autistische Menschen würden also an den perzeptuellen Merkmalen „hängen bleiben" und die konzeptuellen Merkmale daher nicht ausreichend einbeziehen. Unterstützung für diese Erklärung kommt von Studien zu exekutiven Funktionen, die bei Menschen mit Autismus eine Hemmung vorschneller Reaktionen (Russell et al. 1991; 2003; Hughes & Russell 1993) und Probleme der mentalen Flexibilität (Shu et al. 2001; Hughes et al. 1994; Ozonoff & McEvoy 1994) zeigen.

Zusammenfassend hat sowohl die Annahme kognitiver Stärken bei der Detailverarbeitung als auch jene kognitiver Schwächen im Bereich der Top-down Kontrolle empirische Unterstützung. Die Erklärungen schließen sich nicht aus, so dass auch eine Kombination von beiden als Ursache für eine bei Kindern mit Autismus veränderte Grundeinstellung der Wahrnehmung vorstellbar ist. Neben dem spontanen Wahrnehmungsvorzug wurde in der Studie auch der Frage nachgegangen, ob der Vorzug für perzeptuelle Merkmale durch eine die Bedeutungsverarbeitung unterstützende Instruktion veränderbar ist.

5. Diskussion des Vorzugwechsels bei neuer Instruktion (Hypothesen II und IV)

Die Ergebnisse der Experimente I und II zeigen, dass der Großteil der autistischen Probanden unter der Bedingung einer konzeptuell orientierten Instruktion in der zweiten Sitzung den zuvor gezeigten Vorzug von perzeptuellen Merkmalen verändert und die Bilder stattdessen konzeptuell zuordnet. Um dieses Ergebnis angemessen deuten zu können, ist als erstes zu analysieren, welche Faktoren zu der Veränderung des Vorzugs in der zweiten Sitzung geführt haben. Anschließend wird diskutiert, ob sich zwischen den autistischen und den nicht autistischen Teilnehmern hinsichtlich des Vorzugswechsels in der zweiten Sitzung möglicherweise Gruppenunterschiede ausmachen lassen.

Betrachtet man die Unterschiede zwischen der Instruktion in der ersten und jener der zweiten Sitzung (Kap. II 3-4), scheinen für den Wechsel des Vorzugs ***zwei Faktoren*** verantwortlich zu sein: Erstens hatten die Kinder in der zweiten Sitzung ***mehr Zeit*** zum Betrachten der Bilder als in der ersten Sitzung, weil

Bild A (s. Kap. II 3.1) einzeln umgeklappt wurde und die zwei Lösungsbilder B und C erst anschließend präsentiert wurden. Wie bei der Entwicklung des Versuchsdesigns in Kap. II 3.2 beschrieben, führte die längere Betrachtungszeit vermutlich zu einer Aktivierung des in semantische Netzwerke gegliederten Langzeitgedächtnisses (z.B. Quillian 1966; Collins & Loftus 1975; Neely 1977). Das Ausgangsbild auf Position A übernahm damit eine konzeptuelle Priming-Funktion gegenüber dem als nächstes umgeklappten Bild (Übersicht zur Priming-Forschung s. Anderson 1996, 180ff.). Dies unterstützte vermutlich den Vorzug einer konzeptuellen Lösung. Da die konzeptuelle Verarbeitung zudem langsamer erfolgt als die perzeptuelle Verarbeitung (z.B. Anderson 1996), wächst mit zunehmender Betrachtungszeit der Bilder auch die Wahrscheinlichkeit einer Aktivierung der konzeptuellen Verarbeitung.

Die zweite Veränderung bei den Instruktionen der zweiten Sitzung war, dass die Probanden vor der Wahl der bevorzugten Lösungen die Bilder ***benennen*** sollten. Wie in Kap. II 3.2 ausgeführt, unterstützt das Benennen der Bilder ihre elaborative Verarbeitung und damit die Voraktivierung konzeptueller Wissensrepräsentationen (Craik & Lockhart 1972). Diese Voraktivierung könnte zu dem konzeptuellen Vorzug geführt haben. Ein weiterer Grund für den konzeptuellen Vorzug war vermutlich, dass die konzeptuell übereinstimmenden Bilder teilweise gleich benannt wurden (z.B. in Experiment I: „Schiff – Auto – Schiff"). Indem die Kinder Dinge laut benannten, wurde der konzeptuelle Zusammenhang zwischen den Bildern stark aktiviert, was den Vorzug der bedeutungskongruenten Bilder unterstützte.

Bezieht man diese Beobachtungen zum Benennen der Bilder in der zweiten Sitzung auf die Ergebnisse der ersten Sitzung, könnte es sein, dass die spontane Orientierung an perzeptuellen Merkmalen die Folge einer bei Autismus beeinträchtigten inneren Sprache ist. Da Dinge innerlich spontan nur unzureichend benannt werden, wird der Bedeutungszusammenhang zwischen verschiedenen Items vernachlässigt und perzeptuelle Merkmale rücken in den Vordergrund. Diese Interpretation wird unterstützt durch eine Studie von Whitehouse et al. (2006), die bei Kindern mit Autismus Probleme beim inneren Benennen von Dingen fanden. Der hier hergestellte Bezug zwischen Problemen der inneren Sprache und einem Vorzug perzeptueller Merkmale bedarf allerdings systematischer empirischer Überprüfung.

Betrachtet man mögliche ***Gruppenunterschiede*** hinsichtlich des Vorzugwechsels in der zweiten Sitzung, ist zu beobachten, dass sich die autistischen Kinder diesbezüglich kaum von den normal entwickelten Probanden unterscheiden. Dies bedeutet, dass bei Autismus nur der spontane Wahrnehmungsstil auffällig zu sein scheint. Auf Veränderungen der Wahrnehmungsgegebenheiten, wie in diesem Fall die Form der Instruktion, scheinen sie genau so sensibel zu reagieren wie typisch entwickelte Kinder. Drei autistische Kinder wählten bei Experiment I allerdings erneut detailorientierte Lösungen, während dies keiner der normal entwickelten Teilnehmer tat. Dies könnte durch eine Beeinträchtigung der mentalen Flexibilität bei Autismus (Shu et al. 2001; Hughes et al. 1994; Ozonoff & McEvoy 1994) erklärt werden, die dazu führt, dass der in der ersten Sitzung gewählte Lösungsweg nicht mehr verlassen werden kann. Dagegen spricht allerdings, dass die beiden Sitzungen einen Abstand von mindestens einer Woche hatten und die Fixierung auf eine frühere Lösungsstrategie deshalb unwahrscheinlich ist. Es ist eher anzunehmen, dass die drei Probanden einen besonders stark ausgeprägten Fokus auf Details zeigten, der sie relativ unabhängig von den Kontextbedingungen machte. Zusammenfassend lassen sich in Tabelle 66 die den Vorzugentscheidungen möglicherweise zugrunde liegenden kognitiven Funktionen aufzeigen.

Tab. 66: Übersicht über mögliche zugrunde liegende kognitive Mechanismen

Untersuchungsergebnis	**Kognitive Mechanismen**
Spontaner Vorzug für Details und Farbe	- Stärke bei Detailverarbeitung - Probleme bei exekutiver Top-down Kontrolle - Probleme bei innerer Sprache
Vorzugwechsel von perzeptuell in der 1. Sitzung zu konzeptuell in der 2. Sitzung	- Elaborative Verarbeitung und Bedeutungsvoraktivierung durch längere Betrachtungszeit und das laute Benennen der Bilder

2. Vorzug einer perzeptuellen oder konzeptuellen Verarbeitung?

Die allgemein formulierte Erwartung vor der Durchführung der Experimente war, dass autistische Kinder im Vergleich zu normal entwickelten Kindern einen Vorzug von perzeptuellen und nicht konzeptuellen Merkmalen visueller Informationen zeigen. Bei dieser Diskussion ist als erstes zu klären, ob sich die verschiedenen Untermerkmale (Detail, Graphische Ähnlichkeit, Farbe, Kategorienzusammenhang, Funktionszusammenhang) zu „perzeptuellen" und „konzeptuellen Faktoren" zusammenfügen lassen. Auf dieser Grundlage können dann Schlussfolgerungen zum perzeptuellen oder konzeptuellen Vorzug gezogen werden. Abschließend werden Hypothesen zur Entwicklung eines perzeptuellen Vorzugs bei Kindern mit Autismus diskutiert.

Die statistische Analyse bestätigt, dass die Merkmale „Kategorienzugehörigkeit" und „Funktionszusammenhang" in beiden Versuchsgruppen zu einem ***„konzeptuellen Faktor"*** zusammengefasst werden können (s. Kap. III 5). Die Vereinigung der Merkmale „Detail", „Graphische Ähnlichkeit" und „Farbe" zu einem ***„perzeptuellen Faktor"*** ist hingegen nur bei Kindern mit Autismus statistisch zu rechtfertigen (s. Kap. III 5). Die Verarbeitung der verschiedenen perzeptuellen Merkmale scheint bei Kindern mit Autismus demnach mehr zusammenzuhängen als bei Kindern ohne Autismus. Diese Beobachtung einer überdurchschnittlich starken Interdependenz verschiedener kognitiver Funktionen bei Autismus stimmt mit Befunden von Dyck et al. (2006) überein. Sie fanden, dass verschiedene Fähigkeiten der Wahrnehmung, der sozialen Kognition, Sprache und Motorik bei Kindern mit Autismus im Vergleich zu normal entwickelten Kindern überdurchschnittlich stark miteinander korrelieren.

Unter Berücksichtigung der statistischen Probleme beim Zusammenfügen der perzeptuellen Merkmale bei der nicht autistischen Gruppe lässt sich lediglich eine grobe Einschätzung zum generellen ***perzeptuellen oder konzeptuellen Vorzug*** bei Kindern mit Autismus berechnen (Kap. III 5). Hierbei zeigt sich, dass sich die autistischen Kinder insgesamt sehr viel öfter an den perzeptuellen Merkmalen orientieren als die normal entwickelten Kinder. Die relativ breite Verteilung der Ergebnisse in der autistischen Gruppe deutet darauf hin, dass es sich beim perzeptuellen Vorzug um eine häufig zu findende Eigenschaft des kognitiven Profils autistischer Kinder zu handeln scheint.

Bei der Bewertung dieses Befundes sind allerdings einige ***Einschränkungen*** zu beachten:

- Das perzeptuelle Merkmal „Graphische Ähnlichkeit" wurde von den autistischen Kindern nicht vorgezogen;
- ein relativ großer Teil der autistischen Probanden orientierte sich häufig an den konzeptuellen Merkmalen des Versuchsmaterials (s. individuelle Werte im Anhang Kap. 2.2);
- der mittlere Anteil perzeptuell gewählter Lösungen der autistischen Kinder lag in keinem der Tests bei über der Hälfte der Aufgaben;
- auch einzelne normal entwickelte Kinder orientierten sich häufig an perzeptuellen Eigenschaften (s. individuelle Werte im Anhang Kap. 2.2).

Trotz des hochsignifikanten Mittelwertunterschieds zwischen den Gruppen sollte daher nicht von einem absoluten, sondern eher von einem ***relativen perzeptuellen Vorzug*** bei Autismus ausgegangen werden. Dies bedeutet, dass der Vorzug von Umweltbedingungen abhängig und nicht universell für Autismus ist. Die Relativität dieses Vorzugs ist angesichts der über weite Strecken sehr heterogenen Forschungslage zur autistischen Informationsverarbeitung nicht überraschend (Happé & Frith 2006). So lange die Diagnose des Autismus allein auf Basis beobachtbaren Verhaltens und nicht biologischer Merkmale (z.B. Genetik, strukturelle oder funktionelle Merkmale des Zentralen Nervensystems etc.) erfolgt, werden sich vermutlich vor allem Tendenzen, aber kaum absolute Abweichungen im kognitiven Profil autistischer Menschen beschreiben lassen (Happé & Frith 2006).

Die ***Entwicklung eines perzeptuellen Vorzugs*** im Lebenslauf bleibt weitgehend unklar. Da die statistische Analyse in keinem Test eine signifikante Vorhersage der AV durch das Alter der Probanden zeigt, spricht dies dafür, dass im Alter zwischen ca. 7 und 16 Jahren bei Kindern mit Autismus und im Alter zwischen ca. 10 und 13 Jahren bei normal entwickelten Kindern keine wesentliche Veränderung hinsichtlich der Bevorzugung von perzeptuellen oder konzeptuellen Merkmalen stattfindet. Angesichts des normalen Entwicklungsverlaufs von einer anfangs perzeptuellen hin zu einer konzeptuellen Orientierung der Informationsverarbeitung in den ersten Lebensjahren (s. Kap. I 6.3), erscheint es jedoch möglich, dass autistische Kinder stärker in einer perzeptuellen Verarbeitung verhaftet bleiben. Das Erkennen konzeptueller Zusammenhänge in der Umwelt würde nach diesem Modell zwar hinzutreten, aber die perzeptuelle Verarbeitung bliebe dominanter als sonst üblich. Der perzeptuelle Vorzug könnte dann zu einem Netzwerk von Wissensrepräsentationen führen, das weniger durch semantische als durch wahrnehmungsnahe Zusammenhänge verbunden ist. Zu diesen Fragen liegt allerdings noch kaum empirische Evidenz vor. Die vorgestellten Interpretationen werden nun auf die Theorie der schwachen Kohärenz bezogen.

3. Bezug zur Theorie der schwachen zentralen Kohärenz

Ein Ziel der Durchführung der Experimente war die empirische Überprüfung zentraler Annahmen der überarbeiteten Theorie der schwachen Kohärenz (Happé & Frith 2006). Des Weiteren sollte die Theorie unter Einbezug von Hypothesen des Modells der perzeptuellen Stärke (Mottron et al. 2006) weiter differenziert werden (Kap. I 6.5). Diese Fragestellungen werden im Folgenden diskutiert und führen zu einer Erweiterung der Theorie der schwachen Kohärenz vor dem Hintergrund der neuen Ergebnisse. Ein zentraler Bestandteil dieses vom Autor überarbeiteten Modells ist die Erweiterung des Kontinuums der zentralen Kohärenz um die Annahme eines Wahrnehmungsvorzugs.

1. Erweiterungsvorschläge für die Theorie der schwachen Kohärenz

Mit der vorliegenden Studie sollte zunächst Happé und Friths (2006) neue These eines ***Wahrnehmungsvorzugs von Details gegenüber Bedeutung*** empirisch überprüft werden. Um zu zeigen, inwiefern die Ergebnisse diese Hypothese bestätigen, gilt es noch einmal die Veränderungen von der ursprünglichen (Frith 1989) zur neuen Theorie der schwachen Kohärenz (Happé & Frith 2006) deutlich zu machen. Das ***ursprüngliche Modell*** von Frith (1989) war vor allem durch die Annahme eines reziproken Verhältnisses kognitiver Stärken und Schwächen geprägt (s. Abb. 58).

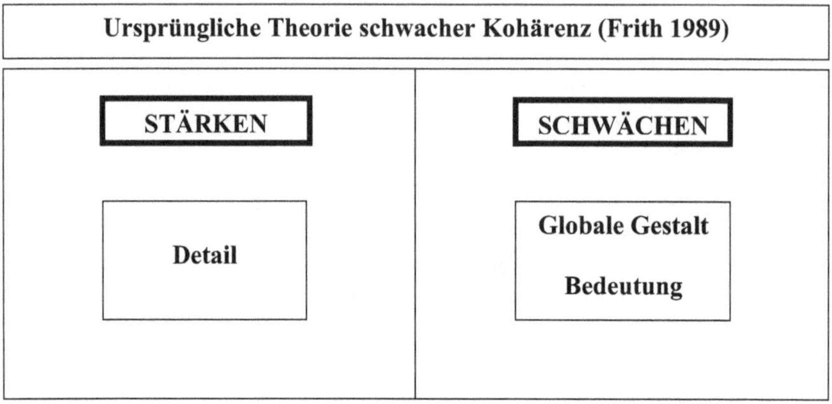

Abb. 58: Ursprüngliches Modell der schwachen Kohärenz von Frith (1989)

Das ***neue Modell*** schwacher Kohärenz von Happé und Frith (2006) ist hingegen von der Annahme globaler Schwächen losgelöst. Stattdessen wird von einem Vorzug von Details gegenüber globaler Gestalt und Bedeutung ausgegangen (s. Abb. 59)

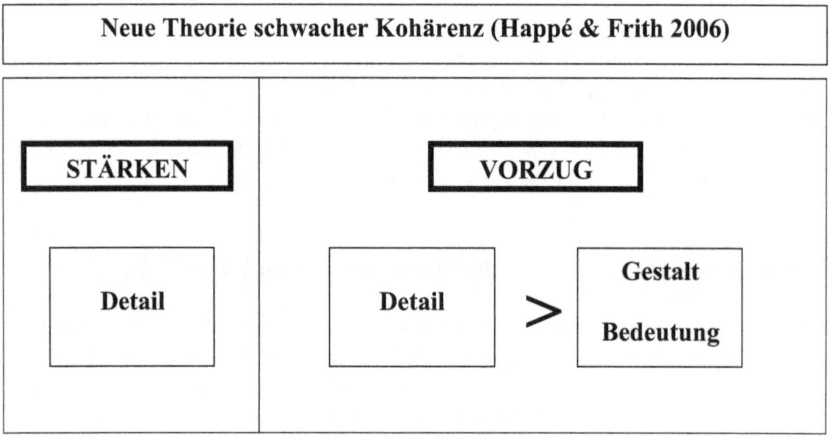

Abb. 59: Neue Theorie der schwachen Kohärenz nach Happé und Frith (2006)

Diese empirisch bisher noch kaum untersuchte Erweiterung der Theorie der schwachen Kohärenz um einen veränderten ***Wahrnehmungsvorzug***, kann durch die vorliegenden Ergebnisse unterstützt werden (s. Kap. IV 1-2). Damit wurde ein Hauptmerkmal der neuen Theorie der schwachen Kohärenz (Happé & Frith 2006) empirisch fundiert.

Ein zweites Ziel der Studie war es, zu untersuchen, ob die überarbeitete Theorie der schwachen Kohärenz (Happé & Frith 2006) um Elemente des Modells der perzeptuellen Stärke (Mottron et al. 2006) erweitert werden sollte. Aus diesem Grund wurde der Vorzug zwischen verschiedenen perzeptuellen und konzeptuellen Merkmalen geprüft. Hier hat sich gezeigt, dass Kinder mit Autismus einen relativen ***Vorzug für Details und Farbe*** gegenüber Bedeutung zeigen (s. Kap. IV 2). Dies bedeutet, dass die Theorie der schwachen Kohärenz durch die Integration von Elementen des Modells einer perzeptuellen Stärke weiter differenziert werden kann.

Damit lässt sich auf Grundlage der Ergebnisse dieser Arbeit ein ***überarbeitetes Modell*** der Theorie der schwachen Kohärenz entwickeln (s. Abb. 60). Die Rekapitulation der relevanten Forschungsergebnisse zur zentralen Kohärenz in Kap. I hat gezeigt, dass autistische Menschen eine deutlich verbesserte Detailverarbeitung zeigen. Die Befunde der vorliegenden Untersuchung weisen außerdem darauf hin, dass autistische Menschen möglicherweise eine besondere Stärke bei der Farbverarbeitung zeigen. Hingegen lässt sich die anfangs von Frith (1989) vertretene These holistischer und konzeptueller Defizite angesichts der heterogenen Forschungslage höchstens für eine Untergruppe des Autismus beibehalten und kann nicht mehr als typisches Merkmal schwacher Kohärenz angesehen werden. Neben den kognitiven Stärken ist der Kern schwacher Kohärenz der veränderte Vorzug eines Wahrnehmungsstils. Hier geben die Befunde deutliche Hinweise darauf, dass autistische Personen Details und Farbe gegenüber konzeptuellen Merkmalen wie „Kategorienzugehörigkeit“ und „Funktionszusammenhang“ präferieren.

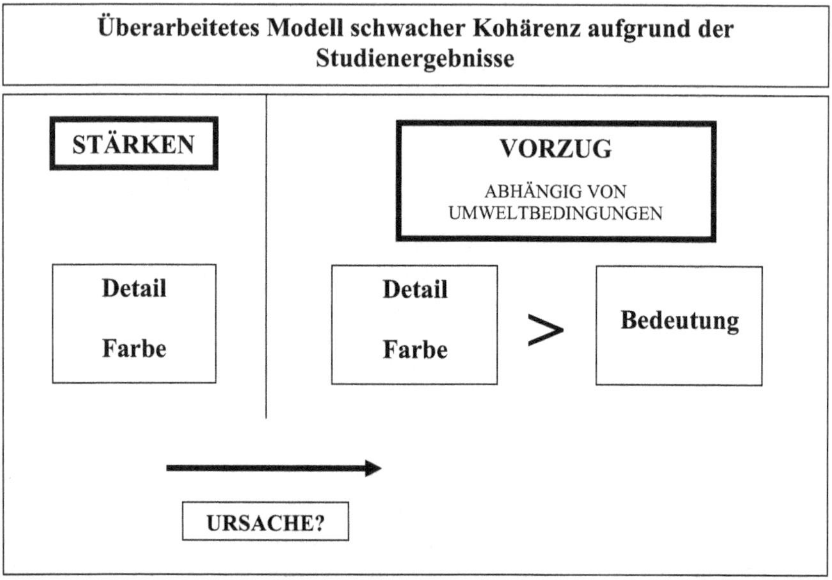

Abb. 60: Überarbeitetes Modell schwacher Kohärenz aufgrund der Studienergebnisse

Die bisherigen Erkenntnisse zur Theorie der schwachen Kohärenz können durch die vorliegende Studie zudem durch die Beobachtung des Einflusses von Umweltbedingungen erweitert werden. Die Ergebnisse der zweiten Sitzung, in der eine veränderte Instruktion fast immer zu einem konzeptuellen Vorzug der Probanden führte, zeigen deutlich die Beeinflussbarkeit des Wahrnehmungsstils einer schwachen Kohärenz. Schwache Kohärenz scheint demnach kein absoluter Wahrnehmungsstil zu sein, von dem autistische Menschen unmöglich abweichen können, sondern ist eher als eine veränderte Tendenz der *spontanen* Informationsverarbeitung zu verstehen.

Neben der Beschreibung des Wahrnehmungsstils stellt sich die Frage nach dem ursächlichen Zusammenhang zwischen kognitiven Stärken und dem Vorzug eines bestimmten Wahrnehmungsstils. Wie in Kap. IV 1 beschrieben, könnte sowohl eine Störung im Bereich der Top-down Kontrolle oder der inneren Sprache als auch eine überdurchschnittlich gute Detail- und Farbverarbeitung bei Autismus zu dem Vorzug von Details und Farbe führen.

Zusammenfassend erweitert das in dieser Studie vorgeschlagene, überarbeitete Modell die Theorie der schwachen Kohärenz um die systematische Herleitung und empirische Überprüfung eines spontanen Wahrnehmungsvorzugs und den

Einbezug des perzeptuellen Merkmals „Farbe“. Die Theorie kann zudem durch neue Erkenntnisse zur Abhängigkeit des Wahrnehmungsstils einer schwachen Kohärenz von Umweltbedingungen und Hinweise auf die Ursachen des veränderten Wahrnehmungsvorzugs ausgebaut werden.

2. Erweiterung des Kontinuums der zentralen Kohärenz um den Vorzug

Die beschriebenen Weiterentwicklungen können auch in das Konzept eines Kontinuums der zentralen Kohärenz integriert werden (s.a. Müller & Nußbeck 2006). Happé (1997) und Baron-Cohen (2000) ordnen zentrale Kohärenz auf einem Spektrum von lokaler und globaler Wahrnehmung an. Dieses ***ursprüngliche Kontinuumsmodell*** basiert auf der Annahme eines reziproken Verhältnisses von lokalen Stärken und globalen Defiziten bei Autismus und wird in Abbildung 61 noch einmal dargestellt. ***Gruppe A*** besteht dabei aus Personen mit einer schwachen Kohärenz, die durch starke Detailverarbeitungskapazitäten und schwache globale Ressourcen gekennzeichnet ist. ***Gruppe B*** zeigt hingegen globale Stärken und lokale Schwächen. Menschen mit Autismus werden auf diesem Kontinuum Gruppe A zugeordnet.

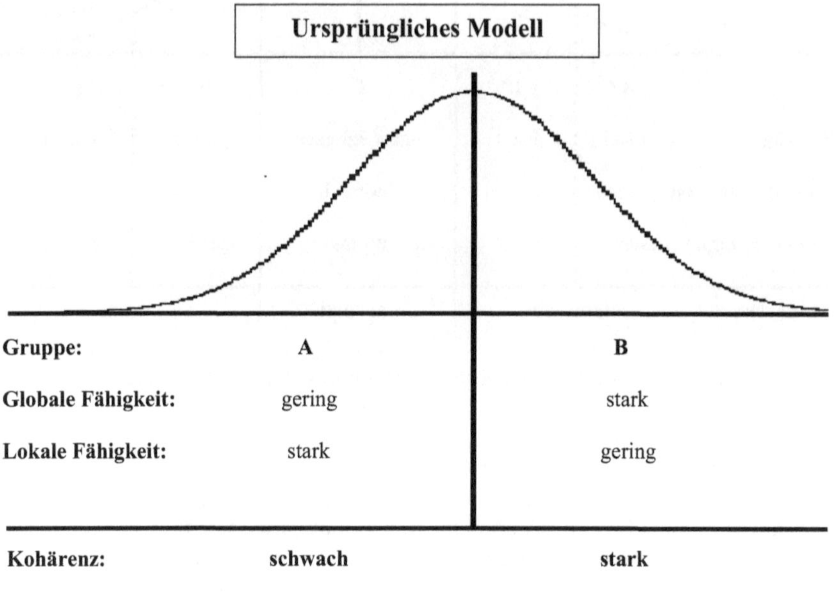

Abb. 61: Ursprüngliches Modell des Kontinuums zentraler Kohärenz

Dieses Modell kann auf Grundlage der neuen Ergebnisse erweitert werden. Das ***überarbeitete Modell*** des Kontinuums zentraler Kohärenz ist in Abbildung 62 dargestellt. Die von Happé (1997) und Baron-Cohen (2000) verwendeten Begriffe der „lokalen“ und „globalen“ Verarbeitung werden beibehalten, um die Vergleichbarkeit zwischen dem ursprünglichen und dem folgenden überarbeiteten Modell zu erhalten. Der Begriff „Lokal“ bezieht sich in diesem Kontext auf die perzeptuellen Merkmale „Detail“ und „Farbe“. „Global“ bezeichnet sowohl das perzeptuelle Merkmal „Globale Form“ als auch die konzeptuellen Merkmale „Kategorienzugehörigkeit“ und „Funktionszusammenhang“. Die neu gebildeten Untergruppen sind mit einem Stern gekennzeichnet (z.B. „Gruppe A*“).

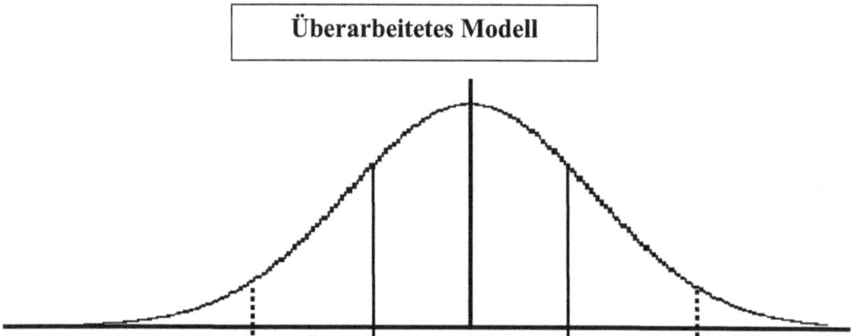

Gruppe:	**A***	**B***	**C***	**D***	**E***
Vorzug:	lokal	lokal	ausgeglichen	global	global
Globale Fähigkeit:	gering	normal	normal	normal	stark
Lokale Fähigkeit:	stark	stark	normal	gering	gering
Kohärenz:	**schwach**		**normal**	**stark**	

Abb. 62: Überarbeitetes Modell zum Kontinuum zentraler Kohärenz

Als erstes fällt auf, dass in dem überarbeiteten Modell die Verteilungskurve der zentralen Kohärenz in fünf statt nur zwei Untergruppen aufgeteilt wird. ***Gruppe A*,*** auf der linken Seite der Verteilung, entspricht Gruppe A des ursprünglichen Modells. Diese Gruppe setzt sich aus Personen mit erheblichen Schwierigkeiten im Bereich der globalen, aber guten Fähigkeiten im Bereich der lokalen Wahrnehmung zusammen. Gruppe A* ist auf einen lokalen Verarbeitungsstil angewiesen, da sie nur begrenzten Zugriff auf eine globale Verarbeitung hat. Sie zeigt also einen klaren lokalen Vorzug. Nur dieser Personenkreis hatte nach der ursprünglichen These Friths (1989) eine schwache Kohärenz. Evidenz für diese Untergruppe bieten jene Studien, in denen deutliche Probleme bei der Gestaltbildung (z.B. Happé 1996) und beim Kontexteinbezug (z.B. Frith & Snowling 1983; Happé 1997; López & Leekam 2003) beschrieben werden.

In den durchgeführten Experimenten konnte gezeigt werden, dass ein lokaler Vorzug trotz intakter globaler Fähigkeiten (korrekt gelöste Kontrolltests) vorliegen kann. Dieser Befund ist in dem überarbeiteten Modell durch das Einfügen der ***Gruppe B**** repräsentiert. Gruppe B* wurde in dem ursprünglichen Modell noch nicht berücksichtigt und zeigt wie Gruppe A* eine schwache Kohärenz. Allerdings besteht diese schwache Kohärenz nicht wegen schwacher globaler Fähigkeiten sondern aufgrund des lokalen Vorzugs. Personen der Gruppe B* zeigen keine globalen Probleme und wären nach Frith (1989) einer unauffälligen zentralen Kohärenz zugeordnet worden. Empirische Unterstützung für die Annahme einer solchen Untergruppe bieten Untersuchungen mit Beobachtungen intakter globaler Verarbeitung bei Autismus (z.B. Ropar & Mitchell 1999; 2001; Lopéz & Leekam 2003; Ramondo & Milech 1984) und die hier vorgelegten Ergebnisse zum Vorzug von Details und Farbe bei intakter globaler Verarbeitung.

In die Verteilung ist weiter eine ***Gruppe C**** mit einer normalen zentralen Kohärenz eingefügt. Diese Personen zeigen einen ausgeglichenen Vorzug perzeptueller und konzeptueller Merkmale. Zu beachten ist allerdings, dass die abgebildete Kurve das Kontinuum an Wahrnehmungsstilen, nicht aber die Verteilung in der Population deutlich macht. Quantitativ betrachtet, würde die Mehrzahl aller Personen vermutlich auf der rechten Seite der Verteilung liegen, da konzeptuelle Merkmale visueller Informationen bei normal entwickelten Personen eine größere Rolle spielen als perzeptuelle Merkmale (s. Kap. I 4.2). Die ***Gruppen C**** und ***D**** sind die konzeptuellen Pendants zu den Gruppen A* und B* und sind für die Autismusforschung von geringerem Interesse, denn Menschen mit Autismus bewegen sich nach diesem überarbeiteten Modell im Bereich der Gruppen A und B.

Dieses um den Vorzug erweiterte Modell des Kontinuums zentraler Kohärenz erlaubt eine differenziertere Betrachtung der autistischen Informationsverarbeitung als das bisherige Modell, da auch die besonderen Wahrnehmungsbedingungen von Probanden mit intakten globalen Fähigkeiten, aber lokalem Vorzug, berücksichtigt werden. Insgesamt hat die Diskussion um die theoretischen Implikationen der Ergebnisse gezeigt, dass durch die empirischen Hypothesenprüfungen in dieser Arbeit konkrete Schritte zu einer Erweiterung des Verständnisses der autistischen Wahrnehmung möglich sind. Wie diese Erkenntnisse in Zukunft in der Forschung weiterverfolgt erweitert werden können, wird im abschließenden Kap. IV 5 diskutiert. Zuvor gilt es jedoch, die neu gewonnenen Erkenntnisse auf die pädagogische Praxis zu beziehen.

4. Implikationen für die pädagogische Praxis

Neben der Erweiterung des theoretischen Verständnisses der Wahrnehmung autistischer Menschen sollte versucht werden, neue grundlagenpsychologische Erkenntnisse jeweils in die Praxis zu übersetzen und damit für Professionelle und Begleiter autistischer Menschen nutzbar zu machen. Zunächst soll dabei reflektiert werden, inwiefern eine schwache Kohärenz überhaupt einen Interventionsbedarf aufzeigt.

Auf den ersten Blick legt die Forschungslage nahe, dass autistische Kinder in ihren Wahrnehmungskompetenzen von normal entwickelten Kindern abweichen und daher ein Therapiebedarf besteht. Diese These wird jedoch relativiert, wenn man das in Kap. IV 3 dargestellte Kontinuum zentraler Kohärenz betrachtet. Hier wird deutlich, dass schwache Kohärenz keine absolute Abweichung, sondern eher eine graduelle Verschiebung der Wahrnehmungsausrichtung bedeutet. Ausschlaggebend für eine Therapieentscheidung sollte nach meinem Eindruck daher sein, ob die spontane perzeptuelle Orientierung schwerwiegende Probleme für das Individuum oder seine Umwelt mit sich bringt.

Solche Probleme sind in vielen Fällen durchaus zu erwarten (s. Kap. I 3.4), jedoch zeigen die Befunde zur zentralen Kohärenz auch, dass Menschen mit Autismus Vorteile durch einen detailorientierten Wahrnehmungsstil haben können (Frith 2003, 220f.). So kann sich eine gute Detailverarbeitung beispielsweise bei manchen beruflichen Tätigkeiten (z.B. Sortieren kleiner Gegenstände, genaues Zeichnen) durchaus positiv auswirken. Begleiter sollten deshalb immer auch nach Stärken autistischer Menschen suchen, die für Betroffene positiv nutzbar gemacht werden können.

Jede Intervention bei autistischen Kindern mit einer schwachen Kohärenz sollte sich zudem über das Ziel der Förderung bewusst sein. Möglicherweise besteht dieses Ziel weniger im „Abgewöhnen“ einer perzeptuellen Orientierung, als in einem Bewusstmachen, dass die Umwelt auch konzeptuell interpretiert werden kann und dies viele Vorteile mit sich bringt. Hierzu sind langfristige Lernprozesse notwendig, die den Erfolg der Suche nach Bedeutungszusammenhängen im Alltag für das Kind praktisch erlebbar machen.

Nach diesen grundlegenden Überlegungen zu einem verantwortungsbewussten Einsatz von Interventionen bei Kindern mit einer schwachen Kohärenz, soll im Folgenden versucht werden, praktische Implikationen der vorliegenden Untersuchung herauszuarbeiten. Die Studienergebnisse können dabei einen Beitrag zur Interpretation von Verhaltensauffälligkeiten autistischer Menschen bieten. Sie erlauben zudem die Entwicklung von Verfahren, die Kindern mit Autismus helfen könnten, Bedeutungszusammenhänge zu erkennen und eine konzeptuelle Verarbeitung spontan zu aktivieren.

1. Unterstützung bei der Interpretation von Verhaltensauffälligkeiten

Die Stärke der vorliegenden Studie ist, dass sich durch die Kenntnis des spontanen Wahrnehmungsvorzugs für Details und Farbe (Experimente I, III, IV) den Alltagsbedingungen autistischer Kinder angenähert werden kann. Auf diese Weise können sich neue Interpretationen für Verhaltensauffälligkeiten autistischer Kinder ergeben.

So führt der auf perzeptuelle Merkmale ausgerichtete Aufmerksamkeitsfokus autistischer Kinder möglicherweise dazu, dass ***Bedeutungszusammenhänge vernachlässigt*** werden. Der Sinn bestimmter selbstverständlich erscheinender Tätigkeiten kann in diesem Fall nicht erkannt werden, worauf das autistische Kind mit Verhaltensauffälligkeiten reagiert. Eine vorstellbare Situation wäre zum Beispiel, dass ein Kind mit Autismus nach der Aufforderung den Tisch zu decken, Teller auf den Boden wirft. Dieses Verhalten wird schnell als rebellisch ausgelegt, obwohl dies nicht der Fall sein muss. Eine kognitionspsychologische Interpretation der Situation wäre, dass das Kind aggressiv reagiert, weil ihm nicht klar ist, *warum* es den Tisch decken soll, da der konzeptuelle Zusammenhang zwischen den Tellern auf dem Tisch und dem folgenden Essen nicht hergestellt wird.

Neben der Vernachlässigung von Bedeutungszusammenhängen kann sich auch eine ***Fixierung auf Farbe*** negativ auswirken. Bei dem in Schulen üblichen Auftrag, seine Jacke an den eigenen Kleiderhaken zu hängen, könnte ein autistisches Kind beispielsweise seine rote Jacke immer an den „falschen" roten Haken eines anderen Kindes hängen. Beim Umhängen der Jacke durch den Lehrer an den „richtigen" Haken reagiert das Kind aggressiv. Vor dem Hintergrund der in dieser Studie gewonnenen Erkenntnisse erscheint es möglich, dass das autistische Kind immer einen roten und nicht einen blauen Haken wählt, weil hier eine Farbübereinstimmung zwischen roter Jacke und rotem Haken besteht.

Ähnliches gilt für die ***Fixierung auf Details***. Ein Mensch mit Autismus kann beim Treffen einer unbekannten Person derart auf Details ausgerichtet sein, dass beispielsweise ein Ohrring die ganze Aufmerksamkeit in Anspruch nimmt und das Wahrnehmen sozialer Gepflogenheiten hemmt. Das Gegenüber empfindet das unübliche Sozialverhalten möglicherweise als beleidigend, obwohl von Seiten der Person mit Autismus keine böse Absicht besteht. Anhand dieser Beispiele wird deutlich, dass das Wissen um die besondere Wahrnehmung autistischer Menschen eine Interpretations- und Verständnismöglichkeit für herausforderndes Verhalten bietet.

Gleichzeitig wird deutlich, dass es Aufgabe der Begleitpersonen sein kann, autistischen Menschen ***„Erklärungen der Welt"*** anzubieten. Grundsätzlich sollte viel und auch oft selbstverständlich Erscheinendes bezüglich seiner Bedeutung erläutert werden, da nicht davon ausgegangen werden kann, dass relevante Informationen immer registriert werden. Am oben genannten Beispiel des Tischdeckens wäre es vermutlich hilfreich, die Begleitperson würde zu der Aufforderung, das Geschirr auf den Tisch zu stellen, die Begründung für diese Tätigkeit mit anführen. Erklärungen sollten in einfachen Worten und kurzen Sätzen geschehen, da ansonsten die Gefahr besteht, dass aufgrund der Detailorientierung der Gesamtzusammenhang des Gesagten verloren geht.

Wird die Welt durch die Orientierung an perzeptuellen Schlüsselreizen als konzeptuell unzusammenhängend erlebt, ist es umso wichtiger, eine klare ***Strukturierung der Umwelt*** anzubieten. Diese gibt Sicherheit und lässt die Zukunft, bis zu einem bestimmten Maß, als vorhersehbar erscheinen. Sowohl im Kontext von Schule als auch im Freizeitbereich erscheinen hier Konzeptionen wie der TEACCH-Ansatz (z.B. Häußler 2005; Degner 2003) als eine große Hilfe. Im Folgenden wird auf konkrete Hilfen zum Erkennen von Bedeutungszusammenhängen eingegangen.

2. Unterstützung beim Erkennen von Bedeutung: Von perzeptuell zu konzeptuell

Um autistische Kinder unter diesen Wahrnehmungsbedingungen aktiv bei der Bewältigung des Alltags zu unterstützen, erscheint es plausibel, ihre besondere Vorliebe für perzeptuelle Merkmale zur Förderung der Verarbeitung konzeptueller Zusammenhänge nutzbar zu machen.

Dies kann beispielsweise durch eine perzeptuell geeignete Form der Gestaltung von ***Bildkarten*** geschehen. Bildkarten werden meist zur Strukturierung bestimmter Abläufe (z.B. Tagesablauf) oder Tätigkeiten (z.B. Kochen) eingesetzt. Sie werden in bestimmten Reihenfolgen „abgearbeitet" und ermöglichen so eine Verknüpfung verschiedener konzeptueller Einzelinformationen. Bei schwerer beeinträchtigten Menschen mit Autismus werden Bildkarten auch zur Kommunikation eingesetzt (z.B. PECS-Konzept, Bondy & Frost 2002). Die Ergebnisse der vorliegenden Untersuchung deuten darauf hin, dass bei der Erstellung solcher Bildkartensysteme sensibel mit der Gestaltung von Details und Farbe umgegangen werden sollte. Es ist empfehlenswert, auf detailreiche Zeichnungen zu verzichten, da Einzelheiten von der Gesamtbedeutung des Bildinhalts ablenken. Eher angebracht erscheinen einfache Zeichnungen mit wenigen graphischen Elementen. Auch mit Farbe sollte sparsam umgegangen werden, da diese sonst zu sehr im Vordergrund steht und von der Bedeutung der Abbildung ablenkt. Ein mögliches Beispiel für diese Prinzipien der Bildkartengestaltung ist in Abbildung 63 dargestellt.

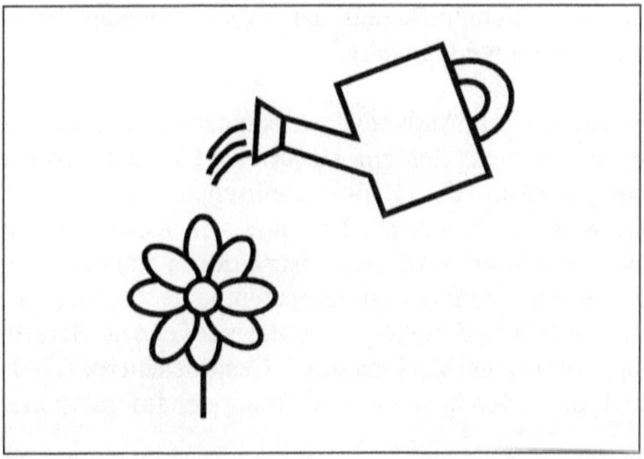

Abb. 63: Beispiel für die Gestaltung einer Bildkarte

Die besondere Vorliebe autistischer Kinder für ***Farben*** kann allerdings durchaus genutzt werden, indem mit wenigen prägnanten Farben die Aufmerksamkeit auf konzeptuelle Schlüsselreize gelenkt wird. Beispielsweise könnte auf der oben gezeichneten Bildkarte (Abb. 63) die Gießkanne als zentrales Objekt der Handlung grün gezeichnet werden. Weiter ist vorstellbar, dass die Strukturierung der Umwelt gezielt durch Farbkennzeichnungen erleichtert wird. Aus dem oben genannten Beispiel des Konflikts an der Garderobe könnte geschlussfolgert werden, dass die Zuordnung von Dingen zukünftig gemäß einem Farbcode vollzogen wird (z.B. rote Jacke an roten Haken, blaues Mäppchen auf blauen Punkt auf dem Schreibtisch etc.). Im Schulunterricht könnten des Weiteren konzeptuelle Merkmale von mathematischen Textaufgaben farblich hervorgehoben werden. Weitere Beispiele sind Puzzleaufgaben, bei denen konzeptuelle Zusammenhänge zugeordnet werden müssen und die jeweiligen Lösungen durch farbliche Kennzeichnungen auf der Rückseite der Puzzlekarten selbst kontrolliert werden können.

Neben der generellen Förderung der Bedeutungsverarbeitung erscheint es sinnvoll, autistische Kinder bei der spontanen Aktivierung eines konzeptuellen Wahrnehmungsstils zu unterstützen.

3. Unterstützung der spontanen Bedeutungsorientierung

Die Ergebnisse der vorliegenden Untersuchung weisen darauf hin, dass bei Autismus kein generelles semantisches Problem besteht, aber Sinnzusammenhänge nicht spontan aktiviert werden. Die Herausforderung für Begleiter besteht deshalb darin, Wege zu finden, wie diese Bedeutungszusammenhänge aktiviert werden können. Die Erkenntnisse aus der zweiten Sitzung der Experimente I und II geben hierzu wichtige Hinweise.

So scheinen Menschen mit Autismus zur spontanen Aktivierung von Bedeutungszusammenhängen mehr ***Zeit zur elaborierten Verarbeitung von Informationen*** zu benötigen (Kap. IV 1). Bei schulischen Aufgabenstellungen sollte deshalb beispielsweise gefördert werden, dass sich Kinder mit Autismus Aufgaben mehrmals durchlesen bzw. sich Instruktionen mehrfach anhören. Während bei der ersten Auseinandersetzung perzeptuelle Merkmale der gegebenen Information im Vordergrund stehen (z.B. die verwendete Schriftart der Textaufgabe oder phonologische Merkmale des Gesprochenen), scheint mit zunehmender Zeit auch die tiefer liegende Bedeutung der Informationen aktiviert zu werden.

Die Ergebnisse der Studie deuten weiter darauf hin, dass autistische Menschen in Anforderungssituationen zum lauten ***Benennen von Dingen*** ermutigt werden sollten (Kap. IV 1). Um dies zu verdeutlichen, kann man sich eine Mutter vorstellen, die mit einem autistischen Kind einen Kuchen backen möchte. Die Zutaten sowie Schüsseln und Mixer stehen auf dem Tisch bereit. Das Ziel ist nun, die spontane Aufmerksamkeit des Kindes von den perzeptuellen Merkmalen zu lösen (z.B. zwei Schüsseln haben die gleiche Farbe) und eine Aktivierung der konzeptuellen Zusammenhänge anzuregen (z.B. alle Zutaten zusammen ergeben den Teig). Nach den Ergebnissen dieser Studie scheint es hilfreich zu sein, wenn die Person mit Autismus Zeit hat, sich die Gegenstände ausführlich anzusehen und sie dann zu benennen. Hier zeigen sich auch Parallelen zu erfolgreichen Trainings zum Einsatz von Selbstinstruktionen bei Menschen mit Autismus (Übersicht s. Alberto & Troutman 2006, 374ff.). Unterstützend können darüber hinaus weitere Fragen und Anregungen seitens der Begleiterin wirken, welche die elaborative Verarbeitung fördern (z.B.Ormrod 2006, 266ff.; Mayer 2003, 237ff.).

Die hier herausgestellten praktischen Implikationen der Studie sind zwar keine an sich neuen pädagogischen Prinzipien, aber bieten die Chance, praktische Arbeit auf eine zunehmend evidenzbasierte Grundlage zu stellen. Durch die Erkenntnisse zur Wahrnehmung eröffnet sich damit auch ein weites Feld für die pädagogisch-didaktisch orientierte Autismusforschung. Die vorgestellten Methoden werden in Tabelle 67 noch einmal zusammenfassend dargestellt.

Tab. 67: Übersicht zu Unterstützungsmethoden bei einer schwachen Kohärenz

Interventionsziel	**Methode**	**Relevante Experimente**
Interpretation von Verhaltensauffälligkeiten	- Verhaltensbeobachtung - Diagnostik - Verhaltensanalyse vor dem Hintergrund der Erkenntnisse zum spontanen Wahrnehmungsvorzug bei Autismus	I, III, IV
Fördern des Erkennens von konzeptuellen Zusammenhängen	Förderung von Struktur und „Erklärungen der Welt" durch - verbales Erklären - Bildkarten - Farbcodierungen - Trainingssysteme	I, III, IV
Spontaner Fokus auf konzeptuelle statt perzeptuelle Informationen	- genug Zeit zur elaborativen Verarbeitung - Benennenlassen von Dingen	I, II (2. Sitzung)

Um den Prozess einer empirischen Fundierung der Praxis weiterzuführen, wird auch in Zukunft ein großes Maß an Grundlagenforschung nötig sein, welche die psychologischen Hintergründe des Autismus beleuchtet. Abschließend wird deshalb dargestellt, in welche Richtung sich die Forschung zur schwachen Kohärenz auf Grundlage des aktuellen Forschungsstands und der hier vorgestellten Daten weiterentwickeln könnte.

5. Forschungsausblick

Im Folgenden können zum einen Fragestellungen betrachtet werden, die sich aus der in Kap. I erarbeiteten Verknüpfung der bisherigen Studien zur zentralen Kohärenz ergeben. Zum anderen zeigen die Ergebnisse der durchgeführten Untersuchung neue zu überprüfende Hypothesen auf.

1. Aus dem bisherigen Forschungsstand hergeleitete Fragestellungen

Es kann als gesichert gelten, dass Menschen mit Autismus eine überdurchschnittlich gute ***Detailverarbeitung*** zeigen (Kap. I 5.2). Diese ausführlich untersuchte Thematik benötigt demnach nicht mehr das Hauptaugenmerk der Forschung. Weitere Untersuchungen sind allerdings zu der Frage ***holistischer Verarbeitungsschwierigkeiten*** nötig, da die Datenlage bisher noch sehr heterogen ist. Wünschenswert sind zudem mehr Studien zu den ***konzeptuellen Fähigkeiten*** autistischer Menschen, insbesondere Kategorisierungsprozesse betreffend.

Auch hierzu liegen nur wenige und sich widersprechende Befunde vor (s. Kap. 5.3).

Eine weitere wichtige Frage ist, ob „schwache Kohärenz“ wirklich ein in sich ***einheitliches Konstrukt*** ist. Dafür ist es dringend erforderlich, Tests zu unterschiedlichen Aspekten der zentralen Kohärenz mit *einer* Gruppe von Probanden durchzuführen. Handelt es sich um ein einheitliches kognitives Merkmal, das sowohl Veränderungen auf einer tieferen als auch auf einer höheren Verarbeitungsebene umfasst, müssten sich hohe Korrelationen zwischen den Testergebnissen zeigen.

2. Neue Fragestellungen durch die Studienergebnisse

Zu den Fragestellungen, die sich aus den Befunden dieser Untersuchung ergeben, gehört die weitere empirische Fundierung des Konzepts eines ***Wahrnehmungsvorzugs*** („Präferenzparadigma“, Kap. I 6.1). Eines der Hauptziele sollte dabei sein, die Methodik so zu verfeinern, dass immer mehr Schlüsse über die im Alltag vorgezogene spontane Informationsverarbeitung gezogen werden können. Weiter ist wichtig zu klären, wie der Wahrnehmungsvorzug mit dem Fähigkeitsgrad der Informationsverarbeitung interagiert („Stärke-Defizit-Paradigma“, Kap. I 6.1). Um dies zu untersuchen, sollten Leistungstests mit Vorzugsaufgaben kombiniert werden. Findet sich beispielsweise eine hohe positive Korrelation zwischen der Leistung bei visuellen Diskriminationsaufgaben und dem Vorzug von Details, ist dies ein Hinweis auf einen Zusammenhang der beiden Variablen, wenngleich die kausale Richtung zu klären bleibt.

Ein weiteres, in vielen Teilen noch unerforschtes, Themenfeld ist die ***Verarbeitung perzeptueller und konzeptueller Merkmale*** bei Menschen mit Autismus. Meines Wissens wurde in der vorliegenden Untersuchung zum ersten Mal gezielt die Rolle von Farbe bei höheren Prozessen der autistischen Informationsverarbeitung untersucht. Der Befund eines relativen Vorzugs für Farbe bei Kindern mit Autismus muss deshalb weiter überprüft werden und wirft die Frage auf, ob autistische Kinder eine besonders gut ausgeprägte Verarbeitung von Farbe zeigen. Daher ist es für zukünftige Forschungsarbeiten interessant, mit autistischen Menschen Tests zur Leistung der Farberkennung durchzuführen. Auch der leichte Trend zum Vorzug des Merkmals „Graphische Ähnlichkeit“ bei Kindern mit Autismus sollte weiter verfolgt werden. Möglicherweise führt eine Modifikation des Versuchsmaterials in Richtung einer größeren Detailübereinstimmung der Bilder zu einem eindeutigeren Ergebnis (s. Kap. IV 1). Schließlich ist auch der relativ eindeutige Befund eines Detailvorzugs bei Kindern mit Autismus das erste Ergebnis zu diesem Themenkomplex und bedarf deshalb der Replikation.

Die Beobachtung eines relativen Vorzugs von Details und Farbe wirft die Frage auf, ob die Bahnung in ***semantischen Netzwerken*** autistischer Menschen verstärkt über perzeptuelle Merkmale verläuft. Zur Überprüfung dieser Hypothese eignen sich zum einen Priming-Aufgaben, mit denen untersucht wird, ob beispielsweise ein zuvor gehörter Begriff eher einen perzeptuell oder konzeptuell verbundenen anderen Begriff voraktiviert. Des Weiteren lässt auch die freie Assoziation von Wörtern zu einem gegebenen Wort Erkenntnisse über ein eher perzeptuell oder konzeptuell ausgerichtetes semantisches Netzwerk autistischer Menschen zu. Zu dem Wort „Buch" würde dann möglicherweise das phonologisch ähnlich klingende Wort „Tuch" und nicht das im Funktionszusammenhang passende Wort „Lesen" genannt. Eine erste Pilotstudie von Müller und Schulenberg (2007) weist bei Probanden mit Autismus im Vergleich zu normal entwickelten Kindern auf einen höheren Anteil solcher phonologischer Wortassoziationen hin.

Bisher ist weitgehend offen, wie sich der perzeptuelle oder konzeptuelle Vorzug autistischer Menschen über die ***Lebensspanne*** entwickelt. Benötigt werden hier Untersuchungen mit unterschiedlichen Altersgruppen und Langzeitstudien. Grundsätzlich ist es aber auch wichtig, Vergleichsdaten zum perzeptuellen oder konzeptuellen Vorzug bei nicht autistischen Menschen zu gewinnen. Aufbauend darauf wäre es wünschenswert, standardisierte diagnostische Instrumente zur Untersuchung des Vorzugs zur Verfügung zu haben.

Es ist bisher kaum empirisch untersucht worden, auf welche Weise sich ein perzeptueller Wahrnehmungsvorzug auf das ***Verhalten autistischer Menschen*** auswirkt. Hier wäre es hilfreich, die alltäglichen Beobachtungen von Begleitern bezüglich eines Vorzugs von perzeptuellen Einzelheiten und ihrer Relevanz im Tagesablauf autistischer Menschen zu erfassen. Zum anderen sollten Ergebnisse aus Experimenten zum Vorzug auch mit Beobachtungen zur Ausprägung autistischen Verhaltens verglichen werden, um potenzielle Beziehungen zwischen einem spezifischen Wahrnehmungsstil und auffälligem Verhalten ausfindig zu machen. Für folgende Untersuchungen erscheint es deshalb sinnvoll, zusätzlich zur klinischen Autismusdiagnose, systematisch Verhaltensdaten der Untersuchungsteilnehmer zu erfassen (z.B. mit den Diagnostikinstrumenten ADI / A-DOS, s. Kap. I 1). Die folgende Tabelle 68 fasst die hier dargestellten zukünftigen Forschungsfragen zusammen.

Tab. 68: Übersicht über zukünftige Forschungsfragen

Fragestellungen aus dem **bisherigen Forschungsstand**	Holistische Verarbeitungsprobleme?
	Konzeptuelle Verarbeitungsprobleme?
	Schwache Kohärenz als einheitliches Konstrukt?
Fragestellungen aus dem **neuen Forschungsstand** durch die Studienergebnisse	Zusammenhang von Wahrnehmungsvorzug mit Wahrnehmungsfähigkeiten?
	Überdurchschnittlich gute Farbverarbeitung?
	Replikation der Vorzugergebnisse?
	Semantische Netzwerke perzeptuell organisiert?
	Perzeptueller Vorzug über die Lebensspanne?
	Bezug von perzeptuellem Vorzug zu Verhalten?

Die vorliegende Studie hat durch die Erforschung der Informationsverarbeitung autistischer Kinder einen Beitrag zu einem besseren theoretischen und auch praktischen Verständnis des Autismus geleistet. Am Ende der Arbeit ist jedoch zu betonen, dass die Untersuchung der autistischen Wahrnehmung nur ein Weg neben anderen zum Erkenntnisgewinn über Autismus ist. Die zahlreichen psychologischen, pädagogischen und medizinischen Befunde sollten immer wieder zu einem Gesamtbild zusammengefügt werden, um neue übergeordnete Hypothesen zu entwickeln. Erst ein Modell, das alle relevanten Informationen zu Autismus integrieren kann, wird eine optimale theoretische Basis für die praktische Unterstützung von Menschen mit Autismus und ihren Begleitern bieten können. Die hier erarbeiteten Ergebnisse zur spontanen Informationsverarbeitung sind daher als eine von vielen Säulen eines solchen Gesamtmodells des Autismus zu verstehen.

Literaturverzeichnis

Adolphs, R., Sears, L. & Piven, J. (2001). Abnormal processing of social information from faces in autism. Journal of cognitive neuroscience, 13, 232-240.

Alberto, P. A. & Troutman, A. C. (2006). Applied behavior analysis for teachers. 7. Auflage. Upper Saddle River: Pearson Merrill Prentice Hall.

Anderson, G. & Hoshino, Y. (1997). Neurochemical studies of autism. In: D. J. Cohen & F. R. Volkmar (Hrsg.). Handbook of autism and pervasive developmental disorders. 2. Aufl. New York: Wiley.

Anderson, J. R. (1996). Kognitive Psychologie. Heidelberg, Berlin, Oxford: Spektrum.

American Psychological Association (2001). Publication Manual of the American Psychological Association. 5. Aufl. Washington: American Psychological Association.

Attwood, A., Frith, U. & Hermelin, B. (1988). The understanding and use of interpersonal gestures by autistic and Down's syndrome children. Journal of autism and developmental disorders, 18, 241-257.

Aylward, E., Minshew, N., Goldstein, G., Honeycutt, G., Augustine, A., Yates, K., Barta, P. & Pearlson, G. (1999). MRI volumes of amygdala and hippocampus in non–mentally retarded autistic adolescents and adults. Neurology, 53, 2145-2150.

Bailey, A., LeCouteur, A., Gottesman, I. & Bolton, P. (1995). Autism as a strongly genetic disorder: Evidence from a british twin study. Psychological medicine, 25, 63-77.

Bailey, A., Phillips, W. & Rutter, M. (1996). Autism: Towards an integration of clinical, genetic, neuropsychological, and neurobiological perspectives. Journal of child psychology and psychiatry, 37, 89-126.

Baird, G., Simonoff, E., Pickles, A., Chandler, S., Loucas, T., Meldrum, D. & Charman, T. (2006). Prevalence of disorders of the autism spectrum in a population cohort of children in South Thames: The special need and autism project (SNAP). The Lancet, 368, 210-215.

Bar-Haim, Y., Shulman, C., Lamy, D. & Reuveni, A. (2006). Attention to eyes and mouth in high-functioning children with autism. Journal of autism and developmental disorders, 36, 131-137.

Baron-Cohen, S. & Belmonte, M. (2005). Autism: A window onto the development of the social and analytic brain. Annual review of neuroscience, 29, 109-126.

Baron-Cohen, S. & Hammer, J. (1997). Parents of children with Asperger syndrome: What is the cognitive phenotype? Journal of cognitive neurosciences, 9, 548-554.

Baron-Cohen, S. (2000). Is Asperger syndrome / high-functioning autism necessarily a disability? Development and psychopathology, 12, 489-500.

Baron-Cohen, S., Allen, J. & Gillberg, C. (1992). Can autism be detected at 18 months? The needle, the haystack, and the CHAT. British journal of psychiatry, 161, 839-843.

Baron-Cohen, S., Bolton, P., Wheelwright, S., Short, L., Mead, G., Smith, A. & Scahill, V. (1998). Autism occurs more often in families of physicists, engineers and mathematicians. Autism, 2, 296-301.

Baron-Cohen, S., Cox, A., Baird, G., Swettenham, J., Nightingale, N., Morgan, K., Drew, A. & Charman, T. (1996). Psychological markers in the detection of autism in infancy in a large population. British journal of psychiatry, 168, 158-163.

Baron-Cohen, S., Leslie, A. & Frith, U. (1985). Does the autistic child have a "theory of mind"? Cognition, 21, 37-46.

Baron-Cohen, S., Ring, H., Wheelwright, S., Bullmore, E. T., Brammer, M. J., Simmons, A. & Williams, S. C. (1999). Social intelligence in the normal and autistic brain: An fMRI study. European journal of neuroscience, 11, 1891-1898.

Baron-Cohen, S., Wheelwright, S., Stott, C., Bolton, P. & Goodyer, I. (1997a). Is there a link between engineering and autism? Autism, 1, 153-163.

Baron-Cohen, S., Wheelwright, S. & Jolliffe, T. (1997b). Is there a "language of the eyes"? Evidence from normal adults and adults with autism or Asperger syndrome. Visual cognition, 4, 311-331.

Bartak, L. & Rutter, M. (1976). Differences between mentally retarded and normal intelligent autistic children. Journal of autism and childhood schizophrenia, 6, 109-120

Bauer, P. J. & Mandler, J. M. (1989). Taxonomies and triads: Conceptual organisation in one-to-two-year-olds. Cognitive psychology, 21, 156-184.

Bauman, M. & Kemper, T. (1985). Histoanatomic observations of the brain in early infantile autism. Neurology, 35, 866-874.

Bauman, M. & Kemper, T. (1994). Neuroanatomic observations of the brain in autism. In: M. Bauman & T. Kemper (Hrsg.). The neurobiology of autism. Baltimore: Hopkins university press.

Bauman, M. (1991). Microscopic neuroanatomic abnormalities in autism. Pediatrics, 87, 791-796.

Beaumont, R. & Newcombe, P. (2006). Theory of mind and central coherence in adults with high-functioning autism or Asperger syndrome. Autism, 10, 365-382.

Behrmann, M., Avidan, G., Leonard, G. L., Kimchi, R., Luna, B., Humphreys, K. & Minshew, N. (2005). Configural processing in autism and its relationship to face processing. Neuropsychologia, 44, 110-129.

Belmonte, M. K., Allen, G., Beckel-Mitchener, A., Boulanger, L. M., Carper, R. A. & Webb, S. J. (2004). Autism and abnormal development of brain connectivity. Journal of neuroscience, 24, 9228-9231.

Biederman, I. (1987). Recognition-by-components: A theory of human image understanding. Psychological review, 94, 115-147.

Bischof-Köhler, D. (1998). Zusammenhänge zwischen kognitiver, motivationaler und emotionaler Entwicklung in der frühen Kindheit und im Vorschulalter. In: H. Heller (Hrsg.). Lehrbuch Entwicklungspsychologie. Bern: Huber.

Bloom, P. (2000). How children learn the meanings of words. Cambridge: MIT press.

Bogdashina, O. (2003). Sensory perceptual issues in autism and Asperger syndrome. London: Kingsley.

Bolton, P., Macdonald, H., Pickles, A., Rios, P., Goode, S., Crowson, M., Bailey, A. & Rutter, M. (1994). A case-control family history study of autism. Journal of child psychology and psychiatry, 35, 877-900.

Bolton, P., Murphy, M., Macdonald, H., Whitlock, B., Pickles, A. & Rutter, M. (1997). Obstetric complications in autism: Consequences or causes of the condition? Journal of the American academy of child and adolescent psychiatry, 36, 272-281.

Bomba, P. C. & Siqueland, E. R. (1983). The nature and structure of infant form categories. Journal of experimental child psychology, 35, 294-328.

Bondy, A. & Frost, L. (2001). A picture's worth: PECS and other visual communication strategies in autism. Bethesda: Woodbine House

Booth, R., Charlton, R., Hughes, C. & Happé, F. (2003). Disentangling weak coherence and executive dysfunction: Planning drawing in autism and ADHD. Philosophical transactions of the royal society, 358 (1430), 387-392.

Bormann-Kischkel, C. (1980). Zur Konzeptfindung bei autistischen Kindern. Max-Planck Institut Psychiatrie München. Unveröffentlichtes Manuskript.

Bormann-Kischkel, C., Vilsmeier, M. & Baude, B. (1995). The development of emotional concepts in autism. Journal of child psychology and psychiatry, 36, 1243-1259.

Bortz, J. (1999). Statistik für Sozialwissenschaftler. 5. Auflage. Berlin: Springer.

Boucher, J. (1988). Word fluency in high-functioning autistic children. Journal of autism and developmental disorders, 18, 637-645.

Bowler, D. M., Gardiner, J. M., Grice, S. & Saavalainen, P. (2000). Memory illusions: False recall and recognition in adults with Asperger's syndrome. Journal of abnormal psychology, 109, 663-672.

Bowler, D. M., Matthews, N. J. & Gardiner, J. M. (1997). Asperger's syndrome and memory: Similarity to autism but not amnesia. Neuropsychologia, 35, 65-70.

Brambilla, P., Hardan, A. Y., Caverzasi, E., Perez, J. & Barale, F. (2004). The functional neuroanatomy of autism. Functional neuroanatomy, 19, 9-17.

Brian, J. & Bryson, S. E. (1996) Disembedding performance and recognition memory in autism / PDD. Journal of child psychology and psychiatry, 37, 865-872.
Briskman, J. & Happé, F. (2001). Exploring the cognitive phenotype of autism: Weak "central coherence" in parents and siblings of children with autism. II. Real-life skills and preferences. Journal of child psychology and psychiatry, 42, 309-316.
Brock, J., Brown, C. C., Boucher, J. & Rippon, G. (2002). The temporal binding deficit hypothesis of autism. Development and psychopathology, 14, 209-224.
Brosius, F. (2002). SPSS 11. Bonn: MITP Verlag.
Bruce, V., Green, P. R. & Georgeson, M. A. (2003). Visual perception. Physiology, psychology and ecology. Hove: Psychology press.
Buitelaar, J. K., van der Wees, M., Swaab-Barneveld, H. & van der Gaag, R. J. (1999). Theory of mind and emotion-recognition functioning in autistic spectrum disorders and in psychiatric control and normal children. Development and psychopathology, 11, 39-58.
Buitelaar. J. & van der Wees, M. (1997). Are deficits in the decoding of affective cues and in mentalizing abilities independent? Journal of autism and developmental disorders, 27, 539-556.
Casey, B. J., Gordon, C. T., Mannheim, G. B. & Rumsey, J. M. (1993). Dysfunctional attention in autistic savants. Journal of clinical and experimental neuropsychology, 15, 933-946.
Castelli, F. (2005). Understanding emotions from standardized facial expressions in autism and normal development. Autism, 9, 428-449.
Cattell, R. B. & Weiß, R. H. (1977). Grundintelligenztestskala CFT. Göttingen: Hogrefe.
Celani, G., Battacchi, M. W. & Arcidiacono, L. (1999). The understanding of the emotional meaning of facial expressions in people with autism. Journal of autism and developmental disorders, 29, 57-66.
Chugani, D. C., Muzik, O., Behen, M., Rothermel, R., Janisse, J. J., Lee, J. & Chugani, H. T. (1999). Developmental changes in brain serotonin synthesis capacity in autistic and nonautistic children. Annals of neurology, 45, 287-295.
Chynn, E. W., Garros, A., Demick, J. & DeVos, E. (1991). Correlations among field dependence-independence, sex, sex-role stereotype, and age of preschoolers. Perceptual and motor skills, 73, 747-756.
Cohen, I. L. (1994). An articficial neural network analogue of learning in autism. Biological psychiatry, 36, 5-20.
Collins, A. M. & Loftus, E. F. (1975. A spreading activation theory of semantic processing. Psychological review, 82, 407-428.
Collins, A. M. & Quillian, M. R. (1969). Retrieval time from semantic memory. Journal of verbal learning and verbal behaviour, 8, 240-247.

Conrad, C. (1972). Cognitive economy in semantic memory. Journal of experimental psychology, 92, 149-154.

Coonrod, E. & Stone, W. (2005). Screening for autism in young children. In: F. R. Volkmar, R. Paul, A. Klin & D. Cohen (Hrsg.). Handbook of autism and pervasive developmental disorders, Vol. 2: Assessment, interventions, and policy. 3. Aufl. Hoboken: Wiley.

Courchesne, E. (2004). Brain development in autism: Early overgrowth followed by premature arrest of growth. Mental retardation and developmental disabilities research reviews, 10, 106-111.

Courchesne, E., Carper, R. & Akshoomoff, N. (2003). Evidence of brain overgrowth in the first year of life in autism. Journal of the American medical association, 290, 337-344.

Courchesne, E., Redcay, E. & Kennedy, D. P. (2004). The autistic brain: Birth through adulthood. Current opinion in neurology, 17, 489-496.

Courchesne, E., Townsend, J., Akshoomoff, N. A., Saitoh, O., Yeung-Courchesne, R., Lincoln, A. J., James, H. E., Haas, R. H., Schreibman, L. & Lau, L. (1994). Impairment in shifting attention in autistic and cerebellar patients. Behavioral neuroscience, 108, 848-865.

Craik, F. L. M. & Lockhart, R. S. (1972). Levels of processing: A framework for memory research. Journal of verbal learning and verbal behaviour, 11, 671-684.

Croen, L., Grether, J., Hoogstrate, J. & Selvin, S. (2002). The changing prevalence of autism in California. Journal of autism and developmental disorders, 3, 211-215.

Dahlgren, S. V. & Gillberg, C. (1989). Symptoms in the first two years of life: A preliminary population study of infantile autism. European archives of psychiatry and neurological sciences, 238, 169-174.

Dalton, K. M., Nacewicz, B. M., Jonstone, T., Schaefer, H. S., Gernsbacher, M. A., Goldsmith, H. H., Alexander, A. L. & Davison, R. J. (2005). Gaze fixation and the neural cicuitry of face processing in autism. Nature neuroscience, 8, 519-526.

Davies, S., Bishop, D., Manstead, A. S. R. & Tantam, D. (1994). Face perception in children with autism and Asperger syndrome. Journal of child psychology and psychiatry, 35, 1033-1057.

Davis, R. A. O., Bockbrader, M. A., Murphy, R. R., Hetrick, W. P. & O'Donnell, B. F. (2006). Subjective perceptual distortions and visual dysfunction in children with autism. Journal of autism and developmental disorders, 36, 199-210.

Degner, M. (2003). Visualisierung, Strukturierung und Bedeutungsvollmachung. Unterrichtsmethoden zur pädagogischen Förderung autistisch behinderter Menschen. Lernen konkret, 22, 2-8.

Dennis, M., Lazenby, A. L. & Lockyer, L. (2001). Inferential language in high-functioning children with autism. Journal of autism and developmental disorders, 31, 47-54.

Deruelle, C., Rondan, C., Gepner, B. & Tardif, C. (2004). Spatial frequency and face processing in children with autism and Asperger syndrome. Journal of autism and developmental disorders, 34, 199-210.

Deutsche Gesellschaft für das hochbegabte Kind (2007). Online im Internet: URL: www.dghk.de (Stand 1.1.2007)

Dornes, M. (1993). Der kompetente Säugling. Die präverbale Entwicklung des Menschen. Frankfurt a. M.: Fischer.

DSM-III: Koehler, K. & Saß, H. (1984). Diagnostisches und Statistisches Manual Psychischer Störungen. Weinheim: Beltz.

DSM-IV: Saß, H., Wittchen, H. & Zaudig, M. (1996). Diagnostisches und Statistisches Manual Psychischer Störungen. Göttingen, Bern, Toronto, Seattle: Hogrefe.

Dyck, M. J., Piek, J. P., Hay, D., Smith, L. & Hallmayer, J. (2006). Are abilities abnormally interdependent in children with autism? Journal of clinical child and adolescent psychology, 35, 20-33.

Dykens, E. M. & Volkmar, F. R. (1997). Medical conditions associated with autism. In: D. J. Cohen & F. R. Volkmar (Hrsg.). Handbook of autism and pervasive developmental disorders. 2. Aufl. New York: Wiley.

Ehlers, S. & Gillberg, C. (1993). The epidemiology of Asperger syndrome. A total population study. Journal of child psychology and psychiatry, 34, 1327-1350.

Ehlers, S., Gillberg, C. & Wing, L. (2001). A screening questionnaire for Asperger syndrome and other high-functioning autism spectrum disorders in school age children. Journal of autism and developmental disorders, 29, 129-141.

Ehlers, S., Nydén, A., Gillberg, C., Dahlgren-Sandberg, A., Dahlgren, S. O, Helmquist, E. & Odén, A. (1997). Asperger syndrome, autism and attention disorders: A comparative study of the cognitive profiles of 120 children. Journal of child psychology and psychiatry, 38, 207-217.

Eimas. P. D. & Quinn, P. C. (1994). Studies on the formation of perceptually-based basic-level categories in young infants. Child development, 65, 903-917.

Ellis, R. & Humphreys, G. (1999). Connectionist psychology. Hove: Psychology press.

Engel, A. K., Konig, P., Kreiter, A. K., Schillen, T. B. & Singer, W. (1992). Temporal coding in the visual cortex: New vistas on integration in the nervous system. Trends in neurosciences, 15, 218-226.

Fink, G. R., Halligan, P. W., Marshall, J. C., Frith, C. D., Frackowiak, R. S. & Dolan, R. J. (1997). Neural mechanisms involved in the processing of global and local aspects of hierarchically organized visual stimuli. Brain, 120, 1779-1791.

Fombonne, E. (2003). Epidemiological surveys of autism and other developmental disorders: An update. Journal of autism and developmental disorders, 4, 365-381.

Foxton, J. M., Stewart, M. E., Barnard, L., Rodgers, J., Young, A. H., O'Brien, G. & Griffiths, T. D. (2003). Absence of auditory "global interference" in autism. Brain, 126, 2703-2709.

Frith, C. (2004). Is autism a disconnection disorder? Lancet neurology, 3, 577.

Frith, U. (1970). Studies in pattern detection in normal and autistic children: I. Immediate recall of auditory sequences. Journal of abnormal psychology, 76, 413-420.

Frith, U. & Baron-Cohen, S. (1987). Perception in autistic children. In: D. Cohen, A. Donnellan & R. Paul (Hrsg.). Handbook of autism and developmental disorders. New York: Wiley.

Frith, U. & Snowling, M. (1983). Reading for meaning and reading for sound in autistic and dyslexic children. British journal of developmental psychology, 1, 329-342.

Frith, U. (1989). Autism: Explaining the enigma. Oxford: Basil Blackwell.

Frith, U. (1996). Cognitive explanations of autism. Acta paediatric supplement, 416, 63-68.

Frith, U. (2003). Autism. Explaining the enigma. 2. Aufl. Oxford: Blackwell publishing.

Frith, U., Happé, F. & Siddons, F. (1994). Autism and theory of mind in everyday life. Social development, 3, 108-124.

Frith, U., Morton, J. & Leslie, A. (1991). The cognitive basis of a biological disorder: Autism. Trends in neurosciences, 14, 433-438.

Gagnon, L., Mottron, L., Bherer, L. & Joanette, Y. (2004). Quantification judgement in high-functioning autism: Superior or different? Journal of autism and developmental disorders, 34, 679-689.

Gelman, S. A. & Coley, J. D. (1990). The importance of knowing a dodo is a bird: Categories and inferences in 2-year-old children. Developmental psychology, 26, 796-804.

Gelman, S. A. & Markman, E. M. (1986). Categories and induction in young children. Cognition, 23, 183-209.

Gelman, S. A. & Markman, E. M. (1987). Young children's inductions from natural kinds: The role of categories and appearances. Child development, 58, 1532-1541.

Gepner, B., de Gelder, B. & de Schonen, S. (1996). Face processing in autistics: Evidence for a generalized deficit? Child neuropsychology, 2, 123-139.

Gillberg, C., Svennerhol, L. & Hamilton-Hellberg, C. (1983). Childhood psychosis and monoamine metabolites in spinal fluid. Journal of autism and developmental disorders, 13, 383-396.

Gillberg, C. & Gillberg, I. C. (1983). Infantile autism: A total population study of reduced optimality in the pre-, peri- and postnatal period. Journal of autism and developmental disorders, 13, 153-166.

Gillberg, C., Ehlers, S., Schaumann, H., Jakobsson, G., Dahlgren, S., Lindblom, R., Bagenholm, A. Tjuus, T. & Blidner, E. (1990). Autism under age 3

years: A clinical study of 28 cases referred for autistic symptoms in infancy. Journal of child psychology and psychiatry, 31, 921-934.
Glasson, E., Bower, C., Petterson, B., de Klerk, N. Chaney, G. & Hallmayer, J. F. (2004). Perinatal factors and the development of autism: A population study. Archives of general psychiatry, 61, 618-627.
Goldenberg, G. (2002). Neuropsychologie. Grundlagen, Klinik, Rehabilitation. München: Urban & Fischer.
Goldstein, B. (2002). Wahrnehmungspsychologie. Heidelberg, Berlin, Oxford: Spektrum.
Gopnik, A. & Meltzoff, A. N. (1986). Relations between semantic and cognitive development in the one-word stage: The specificity hypothesis. Child development, 57, 1040-1053.
Gopnik, A. & Meltzoff, A. N. (1992). Categorization and naming: Basic-level sorting in eighteen-month-olds and its relation to language. Child development, 63, 1091-1103.
Gordon, I. (2004). Theories of visual perception. Hove: Psychology press.
Goswami, U. (2001). So denken Kinder. Einführung in die Psychologie der kognitiven Entwicklung. Bern, Göttingen, Toronto, Seattle: Huber.
Grandin, T. (1984). My experiences as an autistic child and review of selected literature. Journal of orthomolecular psychiatry, 13, 144-175.
Grandin, T. (1995). How people with autism think. In: E. Schopler & G. B. Mesibov (Hrsg.). Learning and cognition in autism. New York: Plenum.
Grelotti, D. J., Klin, A., Gauthier, I., Skudlarski, P., Cohen, D. J., Gore, J. C. & Schultz, R. T. (2005). FMRi activation of the fusiform gyrus and amygdala to cartoon characters but not to faces in a boy with autism. Neuropsychologia, 43, 373-385.
Gresham, F. M. & MacMillan, D. L. (1998). Early intervention project: Can its claims be substantiated and its effects replicated? Journal of autism and developmental disorders, 28, 5-13.
Gross, T. F. (2004). The perception of four basic emotions in human and nonhuman faces by children with autism and other developmental disabilities. Journal of abnormal child psychology, 32, 469-480.
Gross, T. F. (2005). Global-local precedence in the perception of facial age and emotional expression by children with autism and other developmental disabilities. Journal of autism and developmental disorders, 35, 773-785.
Grossman, J. B., Klin, A., Carter, A. S. & Volkmar, F. R. (2000). Verbal bias in recognition of facial emotions in children with Asperger syndrome. Journal of child psychology and psychiatry, 41, 369-379.
Gustafsson, L. (1997). Inadequate cortical feature maps: A neural circuit theory of autism. Biological psychiatry, 42, 1138-1147.
Hadwin, J., Baron-Cohen, S., Howlin, P. & Hill, K. (1996). Can we teach children with autism to understand emotions, belief, or pretence? Development and psychopathology, 8, 345-365.

Hala, S., Rasmussen, C. & Henderson, A. (2005). Three types of source monitoring by children with and without autism: The role of executive function. Journal of autism and developmental disorders, 35, 75-89.
Hale, G. A. & Morgan, J. S. (1973). Developmental trends in children's component selection. Journal of experimental child psychology, 15, 302-314.
Happé, F. & Frith, U. (2006). The weak coherence account of autism: Detail-focused cognitive style in autism spectrum disorders. Journal of autism and developmental disorders, 36, 5-25.
Happé, F. (1991). The autobiographical writings of three Asperger syndrome adults: Problems of interpretation and implications for theory. In: U. Frith (Hrsg.). Autism and Asperger syndrome. Cambridge: Cambridge university press.
Happé, F. (1994a). Wechsler IQ profile and theory of mind in autism: A research note. Journal of child psychology and psychiatry. 35, 1461-1471.
Happé, F. (1994b). An advanced test of theory of mind: Understanding of story characters' thoughts and feelings by able autistic, mentally handicapped and normal children and adults. Journal of autism and developmental disorders, 24, 129-154.
Happé, F. (1995). The role of age and verbal ability in the theory of mind task performance of subjects with autism. Child development, 66, 843-855.
Happé, F. (1996). Studying weak central coherence at low levels: Children with autism do not succumb to visual illusions. A research note. Journal of child psychology and psychiatry, 37, 873-877.
Happé, F. (1997). Central coherence and theory of mind in autism: Reading homographs in context. British journal of developmental psychology, 15, 1-12.
Happé, F. (1999). Autism: Cognitive deficit or cognitive style? Trends in cognitive sciences, 3, 216-222.
Happé, F. (2000). Parts and wholes, meanings and minds: Central coherence and its relation to theory of mind. In: S. Baron-Cohen, H. Tager-Flusberg & D. Cohen (Hrsg.). Understanding other minds: Perspectives from autism and developmental cognitive neuroscience. 2. Aufl. Oxford: Oxford university press.
Happé, F. (2001). Social and non-social development in autism: Where are the links? In: J. A. Burack, T. Charman, N. Yirmiya & P. R. Zelazo (Hrsg.). Perspectives on development in autism. Hove: Erlbaum.
Happé, F., Ehlers, S., Fletcher, P., Frith, U., Johansson, M., Gillberg, C., Dolan, R., Frackowiak, R. & Frith, C. (1996). "Theory of mind" in the brain: Evidence of a PET scan study of Asperger syndrome. Neuroreport, 8, 197-201.
Hashimoto, T., Tayama, M., Murakawa, K., Yoshimoto, T. Masahito, M., Midori, H. & Yasuhiro, K. (1995). Development of the brainstem and

cerebellum in autistic patients. Journal of autism and developmental disorders, 25, 1-18.
Häußler, A. (2005). Der TEACCH Ansatz zur Förderung von Menschen mit Autismus. Basel: Borgmann Media.
Heaton, P., Hermelin, B. & Pring, L. (1998). Autism and pitch processing: A precursor for savant musical ability? Music perception, 15, 291-305.
Heinze, H. J., Hinrichs, H., Scholz, M., Burchert, W. & Mangun, G. R. (1998). Neural mechanisms of global and local processing: A combined PET and ERP study. Journal of cognitive neuroscience, 10, 485-498.
Heller, K. A., Kratzmeiner, H. & Lengfelder, A. (1998). Matrizen-Test-Manual. Ein Handbuch mit deutschen Normen zu den Standard Progressive Matrices von J. C. Raven. Göttingen: Beltz Test
Hermelin, B. & O'Connor, N. (1970). Psychological experiments with autistic children. London: Pergamon.
Hermelin, B. (2002). Rätselhafte Begabungen. Eine Entdeckungsreise in die faszinierende Welt außergewöhnlicher Autisten. Stuttgart: Klett-Cotta.
Hill, L. (2004). Evaluating the theory of executive dysfunction in autism. Developmental review, 24, 189-233.
Hippler, K. & Klicpera, C. (2003). A retrospective analysis of the clinical case records of "autistic psychopaths" diagnosed by Hans Asperger and his team at the university children's hospital, Vienna. In: U. Frith & E. Hill (Hrsg.). Autism: Mind and brain. Oxford: University press.
Hobson, P. (1993). Autism and the development of mind. Hove: Erlbaum.
Hobson, P. (1989). Beyond cognition: A theory of autism. In: G. Dawson (Hrsg.). Autism: Nature, diagnosis and treatment. New York: Guilford.
Höfer, P. & Röckenhaus, F. (2006) Expedition ins Gehirn. Folge 2: Der Einstein-Effekt. (Film).
Howlin, P. & Moore, A. (1997). Diagnosis in autism: A survey of over 1200 patients in the UK. Autism, 1, 135-162.
Hubl, D., Bölte, B., Feineis-Matthews, S., Lanfermann, H., Federspiel, A., Strik, W., Poustka, F. & Dierks, T. (2003). Functional imbalance of visual pathways indicates alternative face processing strategies in autism. Neurology, 61, 1232-1237.
Hughes, C. & Russell, J. (1993). Autistic children's difficulty with mental disengagement from an object: Its implications for theories of autism. Developmental psychology, 29, 498-510.
Hughes, C., Leboyer, M. & Bouvard, M. (1997). Executive function in parents of children with autism. Psychological medicine, 27, 209-220.
Hughes, C., Russell, J. & Robbins, T. W. (1994). Evidence for executive dysfunction in autism. Neuropsychologia, 32, 477-492.
Iarocci, G. & McDonald, J. (2006). Sensory integration and the perceptual experience of persons with autism. Journal of autism and developmental disorders, 36, 77-90.

Icasiano, F., Hewson, P. Machet, P. Cooper, C. & Marshall, A. (2004). Childhood autism spectrum disorder in the Barwon region: A community based study. Journal of paediatrics and child health, 40, 696-701.

ICD-10: Dilling, H., Mombour, W. & Schmidt, M. (1991). Internationale Klassifikation Psychischer Störungen. Bern: Huber.

Jarrold, C., Gilchrist, I. D. & Bender, A. (2005). Embedded figures detection in autism and typical development: Preliminary evidence of a double dissociation in relationships with visual search. Developmental science, 8, 344-351.

Jarrold, D. & Russell, J. (1997). Counting abilities in autism: Possible implications for central coherence theory. Journal of autism and developmental disorders, 27, 25-37.

Jemel, B., Mottron, L. & Dawson, M. (2006). Impaired face processing in autism: Fact or artefact? Journal of autism and developmental disorders, 36, 91-106.

Johnson, M. H., Posner, M. I. & Rothbart, M. K. (1991). Components of visual orienting in early infancy: Contingency learning, anticipatory looking, and disengaging. Journal of cognitive neuroscience, 3, 335-344.

Jolliffe, T. & Baron-Cohen, S. (1997). Are people with autism and Asperger syndrome faster than normal on the embedded figures test? Journal of child psychology and psychiatry, 38, 527-534.

Jolliffe, T. & Baron-Cohen, S. (1999a). The strange stories test: A replication with high-functioning adults with autism or Asperger syndrome. Journal of autism and developmental disorders, 29, 395-406.

Jolliffe, T. & Baron-Cohen, S. (1999b). A test of central coherence theory; linguistic processing in high-functioning adults with autism or Asperger's syndrome: Is local coherence impaired? Cognition, 71, 149-185.

Jolliffe, T. & Baron-Cohen, S. (2001). A test of central coherence theory: Can adults with high-functioning autism or Asperger syndrome integrate fragments of an object? Journal of child psychology and psychiatry, 6, 193-216.

Jones, S. S. & Smith, L. B. (1993). The place of perception in children's concepts. Cognitive development, 8, 113-139.

Joseph, R. M. & Tanaka, J. (2003). Holistic and part-based face recognition in children with autism. Journal of child psychology and psychiatry, 44, 529-542.

Joseph, R. M. & Tanaka, J. (2003). Holistic and part-based face recognition in children with autism. Journal of child psychology and psychiatry, 44, 529-542.

Julesz, B. (1981). Textons, the elements of texture perception, and their interactions. Nature, 290, 91-97.

Julesz, B. (1984). A brief outline of the texton theory of human vision. Trends in neuroscience, 7, 41-45.

Julesz, B. (1995). Dialogues on perception. Cambridge: MIT press.

Just, M. A., Cherkassky, V. L., Keller, T. A. & Minshew, N. J. (2004). Cortical activation and synchronization during sentence comprehension in high-functioning autism: Evidence of underconnectivity. Brain, 127, 1811-1827.

Kadesjö, B., Gillberg, C. & Hagberg, B. (1999). Autism and Aspeger syndrome in seven-year old children. A total population study. Journal of autism and developmental disorders, 29, 327-331.

Kapadia, M. K., Ito, M., Gilbert, C. D. & Westheimer, G. (1995). Improvement in visual sensitivity by changes in local context: Parallel studies in human observers and in V1 of alert monkeys. Neuron, 15, 843-865.

Kasari, C., Sigman, M., Mundy, P. & Yirmiya, N. (1990). Affective sharing in the context of joint attention interactions of normal, autistic, and mentally retarded children. Journal of autism and developmental disorders, 20, 87-100.

Kayland, N., Mortensen, E. L. & smith, L. (2007). Disembedding performance in children and adolescents with Asperger syndrome or high-functioning autism. Autism, 11, 81-92.

Kehrer, H. E. & Morcher, S. (1987). Das Erkennen und Lesen auf dem Kopf stehender (up-side-down) Bilder und Schrift als Mehrleistung bei autistischen Kindern und Jugendlichen. Zeitschrift für Kinder- und Jugendpsychiatrie, 15, 315-326.

Kemper, T. & Bauman, T. (1998). Neuropathology of infantile autism. Journal of neuropathology and experimental neurology, 57, 645-652.

Kerr, N., Dunbar, R. & Bentall, R. P. (2001). Theory of mind deficits in bipolar affective disorder. Journal of child psychology and psychiatry, 41, 831-846.

Kientz, M. A. & Dunn, W. (1997). A comparison of the performance of children with and without autism on the sensory profile. The American journal of occupational therapy, 51, 530-537.

Kimchi, R. (1992). Primacy of wholistic processing and global / local paradigm: A critical review. Psychological bulletin, 112, 24-38.

Kißgen, R. & Schleiffer, R. (2002). Zur Spezifitätshypothese eines Theory-of-Mind Defizits beim Frühkindlichen Autismus. Zeitschrift für Kinder- und Jugendpsychiatrie, 30, 29-40.

Kißgen, R., Drechsler, J., Fleck, S., Lechmann, C. & Schleiffer, R. (2005). Autismus, Theory of Mind und figurative Sprache. Heilpädagogische Forschung, 31, 2, 81-100.

Klicpera, C. & Innerhofer, P. (2002). Die Welt des frühkindlichen Autismus. 2. Aufl. München, Basel: Reinhardt.

Klin, A. (1992). Listening preferences in regard to speech in four children with developmental disabilities. Journal of child psychology and psychiatry, 33, 763-769.

Klin, A., Jones, W., Schultz, R. Volkmar, F. & Cohen, D. (2002). Visual fixation patterns during viewing of naturalistic social situations as predic-

tors of social competence in individuals with autism. Archives of general psychiatry, 59, 809-816.
Klinger, L. G. & Dawson, G. (1995). A fresh look at categorization abilities in persons with autism. In: E. Schopler & G. B. Mesibov (Hrsg.). Learning and cognition in autism. New York: Plenum.
Klinger, L. G. & Dawson, G. (2001). Prototype formation in autism. Development and psychopathology, 13, 111-124.
Koegel, R. L. & Schreibman, L. (1977). Teaching autistic children to respond to simultaneous multiple cues. Journal of experimental child psychology, 24, 299-311.
Koegel, R. L. & Wilhelm, H. (1973). Selective responding to the components of multiple visual cues by autistic children. Journal of experimental child psychology, 15, 442-453.
Lahaie, A., Mottron, L. Arguin, M., Berthiaume, C., Jemel, B. & Saumier, D. (2006). Face perception in high-functioning autistic adults: Evidence for superior processing of face parts, not for a configural face-processing deficit. Neuropsychology, 20, 30-41.
Landry, R. & Bryson, S. E. (2004). Impaired disengagement of attention in young children with autism. Journal of child psychology and psychiatry, 45, 1115-1122.
Langdell, T. (1978). Recognition of faces: An approach to the study of autism. Journal of child psychology and psychiatry, 19, 255-268.
Leekam, S. R., López, B. & Moore, C. (2000). Attention and joint attention in preschool children with autism. Developmental psychology, 36, 261-273.
Leslie, A. & Frith, U. (1988). Autistic children's understanding of seeing, knowing and believing. British journal of developmental psychology, 4, 315-324.
Lewis, V. & Boucher, J. (1991). Skill, content and generative strategies in autistic children's drawings. British journal of developmental psychology, 9, 393-416.
Liss, M., Harel, B., Fein, D., Allen, D., Dunn, M., Feinstein, C., Morris, R. Waterhouse, L. & Rapin, I. (2001). Predictors and correlates of adaptive functioning in children with developmental disorders. Journal of autism and developmental disorders, 31, 219-230.
Lockl, K., Schwarz, S. & Schneider, W. (2004). Sprache und Theory of Mind: Eine Längsschnittstudie bei Drei- bis Vierjährigen. Zeitschrift für Entwicklungspsychologie und Pädagogische Psychologie, 36, 207-220.
López, B. & Leekam, S. R. (2003). Do children with autism fail to process information in context? Journal of child psychology and psychiatry, 44, 285-300.
Lord, C. & Rutter, M. (1994). Autism and pervasive developmental disorders. In: M. Rutter, E. Taylor & L. Hersov (Hrsg.). Child and adolescent psychiatry: Modern approaches. 3. Aufl. Oxford: Blackwell.

Lord, C. (1995). Follow-up of two-years-olds referred for possible autism. Journal of child psychology and psychiatry, 36, 1365-1382.

Lord, C., Rutter, M. & LeCouteur, A. (1994). Autism diagnostic interview-revised: A revised version of a diagnostic interview for caregivers of individuals with possible pervasive developmental disorders. Journal of autism and developmental disorders, 24, 659-685.

Lord, C., Rutter, M., DiLavore, P. & Risi, S. (2001). Autism diagnostic observation schedule (ADOS). Los Angeles: Western psychological services.

Lovaas, O. I, Schreibman, L., Koegel, R. L. & Rehm, R. (1971). Selective responding by autistic children to multiple sensory input. Journal of abnormal psychology, 77, 211-222.

Lovaas, O. I. & Schreibman, L. (1971). Stimulus overselectivity of autistic children in a two stimulus situation. Behaviour research and therapy, 9, 305-310.

Lovaas, O. I., Koegel, R. L. & Schreibman, L. (1979). Stimulus overselectivity in autism: A review of research. Psychological Bulletin, 86, 1236-1254.

Loveland, K. A. & Landry, S. H. (1986). Joint attention and language in autism and developmental language delay. Journal of child psychology and psychiatry, 16, 335-349.

Lurija, A. (1992). Das Gehirn in Aktion. Einführung in die Neuropsychologie. Reinbek: Rowohlt.

Mandler, J. M. & McDonough (1996). Drinking and driving don't mix: Inductive generalization in infancy. Cognition, 59, 307-335.

Mandler, J. M. & McDonough, L. (1993). Concept formation in infancy. Cognitive development, 8, 291-318.

Mandler, J. M. & McDonough, L. (1998). On developing a knowledge base in infancy. Developmental psychology, 34, 1274-1288.

Mandler, J. M. (2004). Thought before language. Trends in cognitive sciences, 8, 508-513.

Mandler, J. M., Bauer, P. J., & McDonough, L. (1991). Separating the sheep from the goats: Differentiating global categories. Cognitive psychology, 23, 263-298.

Mann, T. & Walker, P. (2003). Autism and a deficit in broadening the spread of visual attention. Journal of child psychology and psychiatry, 44, 274-284.

Marendaz, C. (1985). Global precedence and field dependence: Visual routines? Cahiers de psychologie cognitive, 5, 727-745.

Mareschal, D. & Quinn, P. C. (2001). Categorization in infancy. Trends in cognitive sciences, 5, 443-450.

Mari, M., Castiello, U., Marks, D., Marraffa, C. & Prior, M. (2003). The reach-to-grasp movement in children with autism spectrum disorder. Philosophical transactions of the royal society series B, 358, 393-403.

Mayer, R. (2003). Learning and instruction. Upper Saddle River: Merrill Prentice Hall.

McClelland, J. L. (2000). The basis of hyperspecifity in autism: A preliminary suggestion based on properties of neural nets. Journal of autism and developmental disorders, 30, 497-508.

McEachin, J., Smith, T. & Lovaas, I. (1993). Long-term outcome for children with autism who received early intensive behavioural treatment. American journal on mental retardation, 97, 359-372.

McKelvey, J. R., Lambert, R., Mottron, L. & Shevell, M. I. (1995). Right-hemisphere dysfunction in Asperger's syndrome. Journal of child neurology, 10, 310-314.

Medin, D. K. & Ross, B. H. (1992). Cognitive psychology. Fort Worth: Harcourt Brace Jovanovich.

Menyuk, P. & Quill, K. (1985). Semantic problems in autistic children. In: E. Schopler & G. B. Mesibov (Hrsg.). Communication problems in autistic children. New York: Plenum.

Mervis, C. B. & Rosch, E. (1981). Categorization of natural objects. Annual review of psychology, 32, 89-115.

Milne, E., Swettenham, J., Hansen, P., Campbell, R., Jeffries, H. & Plaisted, K. (2002). High-motion coherence thresholds in children with autism. Journal of child psychology and psychiatry, 43, 255-263.

Minshew, N. J., Goldstein, G. & Siegel, D. J. (1997). Neuropsychologic functioning in autism: Profile of a complex information processing disorder. Journal of the international neuropsychological society, 3, 303-316.

Minshew, N. J., Goldstein, G. & Siegel, D. J. (1995). Speech and language in high-functioning autistic individuals. Neuropsychology, 9, 255-261.

Minshew, N. J., Goldstein, G., Muenz, L. & Payton, J. (1992). Neuropsychological functioning in nonmentally retarded autistic individuals. Journal of clinical and experimental neuropsychology, 14, 749-761.

Minshew, N. J., Johnson, C. & Luna, B. (2001). The cognitive and neural basis of autism: A disorder of complex information processing and dysfunction of neocortical systems. International review of research in mental retardation, 23, 111-139.

Mishkin, M., Ungerleider, L. G. & Macko, K. A. (1983). Object vision and spatial vision: Two central pathways. Trends in neuroscience, 6, 414-417.

Molesworth, C. J., Bowler, D. M. & Hamton, J. A. (2005). The prototype effect in recognition memory: Intact in autism? Journal of child psychology and psychiatry, 46, 661-672.

Moore, G. A. & Corkum, V. (1998). Infant gaze following based on eye direction. British journal of developmental psychology, 16, 495-603.

Moore, G. A., Cohn, J. F. & Campbell, S. B. (2001). Infant affective responses to mother's still face at 6 months differentially predict externalizing and internalizing behaviors at 18 months. Developmental psychology, 37, 706-714.

Mottron, L. (2004). Matching strategies in cognitive research with individuals with high-functioning autism: Current practices, instrument biases and recommendations. Journal of autism and developmental disorders, 34, 1, 19-27.

Mottron, L., Morasse, K. & Belleville, S. (2001). A study of memory functioning in individuals with autism. Journal of child psychology and psychiatry, 42, 253-260.

Mottron, L. & Belleville, S. (1993). A study of perceptual analysis in a high-level autistic subject with exceptional graphic abilities. Brain and cognition, 23, 279-309.

Mottron, L. & Belleville, S. (1995). Perspective production in a savant autistic draughtsman. Psychological medicine, 25, 639-648.

Mottron, L. & Burack, J. (2001). Enhanced perceptual functioning in the development of autism. In: J. Burack, T. Charman, N. Yirmiya & P. Zelazo (Hrsg.). The development of autism: Perspectives from theory and research. Mahwah, NJ: Erlbaum.

Mottron, L., Burack, J. A., Iarocci, G., Belleville, S. & Enns, J. T. (2003). Locally oriented perception with intact global processing among adolescents with high-functioning autism: Evidence from multiple paradigms. Journal of child psychology and psychiatry, 44, 904-913.

Mottron, L., Burack, J. A., Stauder, J. E. A. & Robaey, P. (1999). Perceptual processing among high-functioning persons with autism. Journal of child psychology and psychiatry, 40, 203-211.

Mottron, L., Dawson, M., Souliéres, I., Hubert, B. & Burack, J. (2006). Enhanced perceptual functioning in autism: An update and eight principles of autistic perception. Journal of autism and developmental disorders, 36, 27-43.

Mottron, L., Peretz, I. & Ménard, E. (2000). Local and global processing of music in high-functioning persons with autism: Beyond central coherence. Journal of child psychology and psychiatry, 41, 1057-1065.

Müller, C. (2002). Studie zur zentralen Kohärenz bei autistischen Kindern und Jugendlichen – Entwicklung und Durchführung eines Puzzle-Tests. Examensarbeit an der Universität zu Köln.

Müller, C. & Nußbeck, S. (2005). Bevorzugen Kinder mit Autismus einen am Detail orientierten Wahrnehmungsstil? Heilpädagogische Forschung, 31, 196-203.

Müller, C. & Nußbeck, S. (2006). Informationsverarbeitung bei Kindern mit Autismus. Eine Studie zur zentralen Kohärenz mit Puzzleaufgaben. Hamburg: Kovac.

Müller, C. & Schulenberg, E. A. (2007). Studie zu semantischen Netzwerken autistischer Kinder mit Wortassoziationsaufgaben. Aktuelle Forschungsprojekte. Vierteljahresschrift für Heilpädagogik, 76, 260-261.

Myers, A. & Hansen, C. (2006). Experimental psychology. 6. Aufl. Belmont: Thomson Wadsworth higher education.

National Institute of Mental Health (2007). Online im Internet: URL: www.nimh.nih.gov/publicat/autism.cfm#intro (Stand 1.1.2007)

Navon, D. (1977). Forrest before trees: The precedence of global features in visual perception. Cognitive psychology, 9, 353-383.

Neely, J. H. (1977). Semantic priming and retrieval from lexical memory: Roles of inhibitionless spreading activation and limited capacity attention. Journal of experimental psychology, 106, 226-254.

Neisser, U. (1979). Kognition und Wirklichkeit. Stuttgart: Klett-Cotta.

Norbury, C. F. & Bishop, D. (2002). Inferential processing and story recall in children with communication problems: A comparison of specific language impairment, pragmatic language impairment and high-functioning autism. International journal of language and communication disorders, 37, 227-251.

Nußbeck, S. (2000). Gestützte Kommunikation. Ein Ausdrucksmittel für Menschen mit geistiger Behinderung? Göttingen, Bern, Toronto, Seattle: Hogrefe.

O'Loughlin, C. & Thagard, P. (2000). Autism and coherence: A computational model. Mind and language, 15, 375-392.

O'Neill, J. L. (1999). Through the eyes of aliens: A book about autistic people. London: Kingsley.

O'Neill, M. & Jones, R. S. (1997). Sensory-perceptual abnormalities in autism: A case for more research? Journal of autism and developmental disabilities, 27, 283-293.

O'Riordan, M & Plaisted, K. (2001). Enhanced discrimination in autism. Quarterly journal of experimental psychology, 54A, 961-979.

O'Riordan, M. (2004). Superior visual search in adults with autism. Autism, 8, 229-248.

O'Riordan, M., Plaisted, K., Driver, J. & Baron-Cohen, S. (2001). Superior visual search in autism. Journal of experimental psychology, 27, 719-730.

Ormrod, J. E. (2006). Essentials of educational psychology. Upper Saddle River: Pearson Prentice Hall.

Ornitz, E. & Ritvo, E. R. (1968). Perceptual inconsistency in early infantile autism. Archives of general psychiatry, 18, 76-98.

Ornitz, E. (1989). Autism at the interface between sensory and information processing. In: G. Dawson (Hrsg.). Autism: Nature, diagnosis and treatment. New York: Guilford.

Ornitz, E. M., Guthrie, D. & Farley, A. J. (1977). The early development of autistic children. Journal of autism and childhood schizophrenia, 7, 207-209.

Osterling, J. & Dawson, G. (1994). Early recognition of children with autism: A study of first birthday home videotapes. Journal of autism and developmental disorders, 24, 247-257.

Osterling, J. & Dawson, G. (2002). Early recognition of 1-year-old infants with autism spectrum disorder versus mental retardation. Development and psychopathology, 14, 139-251.

Ozonoff, S. & Jensen, J. (1999). Brief report: Specific executive function profiles in three neurodevelopmental disorders. Journal of autism and developmental disorders, 29, 171-177.

Ozonoff, S. & McEvoy, R. (1994). A longitudinal study of executive function and theory of mind development in autism. Development and psychopathology, 6, 415-431.

Ozonoff, S. & Miller, J. N. (1995). Teaching theory of mind: A new approach in social skills training for individuals with autism. Journal of autism and developmental disorders, 25, 415-433.

Ozonoff, S. & Strayer, D. (1997). Inhibitory function in nonretarded children with autism. Journal of autism and developmental disorders, 27, 59-77.

Ozonoff, S., Pennington, B. & Rogers, S. (1991). Executive function deficits in high-functioning autistic individuals: Relationship to theory of mind. Journal of child psychology and psychiatry, 32, 181-1105.

Ozonoff, S., Strayer, D. L., McMahon, W. M. & Filloux, F. (1994). Executive function abilities in autism and Tourette syndrome: An information processing approach. Journal of child psychology and psychiatry, 35, 1015-1032.

Pascalvuaca, D. M., Fantie, B. D., Papageorgiou, M. & Mirsky, A. E. (1998). Attentional capacities in children with autism: Is there a general deficit in shifting focus? Journal of autism and developmental disorders, 28, 467-479.

Pauen, S. (2002). Evidence for knowledge-based category discrimination in infancy. Child development, 73, 1016-1033.

Pellicano, E. & Rhodes, G. (2003). Holistic processing of faces in preschool children and adults. Psychological science, 14, 618-622.

Pellicano, E., Gibson, L., Mayberry, M., Durkin, K. & Badcock, D. R. (2005a). Central coherence in typically developing preschoolers: Does it cohere and does it relate to mindreading and executive control? Journal of child psychology and psychiatry, 4, 533-547.

Pellicano, E., Gibson, L., Maybery, M., Durkin, K. & Baddock, D. R. (2005b). Abnormal global processing along the dorsal visual pathway in autism: A possible mechanism for weak visuospatial coherence? Neuropsychologia, 43, 1044-1053.

Pelphrey, K. A., Sasson, N. J., Reznick, J. S., Paul, G., Goldman, B. D. & Piven, J. (2002). Visual scanning of faces in autism. Journal of autism and developmental disorders, 32, 249-261.

Pennington, B. & Ozonoff, S. (1996). Executive functions and developmental psychopathology. Journal of child psychology and psychiatry, 37, 51-87.

Peterson, C. C. & Siegal, M. (1995). Deafness, conversation and theory of mind. Journal of child psychology and psychiatry, 36, 459-474.

Peterson, C. C. (2002). Drawing insight from pictures: The development of concepts of false drawing and false belief in children with deafness, normal hearing, and autism. Child development, 73, 1442.1459.

Pierce, K., Müller, R. A., Ambrose, J., Allen, G. & Courchesne, E. (2001). Face processing occurs outside the fusiform "face area" in autism: Evidence from functional MRI. Brain, 124, 2059-2073.

Piven, J., Berthier, M. L., Starkstein, S., Nehme, E., Pearlson, G. & Folstein, S. (1990). Magnetic resonance imaging evidence for a defect of cerebral cortical development in autism. American journal of psychiatry, 147, 734-739.

Plaisted, K., O'Riordan, M. & Baron-Cohen, S. (1998a). Enhanced discrimination of novel, highly similar stimuli by adults with autism during a perceptual learning task. Journal of child psychology and psychiatry, 39, 765-775.

Plaisted, K., O'Riordan, M. & Baron-Cohen, S. (1998b). Enhanced visual search for a conjunctive target in autism: A research note. Journal of child psychology and psychiatry, 39, 777-783.

Plaisted, K., Saksida, L., Alacántara, J. & Weisblatt, E. (2003). Towards an understanding of the mechanisms of weak coherence effects: Experiments in visual configural learning and auditory perception. In: U. Frith & E. Hill (Hrsg.). Autism: Mind and brain. Oxford: University press.

Plaisted, K., Swettenham. J. & Rees, L. (1999). Children with autism show local precedence in a divided attention task and global precedence in a selective attention task. Journal of child psychology and psychiatry, 40, 733-742.

Poustka, F. (1998). Neurobiology of autism. In: F. R. Volkmar & I. M. Goodyer (Hrsg.). Autism and pervasive developmental disorders. Cambridge: Cambridge university press.

Pring, L. & Hermelin, B. (1993). Bottle, tulip and wineglass: Semantic and structural picture processing by savant artists. Journal of child psychology and psychiatry, 34, 1365-85.

Prior, M. & Hoffmann, W. (1990). Brief report: Neuropsychological testing of autistic children through exploration with frontal lobe tests. Journal of autism and developmental disorders, 20, 581-590.

Prior, M., Eisenmajer, R., Leekam, S. R., Wing, L., Gould, J., Ong, B. & Dowe, D. (1998). Are there subgroups within the autistic spectrum? A cluster analysis of a group of children with autistic spectrum disorders. Journal of child psychology and psychiatry, 39, 893-902.

Quillian, M. R. (1966). Semantic memory. Cambridge: Bolt, Beranak & Newman.

Quinn, P. C. & Eimas, P. D. (1997). A reexamination of the perceptual-to-conceptual shift in mental representations. Review of general psychology, 1, 271-287.

Quinn, P. C., Slater, A. M., Brown, E. & Hayes, R. A. (2001). Developmental change in form categorization in early infancy. British journal of developmental psychology, 19, 207-218.

Ramondo, N. & Milech, D. (1984). The nature and specificity of the language coding deficit in autistic children. British journal of psychology, 75, 95-103.

Rauh, H. (2002). Vorgeburtliche Entwicklung und frühe Kindheit. In: R. Oerter & L. Montada. Entwicklungspsychologie. 5. Aufl. Weinheim: Beltz.

Rimland, B. & Fein, D. (1988). Special talents of autistic savants. In: L. Obler & D. Fein (Hrsg.). The exceptional brain. New York: Guilford press.

Rinehart, N. J., Bradshaw, J. L., Moss, S. A., Brereton, A. V. & Tonge, B. J. (2000). Atypical interference of local detail on global processing in high-functioning autism and Asperger's disorder. Journal of child psychology and psychiatry, 41, 769-778.

Rinehart, N. J., Bradshaw, J. L., Moss, S. A., Brereton, A. V. & Tonge, B. V. (2001). A deficit in shifting attention present in high-functioning autism but not Asperger's disorder. Autism, 5, 67-80.

Ring, H. A., Baron-Cohen, S., Wheelwright, S., Williams, S. C., Brammer, M., Andrew, C. & Bullmore, E. T. (1999). Cerebral correlates of preserved cognitive skills in autism: A functional MRI study of embedded figures task performance. Brain, 122, 1305-1315.

Ritvo, E. R., Jorde, L. B., Mason-Brothers, A. M., Freeman B. J., Pingree, C., Jones, M. B., McMahon W. M., Petersen, P. B., Jenson W. R. & Mo, A. (1989). The UCLA-university of Utah epidemiologic survey of autism: Recurrence risk estimates and genetic counselling. American journal of psychiatry, 146, 1032-1036.

Ritvo, E. R., Spence, M. A., Freeman, B. J., Mason-Brothers, A., Mo, A. & Mazarita, M. (1985). Evidence for autosomal recessive inheritance in 46 families with multiple incidences of autism. American journal of psychiatry, 142, 187-192.

Rogers, S. (1998). Empirically supported comprehensive treatments for young children with autism. Journal of clinical child psychology, 27, 168-179.

Rondan, C., Gepner, B. & Deruelle, C. (2003). Inner and outer face perception in children with autism. Child neuropsychology, 9, 289-297.

Ropar, D. & Mitchell, P. (1999). Are individuals with autism and Asperger's syndrome susceptible to visual illusions? Journal of child psychology and psychiatry. 40, 1283-1293.

Ropar, D. & Mitchell, P. (2001). Susceptibility to illusions and performance on visuospatial tasks in individuals with autism. Journal of child psychology and psychiatry, 42, 539-549.

Rosch, E. (1978). Principles of categorization. In: E. Rosch & B. B. Lloyd (Hrsg.). Cognition and categorization. Hillsdale: Erlbaum.

Rosch, E., Mervis, C. B., Gray, W. D., Johnson, D. M. & Boyes-Braem, P. (1976). Basic objects in natural categories. Cognitive psychology, 8, 382-439.

Rubin, D. C. & Kontis, T. C. (1983). A schema for common cents. Memory and cognition, 11, 335-341.

Rühl, D., Werner, F. & Poustka, F. (1995). Untersuchungen zur Intelligenzstruktur autistischer Personen. Zeitschrift für Kinder- und Jugendpsychiatrie, 23, 95-103.

Rumelhart, D. E., Smolensky, P., McClelland, J. L. & Hinton, G. E. (1986). Schemata and sequential thought processes in PDP models. In: J. L. McClelland & D. E. Rumelhart (Hrsg.). Parallel distributed processing: Vol 2. Psychological and biological models. Cambridge: MIT press.

Rumsey, J. M. & Hamburger, S. D. (1988). Neuropsychological findings in high-functioning men with infantile autism. Journal of autism and developmental disorders, 20, 155-168.

Russell, J., Mauthner, N., Sharpe, S. & Tidswell, T. (1991). The "windows task" as a measure of strategic deception in preschoolers and autistic subjects. British journal of developmental psychology, 9, 101-119.

Russell, J., Hala, S. & Hill, E. L. (2003). Mechanising an executive task: The performance of preschool children, children with autism and with moderate learning difficulties in the automated Windows Task. Cognitive development, 18, 111-137.

Russell, J., Jarrold, C. & Henry, L. (1996). Working memory in autism. Journal of child psychology and psychiatry, 37, 673-686.

Rutter, M., Bailey, A., Simonoff, E. & Pickles, A. (1997). Genetic influences and autism. In: D. J. Cohen & F. R. Volkmar (Hrsg.). Handbook of autism and developmental disorders. 2. Aufl. New York: Wiley.

Sallows, G. & Graupner, T. (2005). Intensive behavioral treatment for children with autism: Four-year outcome and predictors. American journal on mental retardation, 110, 417-438.

Schäfer, S. (2002). Sterne, Äpfel und rundes Glas. Mein Leben mit Autismus. Stuttgart: Verlag Freies Geistesleben.

Schopler, E., Reichler, R. J., De Vellis, K. F. & Daly, K. (1980). Toward objective classification of childhood autism. Childhood autism rating scale (CARS). Journal of autism and developmental disorders, 10, 91-103.

Schover, L. R. & Newsom, C. D. (1976). Overselectivity, developmental level, and overtraining in autistic and normal children. Journal of abnormal child psychology, 4, 289-298.

Schultz, R. T., Gauthier, I., Fulbreight, R. K., Anderson, A. W., Volkmar, F. R., Skudlarski, P., Cohen, D. J. & Gore, J. C. (2000). Abnormal ventral temporal cortical activity during face discrimination among individuals with autism and Asperger syndrome. Archives of general psychiatry, 57, 331-340.

Scott, F. J., Baron-Cohen, S., Bolton, P. & Brayne, C. (2002). The CAST (Childhood Asperger syndrome test): Preliminary development of a UK screen for mainstream-primary-school-age children. Autism, 6, 9-31.

Sergeant, J. A., Geurts, H. & Oosterlaan, J. (2002). How specific is a deficit of executive functioning for attention-deficit / hyperactivity disorder? Behavioral brain research, 130, 3-28.

Shah, A. & Frith, U. (1983). An islet of ability in autistic children: A research note. Journal of child psychology and psychiatry, 24, 613-620.

Shah, A. & Frith, U. (1993). Why do autistic individuals show superior performance on the block-design task? Journal of child psychology and psychiatry, 34, 1351-1364.

Shea, V. (2005). Lumpers, splitters, and Asperger syndrome. Journal of autism and developmental disorders, 35, 871-872.

Shu, C., Lung, W., Tien, A. Y. & Chen, C (2001). Executive function deficits in non-retarded autistic children. Autism, 5, 165-174.

Siegel, D. J., Minshew, N. J. & Goldstein, G. (1996). Wechsler IQ-profiles in diagnosis of high-functioning autism. Journal of autism and developmental disorders, 26, 389-406.

Sigman, M., Kasari, C., Kwon, J. H. & Yirmiya, N. (1992). Responses to the negative emotions of others in autistic, mentally retarded and normal children. Child development, 63, 796-807.

Sigman, M., Mundy, P., Sherman, T. & Ungerer, J. (1986). Social interactions of autistic, mentally retarded, and normal children and their caregivers. Journal of child psychology and psychiatry, 27, 659-669.

Silbereisen, R. K. & Ahnert, L. (2002). Soziale Kognition – Entwicklung von sozialem Wissen und Verstehen. In: R. Oerter & L. Montada (2002). Entwicklungspsychologie. 5. Aufl. Weinheim: Beltz.

Slater, A. M., Morison, V. & Rose, D. (1983). Perception of shape by the newborn baby. British journal of developmental psychology, 1, 135-142.

Smalley, S. L., Asarnow, R. F. & Spence, A. (1988). Autism and genetics: A decade of research. Archives of general psychiatry, 45, 953-961.

Snow, M., Hertzig, M. & Shapiro, T. (1987). Expression of emotion in young autistic children. Journal of the American academy of child and adolescent psychiatry, 26, 836-838.

Snowling, M. & Frith, U. (1986). Comprehension in “hyperlexic” readers. Journal of experimental child psychology, 42, 392-415.

Sodian, B. & Frith, U. (1994). Deception and sabotage in autistic, retarded and normal children. Journal of child psychology and psychiatry, 24, 591-605.

Solso, R. L. & McCarthy, J. E. (1981). Prototype formation of faces: A case of pseudomemory. British journal of psychology, 72, 499-503.

Spencer, F., O’Brien, J., Riggs, K., Braddick, O., Atkinson, J. & Wattam-Bell, J. (2000). Motion-processing in autism: Evidence for a dorsal stream deficiency. Neuroreport, 11, 2765-2767.

Spitzer, M. (2000). Geist im Netz. Modelle für Lernen, Denken und Handeln. Heidelberg, Berlin, Oxford: Spektrum.

Steffenburg, S., Gillberg, C. & Holmgren, L. (1989). A twin study of autism in Denmark, Finland, Iceland, Norway and Sweden. Journal of psychology and psychiatry, 30, 405-416.

Sternberg, R. J. (1987). A unified theoretical perspective on autism. In: C. Cohen, A. Donnellan & R. Paul (Hrsg.). Handbook of autism and pervasive developmental disorders. New York: Winston.

Stoecker, J. J., Colombo, J., Frick, J. E. & Allen, J. R. (1998). Long- and short-looking infants' recognition of symmetrical and asymmetrical forms. Journal of experimental child psychology, 71, 63-78.

Stroop, J. R. (1935). Studies of interference in serial verbal reactions. Journal of experimental psychology, 18, 643-662.

Szatmari, P., Tuff, L., Finlayson, A. J. & Bartolucci, G. (1990). Asperger's Syndrome and autism: Neurocognitive aspects. Journal of the American academy of child and adolescent psychiatry, 29, 130-136.

Tager-Flusberg, H. (1985a). Basic level and superordinate level categorization in autistic, mentally retarded and normal children. Journal of experimental child psychology, 40, 450-469.

Tager-Flusberg, H. (1985b). The conceptual basis for referential word meaning in children with autism. Child development, 56, 1167-1178.

Tager-Flusberg, H. (1991). Semantic processing in the free recall of autistic children: Further evidence for a cognitive deficit. British journal of developmental psychology, 9, 417-430.

Tager-Flusberg, H. (2001). Understanding the language and communicative impairments in autism. International review of psychiatry, 23, 185-205.

Tager-Flusberg, H., Calkins, S., Nolin, T., Baumberger, T., Anderson, M. & Chadwick-Dias, A. (1990). A longitudinal study of language acquisition in autistic and Down syndrome children. Journal of autism and developmental disorders, 20, 1-21.

Tager-Flusberg, H., Joseph, R. & Folstein, S. (2001). Current directions in research on autism. Mental retardation and developmental disabilities research reviews, 7, 21-29.

Teunisse, J., Cools, A., van Spaendonck, K., Aerts, F. & Berger, H. (2001). Cognitive styles in high-functioning adolescents with autistic disorder. Journal of autism and developmental disorders, 31, 55-66.

Treisman, A. (1986). Properties, parts and objects. In: K. Boff, L. Kaufman & J. Thomas (Hrsg.). Handbook of perception and human performance, Vol. 2. New York: Wiley.

Treisman, A. (1993). The perception of features and objects. In: A. Baddeley & L. Weiskrantz (Hrsg.). Attention, selection, awareness and control. A tribute to Donald Broadbent. Oxford: Clarendon press university.

Turner, M. (1999). Generating novel ideas: Fluency performance in high-functioning and learning disabled individuals with autism. Journal of child psychology and psychiatry, 40, 189-201.

Ungerer, J. & Sigman, M. (1987). Categorization skills and receptive language development in autistic children. Journal of autism and developmental disorders, 17, 3-16.

Volkmar, F. & Klin, A. (2001). Asperger's disorder and high-functioning autism: Same or different? International review of mental retardation, 23, 83-110.

Volkmar, F. R., Cohen, D. & Paul, R. (1986). An evaluation of DSM-III criteria for infantile autism. Journal of the American academy of child and adolescent psychiatry, 24, 190-197.

Wainwright-Sharp, J. A. & Bryson, S. E (1996). Visual-spatial orienting in autism. Journal of autism and developmental disorders, 26, 423-438.

Wainwright-Sharp, J. A. & Bryson, S. E. (1993). Visual orienting deficits in high-functioning people with autism. Journal of autism and developmental disorders, 23, 1-13.

Waiter, G. D., Williams, J. H., Murray, A. D., Gilchrist, A., Perrett, D. I. & Whiten, A. (2005). Structural white matter deficits in high-functioning individuals with autistic spectrum disorder: A voxel-based investigation. Neuroimage, 24, 455-461.

Wang, A. T., Dapretto, M., Hariri, A. R., Sigman, M. & Bookheimer, S. Y. (2004). Journal of the American academy of child and adolescent psychiatry, 43, 481-490.

Wechsler, D. (1974). Wechsler intelligence scale for children – revised. New York: The psychological corporation.

Wechsler, D. (1981). Wechsler adult intelligence scale – revised. New York: The psychological corporation.

Weeks, S. J. & Hobson, R. P. (1987). The salience of facial expression for autistic children. Journal of child psychology and psychiatry, 28, 137-151.

Weiß, E. (1990). PONS – Kompaktwörterbuch Englisch-Deutsch. Stuttgart: Klett.

Welsh, M. C., Pennington, B. & Grossier, D. (1991). A normative-developmental study of executive function: A window on prefrontal function in children. Developmental neuropsychology, 7, 131-149.

Werner, E., Dawson, G., Osterling, J. & Dinno, N. (2000). Brief report: Recognition of autism spectrum disorder before one year of age: A retrospective study based on home videotapes. Journal of autism and developmental disorders, 30, 157-162.

White, B. B. & White, M. S. (1989). Autism from the inside. Medical hypotheses, 24, 223-229.

Whitehouse, A. J. O., Mayberry, M. T. & Durkin, K. (2006). Inner speech impairments in autism. Journal of Child Psychology and Psychiatry, 47, 857-865.

Wilhelm, H. & Lovaas, O. I. (1976). Stimulus overselectivity: A common feature in autism and mental retardation. American journal of mental deficiency, 81, 227-241.
Williams, D. (1994). Ich könnte verschwinden wenn du mich berührst. München: Knaur.
Wing, L. & Gould, J. (1979). Severe impairments of social interaction and associated abnormalities in children. Epidemiology and classification. Journal of autism and childhood schizophrenia, 9, 11-29.
Wing, L. & Potter, D. (2002). The epidemiology of autistic spectrum disorders: Is the prevalence rising? Mental retardation and developmental disabilities research reviews, 8, 151-161.
Wing, L. (1988). The continuum of autistic characteristics. In: E. Schopler & G. B. Mesibov (Hrsg.). Diagnosis and assessment in autism. New York: Plenum press.
Wing, L. (1991). The relationship between Asperger's syndrome and Kanner's autism. In: U. Frith (Hrsg.). Autism and Asperger's syndrome. Cambridge: University press.
Wing, L. (1996). The autistic spectrum. A guide for parents and professionals. London: Constable.
Witkin, H., Oltman, P. Raskin, E. & Karp, S. (1971). A manual for the embedded figures test. Paolo Alto: Consulting psychologists press.
Younger, B. (1990). Infant categorization: Memory for category-level and specific item information. Journal of experimental child psychology, 50, 131-155.
Younger, B. A. & Cohen, L. B. (1983). Infant perception of correlations among attributes. Child development, 61, 858-867.
Younger, B. A. & Fearing, D. D. (1999). Parsing items into separate categories: Developmental change in infant categorization. Child development, 70, 291-303.
Younger, B. A. & Gotlieb, S. (1988). Development of categorization skills: Changes in the nature and structure of infant form categories? Developmental psychology, 24, 611-619.
Younger, B. A. (1985). The segregation of items into categories by 10-month-old infants. Child development, 56, 1574-1583.
Younger, B. A. (1990). Infants' detection of correlations among feature categories. Child development, 61, 614-620.

Anhang

1. Bilder des Versuchsmaterials

1. 1 Experiment I: Bilder-Vorzug

1.1.1 Prinzip der Aufgabe

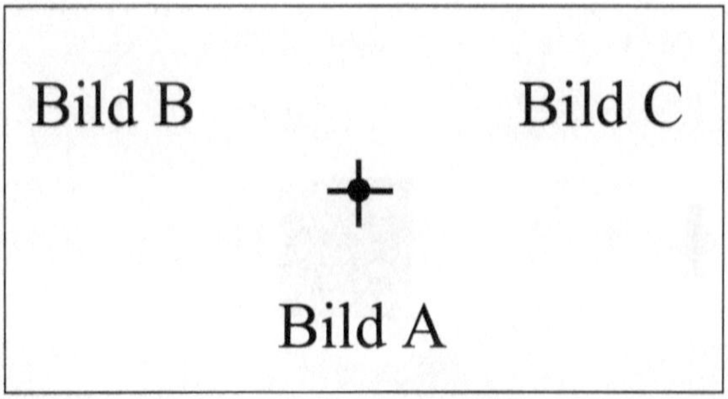

Abb. 1: Schema der Bildanordnung

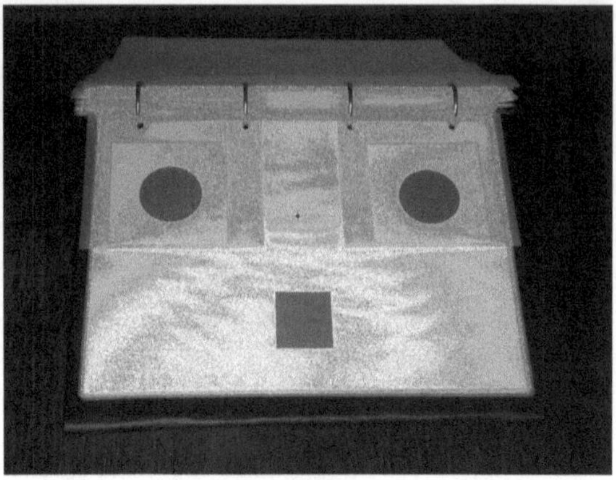

Abb. 2: Versuchsanordnung beim Bilder-Vorzug

1.1.2 Trainingstest

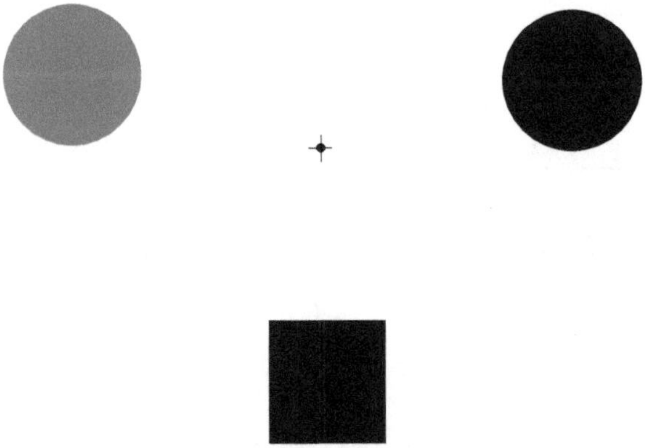

Abb. 3: Trainingstest Farbe 1: Korrekte Lösung A + C (A und C: blau; B: rot)

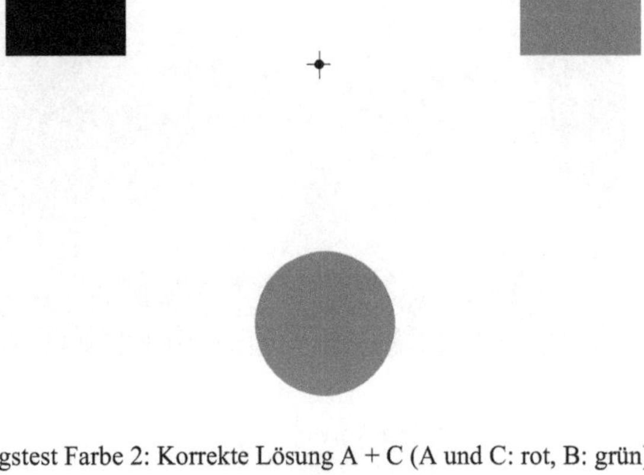

Abb. 4: Trainingstest Farbe 2: Korrekte Lösung A + C (A und C: rot, B: grün)

1.1.3 Vorzugtest (VT) Experiment I

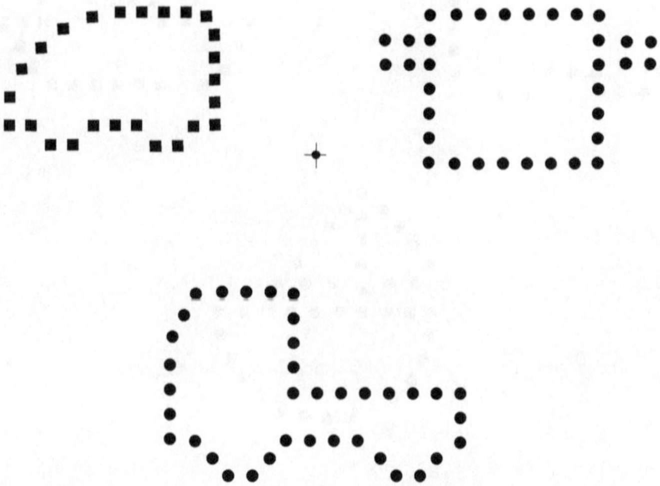

Abb. 5: Vorzugtest (VT) Exp. I 1: Detail (LKW+ Topf) vs. Kategorienzugehörigkeit (+ Lieferwagen)

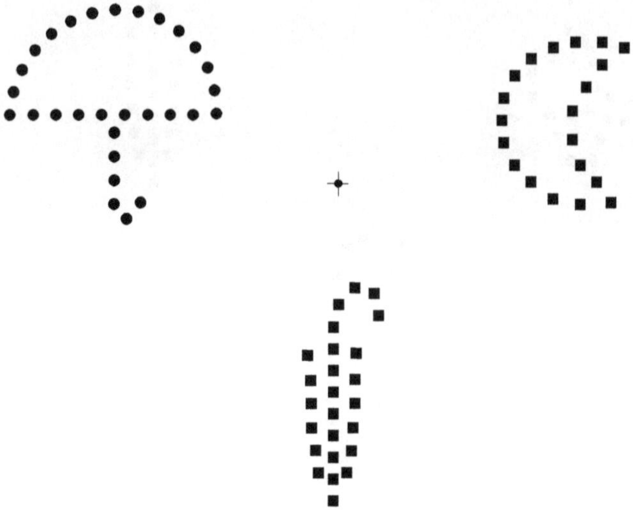

Abb. 6: VT Exp. I 2: Detail (geschlossener Schirm + Mond) vs. Kategorienzugehörigkeit (+ offener Schirm)

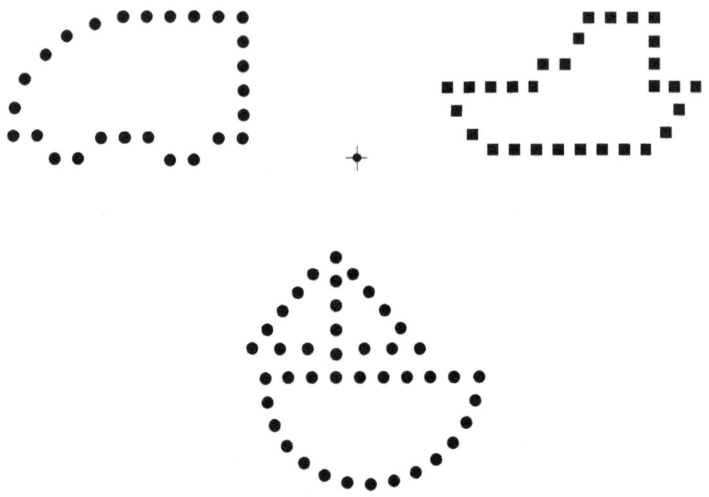

Abb. 7: VT Exp. I 3: Detail (Segelschiff + Lieferwagen) vs. Kategorienzugehörigkeit (+ Motorboot)

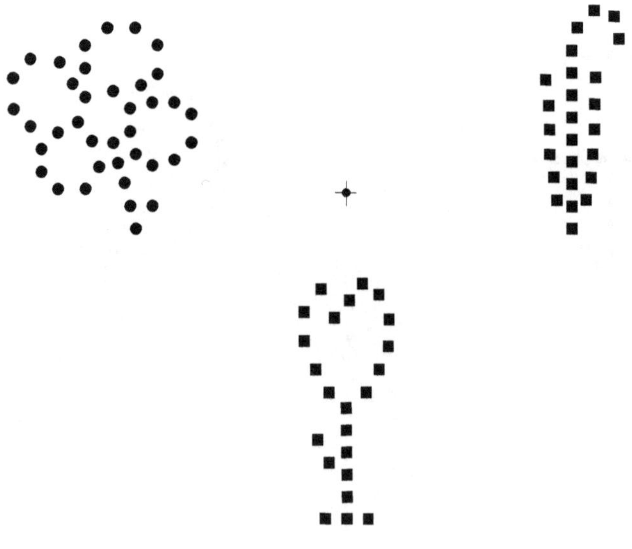

Abb. 8: VT Exp. I 4: Detail (Tulpe + Schirm) vs. Kategorienzugehörigkeit (+ Margerite)

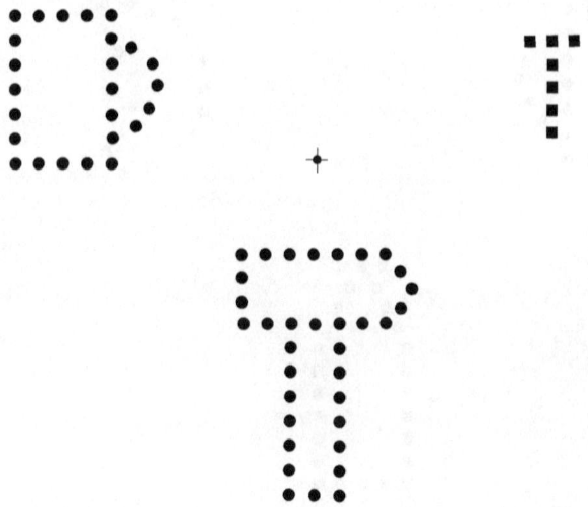

Abb. 9: VT Exp. I 5: Detail (Hammer + Glas) vs. Funktionszusammenhang (+ Nagel)

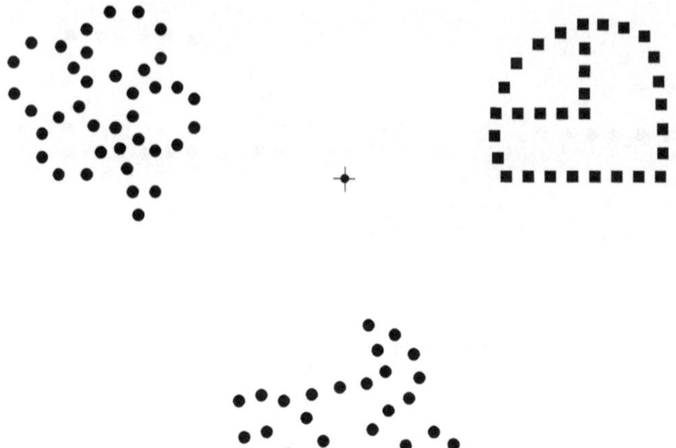

Abb. 10: VT Exp. I 6: Detail (Motorrad + Blume) vs. Funktionszusammenhang (+ Helm)

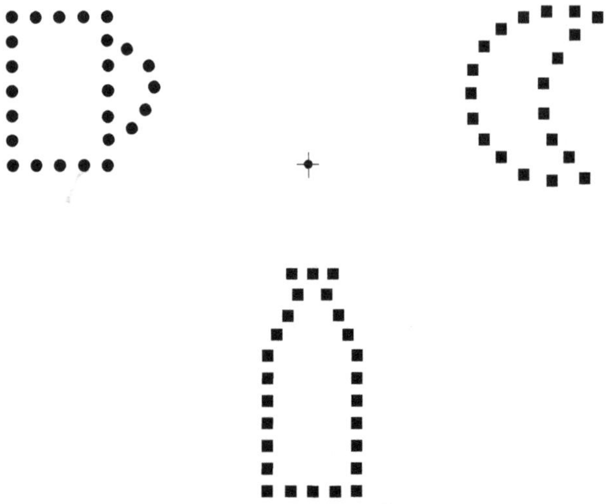

Abb. 11: VT Exp. I 7: Detail (Flasche + Mond) vs. Funktionszusammenhang (+ Glas)

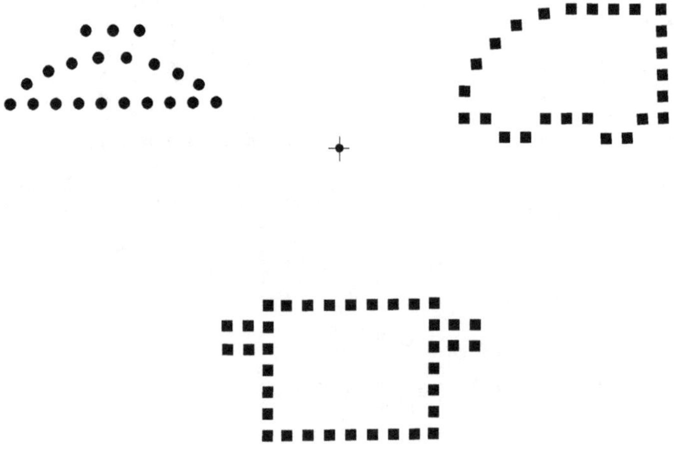

Abb. 12: VT Exp. I 8: Detail (Topf + Lieferwagen) vs. Funktionszusammenhang (+ Deckel)

1.1.4 Kontrolltest (KT) Experiment I

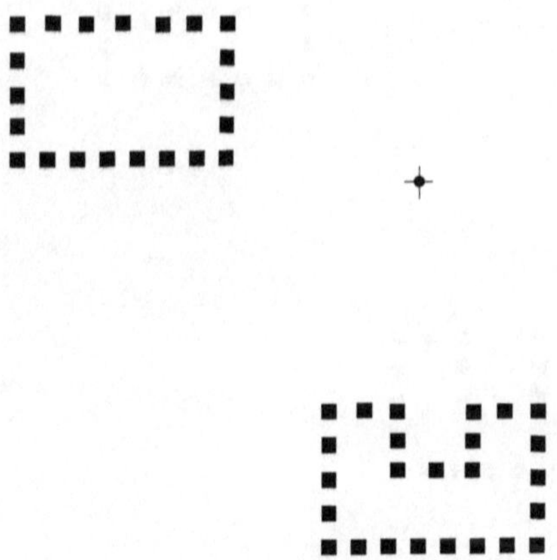

Abb. 13: KT Detail 1: Korrekte Lösung A + B

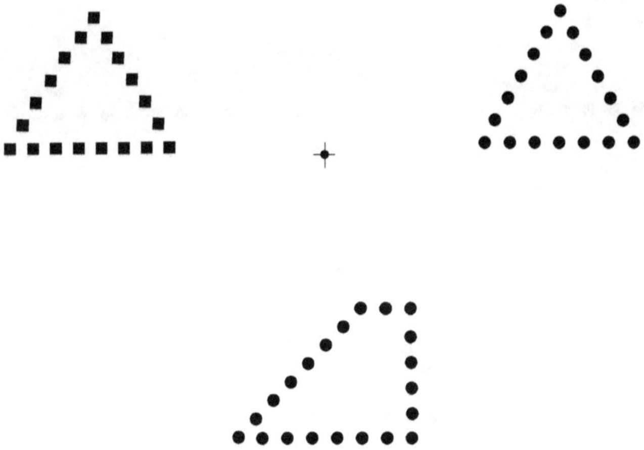

Abb. 14: KT Detail 2: Korrekte Lösung A + C

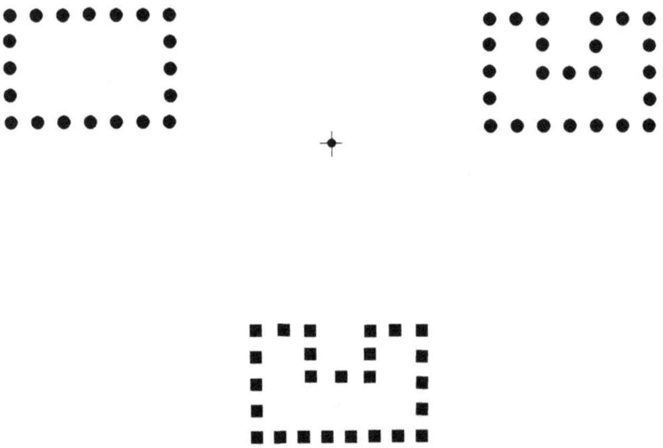

Abb. 15: KT Globale Form 1: Korrekte Lösung A + C

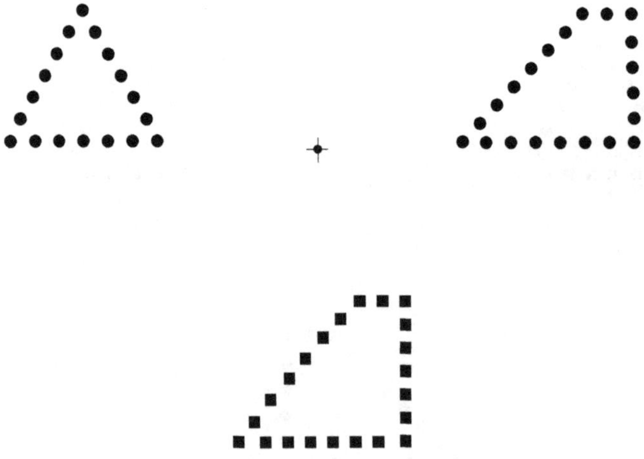

Abb. 16: KT Globale Form 2: Korrekte Lösung A + C

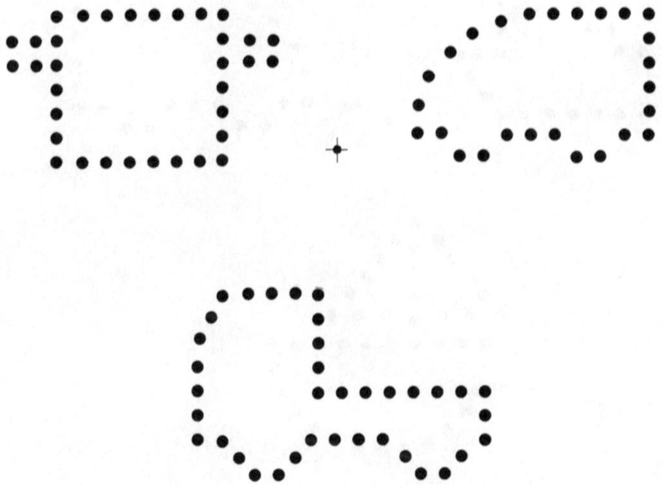

Abb. 17: KT Exp. I Kategorienzugehörigkeit 1: Korrekte Lösung A + C

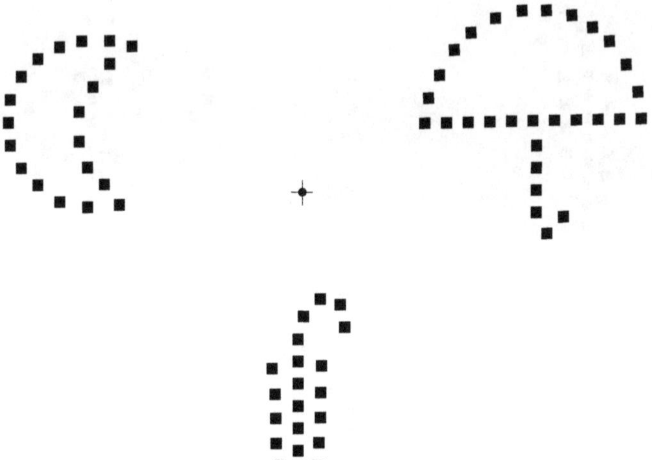

Abb. 18: KT Exp. I Kategorienzugehörigkeit 2: Korrekte Lösung A + C

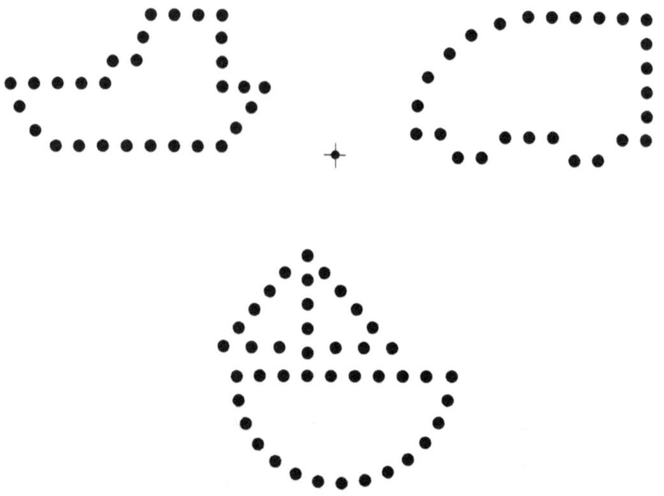

Abb. 19: KT Exp. I Kategorienzugehörigkeit 3: Korrekte Lösung A + B

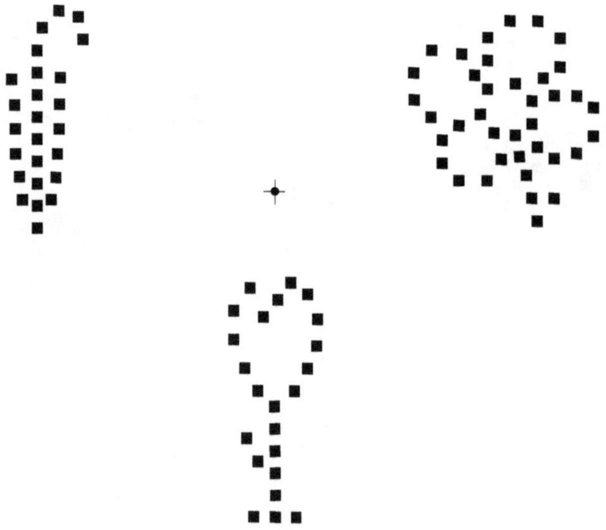

Abb. 20: KT Exp. I Kategorienzugehörigkeit 4: Korrekte Lösung A + C

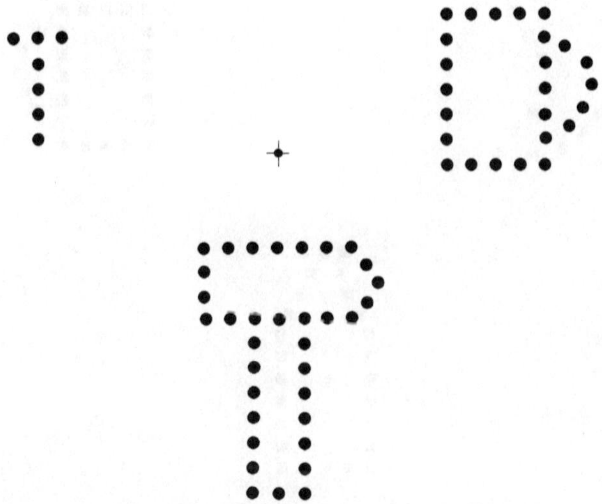

Abb. 21: KT Exp. I Funktionszusammenhang 5: Korrekte Lösung A + B

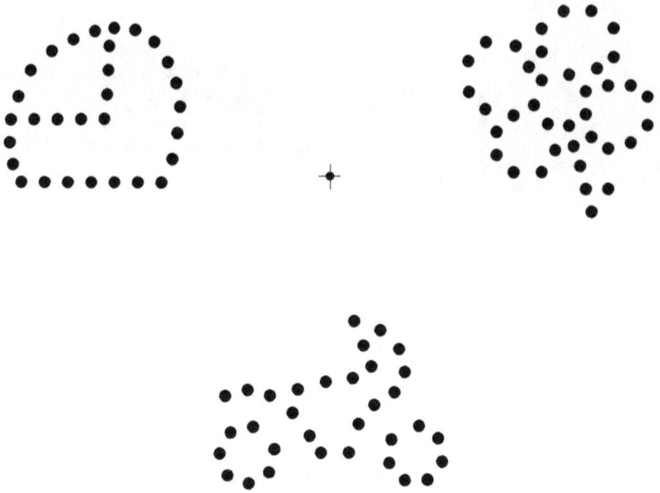

Abb. 22: KT Exp. I Funktionszusammenhang 6: Korrekte Lösung A + B

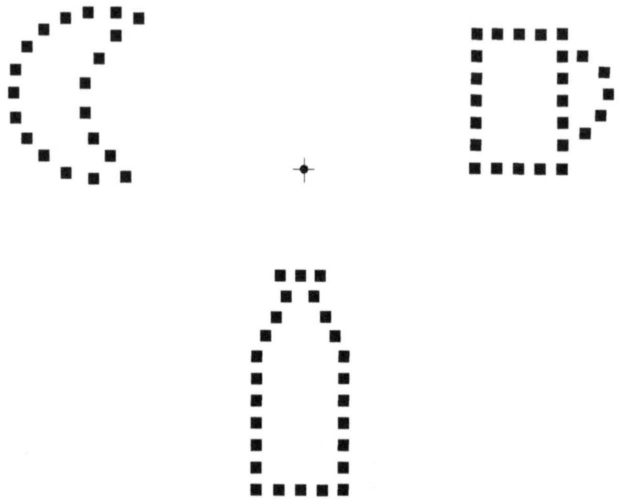

Abb. 23: KT Exp. I Funktionszusammenhang 7: Korrekte Lösung A + C

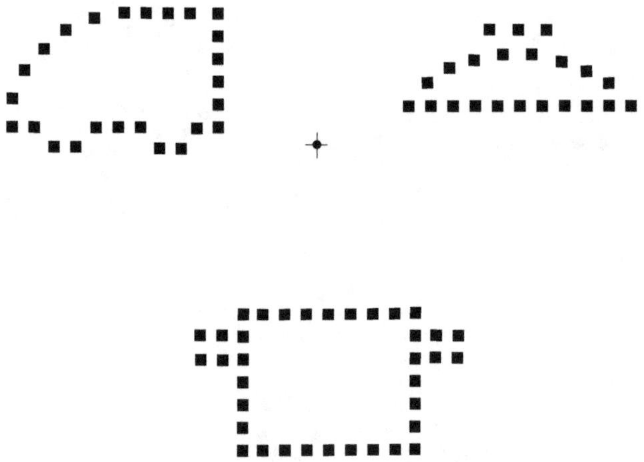

Abb. 24: KT Exp. I Funktionszusammenhang 8: Korrekte Lösung A + C

1.1.5 Zuordnungstabelle Experiment I Kontroll- und Vorzugtests

Tab. 1: Zuordnungstabelle Experiment I Kontroll- und Vorzugtests

Kontrolltests	**Vorzugtests**
KT Detail 1	Alle Aufgaben von VT Exp. I
KT Detail 2	Alle Aufgaben von VT Exp. I
KT Globale Form 1	Alle Aufgaben von VT Exp. I
KT Globale Form 2	Alle Aufgaben von VT Exp. I
KT Exp. I 1	VT Exp. I 1
KT Exp. I 2	VT Exp. I 2
KT Exp. I 3	VT Exp. I 3
KT Exp. I 4	VT Exp. I 4
KT Exp. I 5	VT Exp. I 5
KT Exp. I 6	VT Exp. I 6
KT Exp. I 7	VT Exp. I 7
KT Exp. I 8	VT Exp. I 8

Anmerkung: Zum Ausschluss einer Vorzugtestaufgabe kommt es, wenn das parallelisierte Bild der Kontrolltests nicht richtig benannt oder zugeordnet wird.

1.2 Experiment II: Bilder-Vorzug

1.2.1 Vorzugtest Experiment II

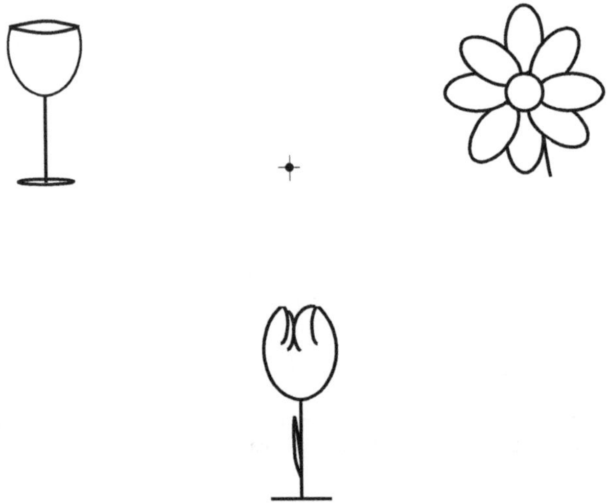

Abb. 25: VT Exp. II 1: Graphische Ähnlichkeit (Tulpe + Weinglas) vs. Kategorienzugehörigkeit (+ Sonnenblume)

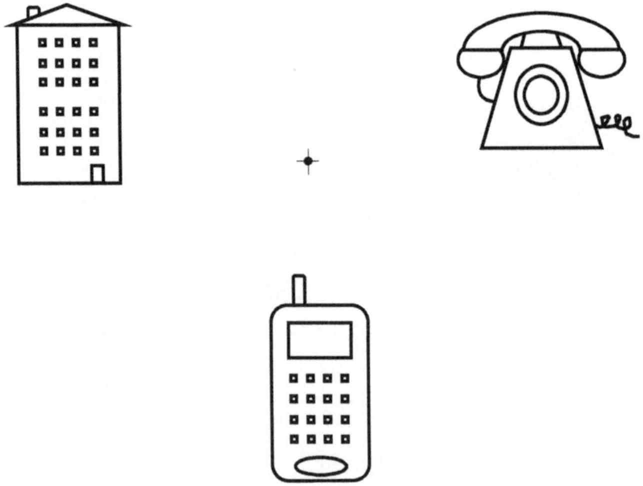

Abb. 26: VT Exp. II 2: Graphische Ähnlichkeit (Handy + Hochhaus) vs. Kategorienzugehörigkeit (+ Haustelefon)

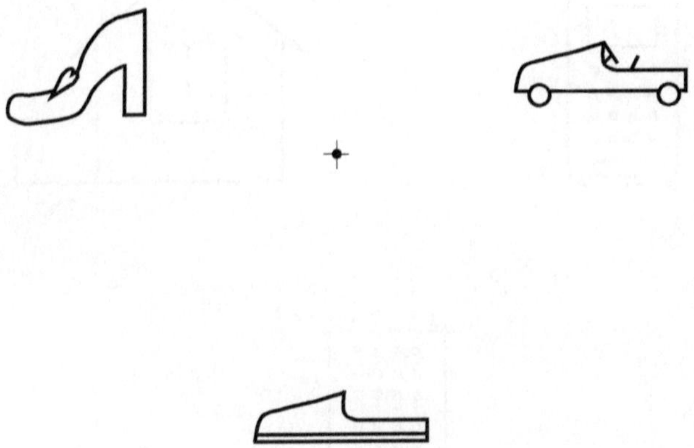

Abb. 27: VT Exp. II 3: Graphische Ähnlichkeit (Hausschuh+ Auto) vs. Kategorienzugehörigkeit (+ Damenschuh)

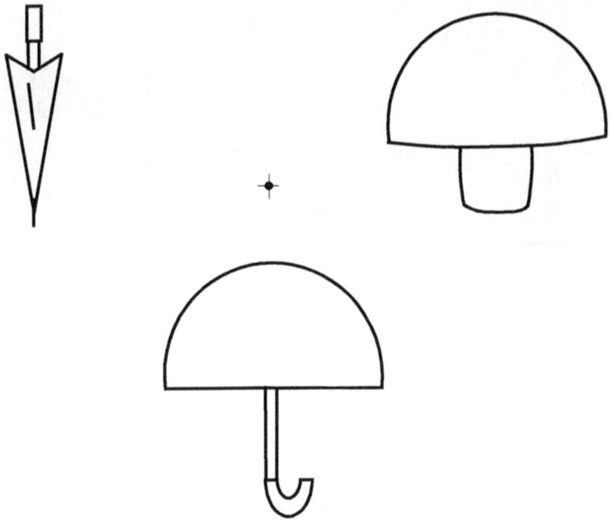

Abb. 28: VT Exp. II 4: Graphische Ähnlichkeit (offener Schirm+ Pilz) vs. Kategorienzugehörigkeit (+ geschlossener Schirm)

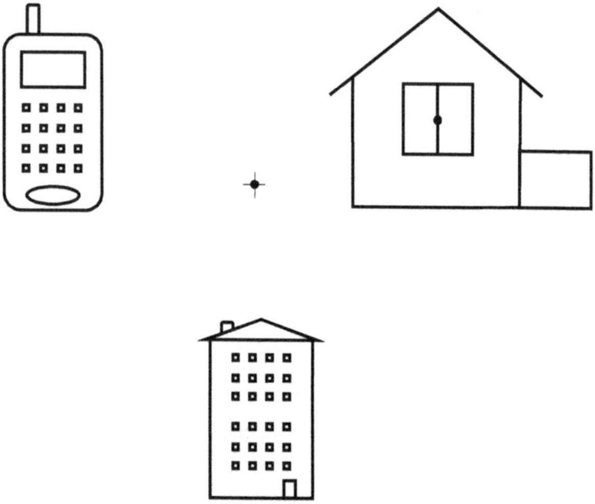

Abb. 29: VT Exp. II 5: Graphische Ähnlichkeit (Hochhaus+ Handy) vs. Kategorienzugehörigkeit (+ Einfamilienhaus)

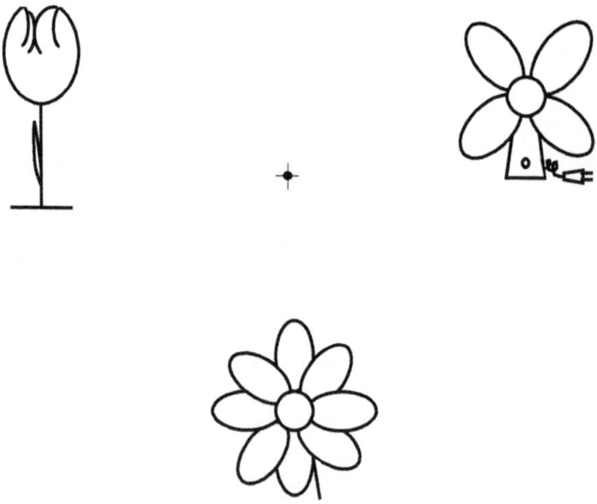

Abb. 30: VT Exp. II 6: Graphische Ähnlichkeit (Sonnenblume + Ventilator) vs. Kategorienzugehörigkeit (+ Tulpe)

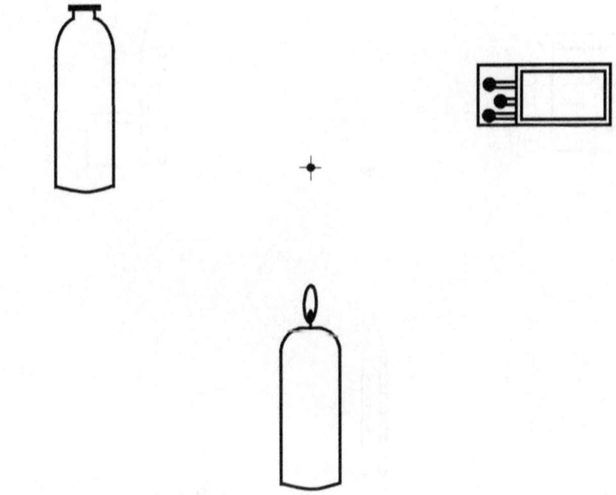

Abb. 31: VT Exp. II 7: Graphische Ähnlichkeit (Kerze + Flasche) vs. Funktionszusammenhang (+ Streichhölzer)

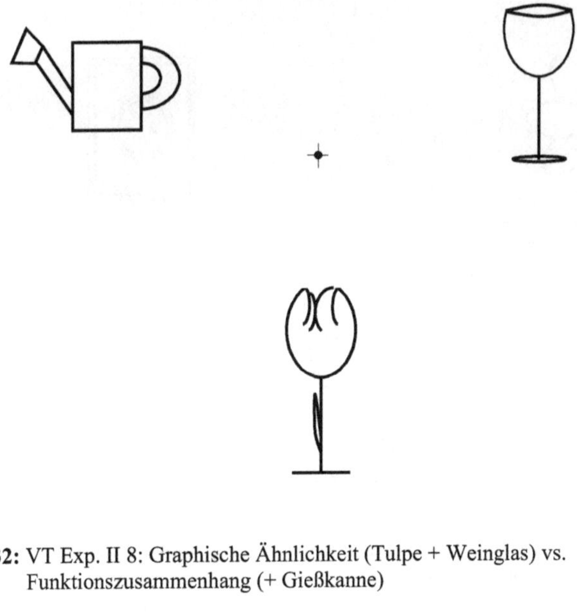

Abb. 32: VT Exp. II 8: Graphische Ähnlichkeit (Tulpe + Weinglas) vs. Funktionszusammenhang (+ Gießkanne)

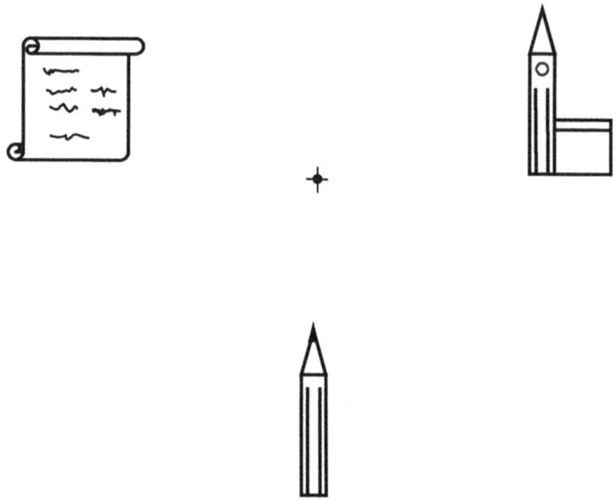

Abb. 33: VT Exp. II 9: Graphische Ähnlichkeit (Stift + Kirche) vs. Funktionszusammenhang (+ Papier)

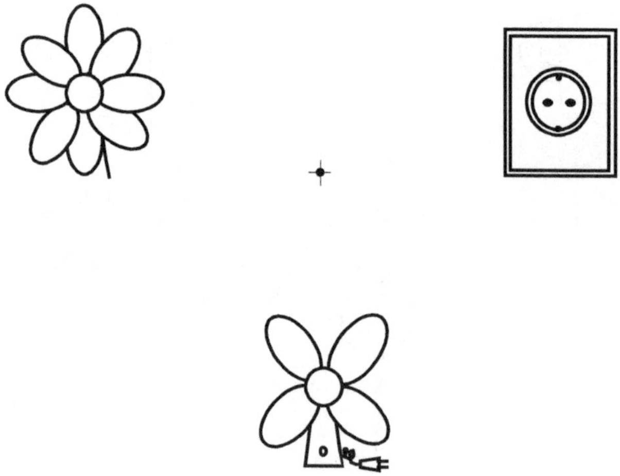

Abb. 34: VT Exp. II 10: Graphische Ähnlichkeit (Ventilator + Sonnenblume) vs. Funktionszusammenhang (+ Steckdose)

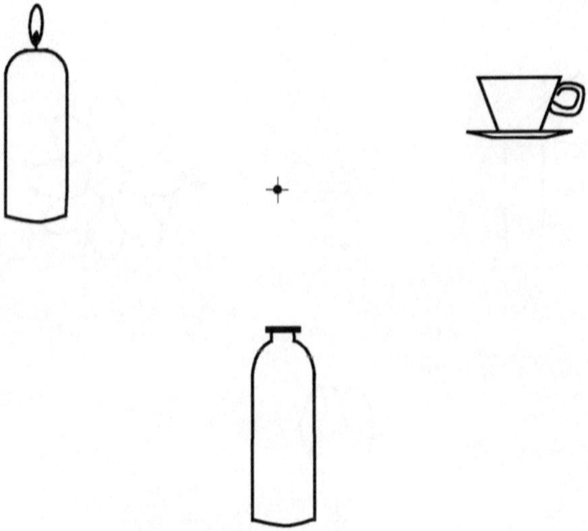

Abb. 35: VT Exp. II 11: Graphische Ähnlichkeit (Flasche + Kerze) vs. Funktionszusammenhang (+ Tasse)

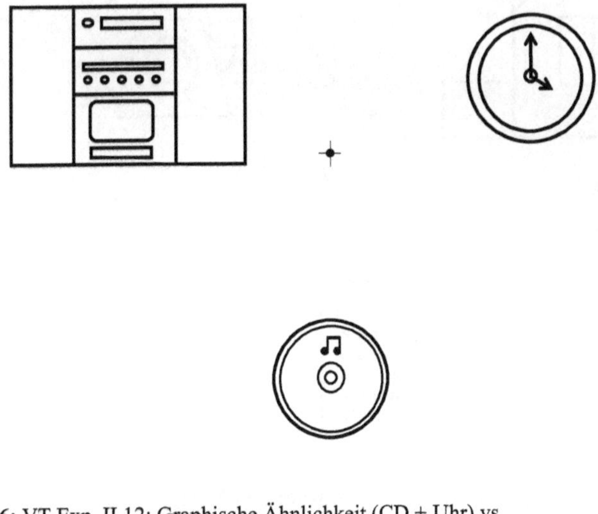

Abb. 36: VT Exp. II 12: Graphische Ähnlichkeit (CD + Uhr) vs. Funktionszusammenhang (+ Stereoanlage)

1.2.2 Kontrolltest Experiment II

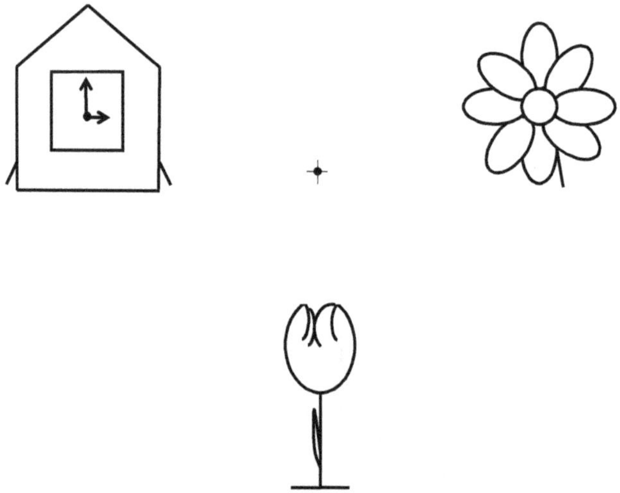

Abb. 37: KT Exp. II Kategorienzugehörigkeit 1: Korrekte Lösung A + C

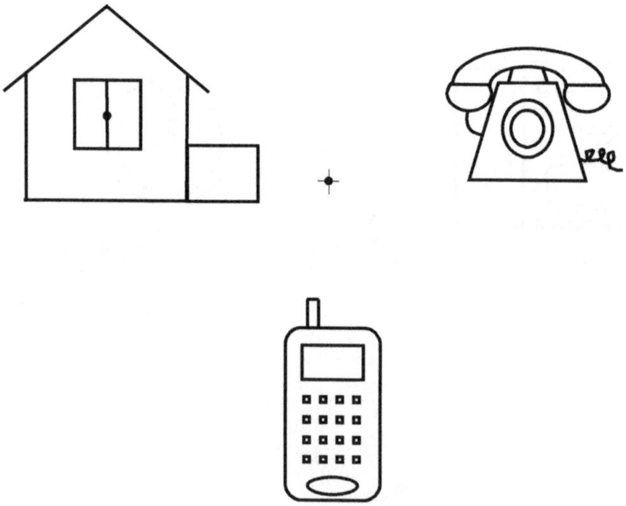

Abb. 38: KT Exp. II Kategorienzugehörigkeit 2: Korrekte Lösung A + C

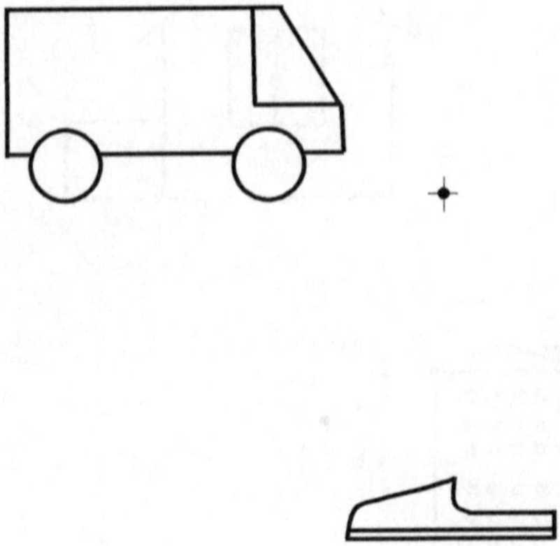

Abb. 39: KT Exp. II Kategorienzugehörigkeit 3: Korrekte Lösung A + C

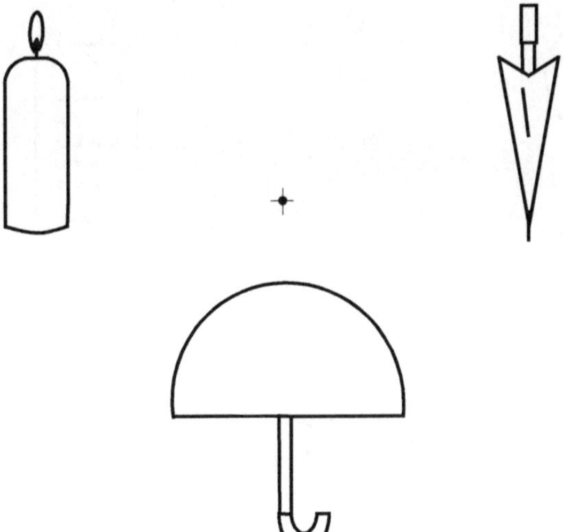

Abb. 40: KT Exp. II Kategorienzugehörigkeit 4: Korrekte Lösung A + C

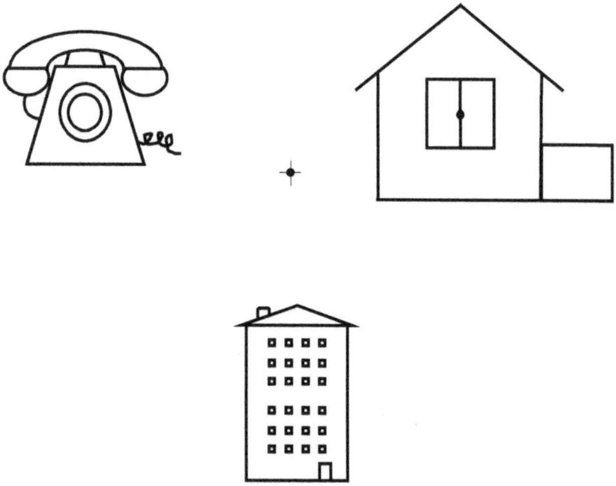

Abb. 41: KT Exp. II Kategorienzugehörigkeit 5: Korrekte Lösung A + C

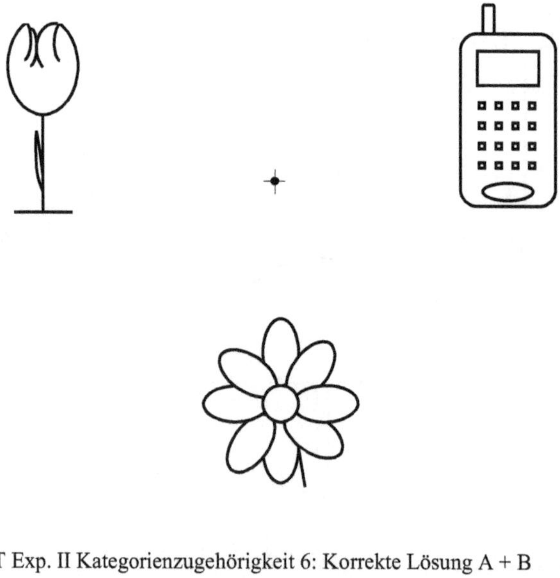

Abb. 42: KT Exp. II Kategorienzugehörigkeit 6: Korrekte Lösung A + B

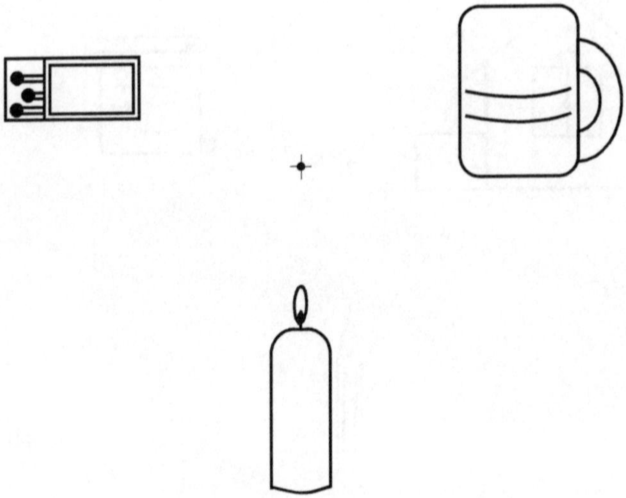

Abb. 43: KT Exp. II Funktionszusammenhang 7: Korrekte Lösung A + B

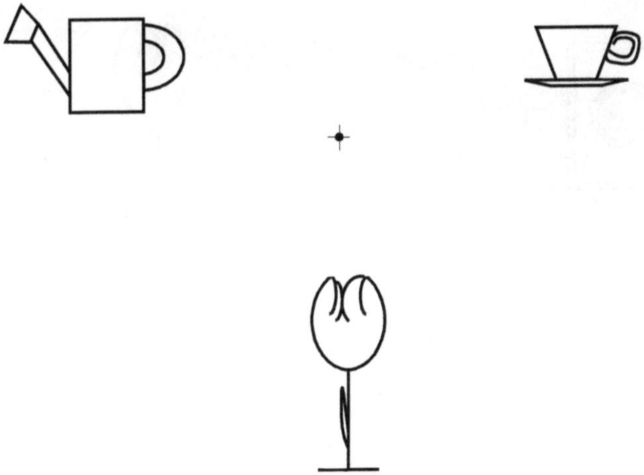

Abb. 44: KT Exp. II Funktionszusammenhang 8: Korrekte Lösung A + B

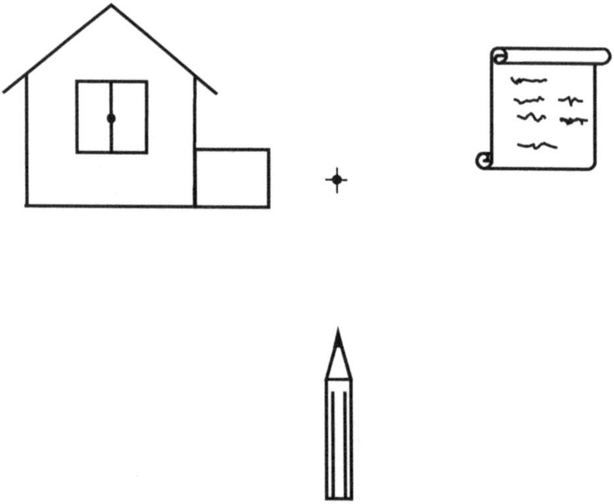

Abb. 45: KT Exp. II Funktionszusammenhang 9: Korrekte Lösung A + C

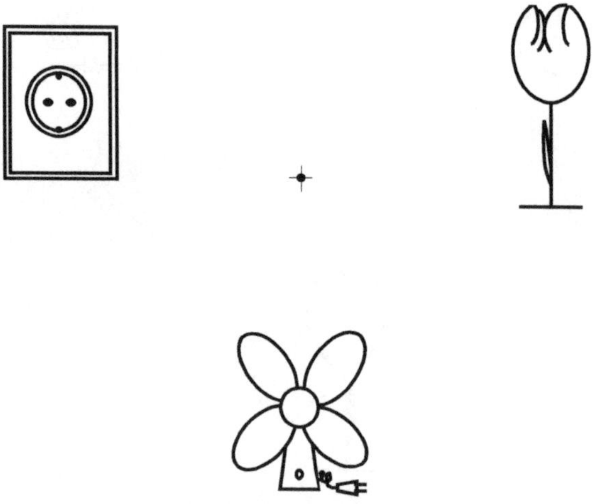

Abb. 46: KT Exp. II Funktionszusammenhang 10: Korrekte Lösung A + B

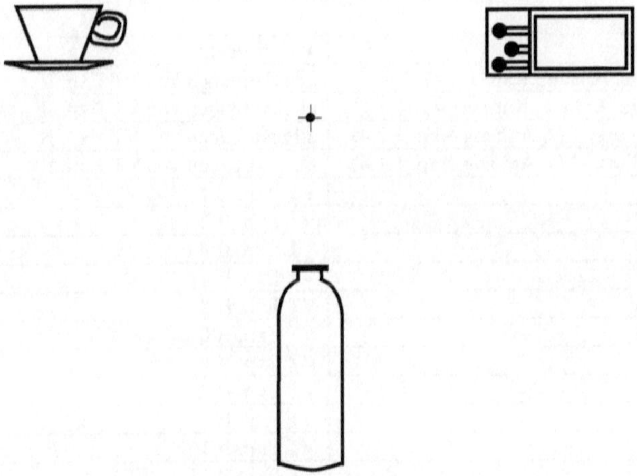

Abb. 47: KT Exp. II Funktionszusammenhang 11: Korrekte Lösung A + B

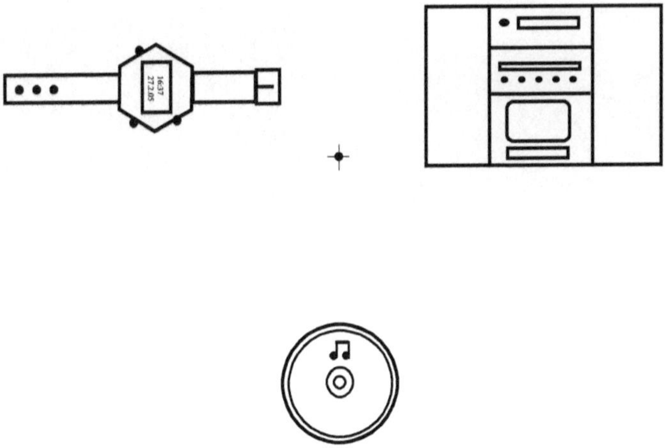

Abb. 48: KT Exp. II Funktionszusammenhang 12: Korrekte Lösung A + C

1.2.3 Zuordnungstabelle Experiment II Kontroll- und Vorzugtests

Tab. 2: Zuordnungstabelle Experiment II Kontroll- und Vorzugtests

Kontrolltests	**Vorzugtests**
KT Detail 1 (s. Anhang Kap. 1.1.4)	alle Aufgaben von VT Exp. II
KT Detail 2 (s. Anhang Kap. 1.1.4)	alle Aufgaben von VT Exp. II
KT Globale Form 1 (s. Anhang Kap. 1.1.4)	alle Aufgaben von VT Exp. II
KT Globale Form 2 (s. Anhang Kap. 1.1.4)	alle Aufgaben von VT Exp. II
KT Exp. II 1	VT Exp. II 1
KT Exp. II 2	VT Exp. II 2
KT Exp. II 3	VT Exp. II 3
KT Exp. II 4	VT Exp. II 4
KT Exp. II 5	VT Exp. II 5
KT Exp. II 6	VT Exp. II 6
KT Exp. II 7	VT Exp. II 7
KT Exp. II 8	VT Exp. II 8
KT Exp. II 9	VT Exp. II 9
KT Exp. II 10	VT Exp. II 10
KT Exp. II 11	VT Exp. II 11
KT Exp. II 12	VT Exp. II 12

Anmerkung: Zum Ausschluss einer Vorzugtestaufgabe kommt es, wenn das parallelisierte Bild der Kontrolltests nicht richtig benannt oder zugeordnet wird.

1.3 Experiment III: Figuren-Vorzug

1.3.1 Vorzugtest Experiment III

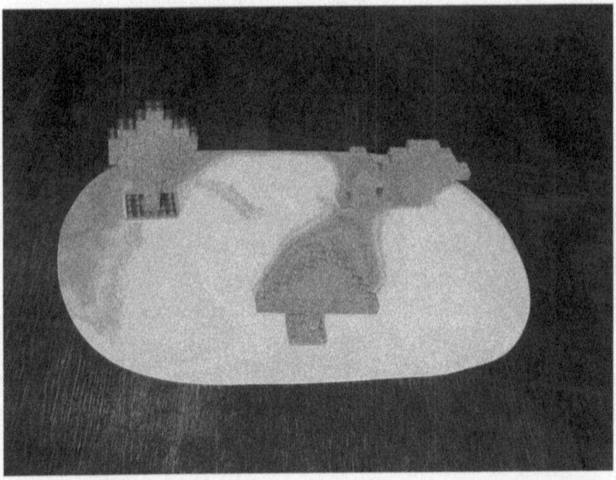

Abb. 49: VT Exp. III 1: Farbe (Grüner Baum + Grüner Fisch) vs. Kategorienzugehörigkeit (+ Roter Baum)

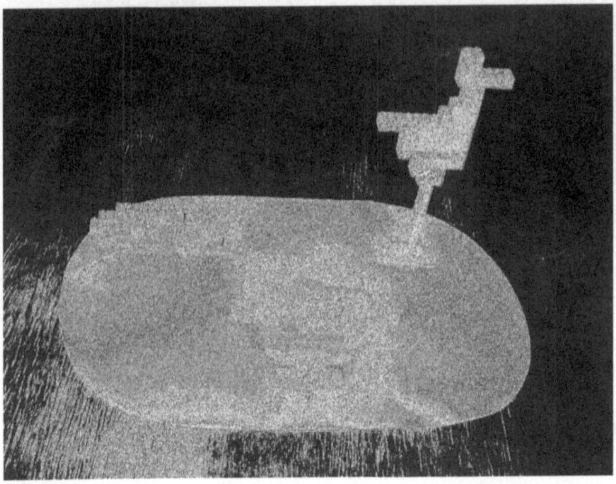

Abb. 50: VT Exp. III 2: Farbe (Blauer Vogel + Blauer Fisch) vs. Kategorienzugehörigkeit (+ Gelber Vogel)

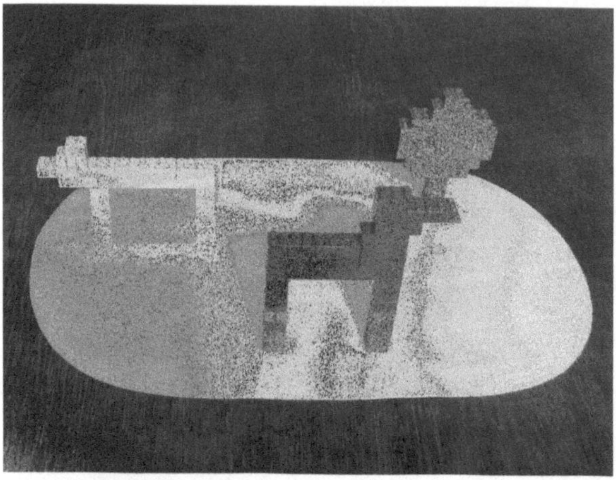

Abb. 51: VT Exp. III 3: Farbe (Roter Hund + Roter Baum) vs. Kategorien-zugehörigkeit (+ Gelber Hund)

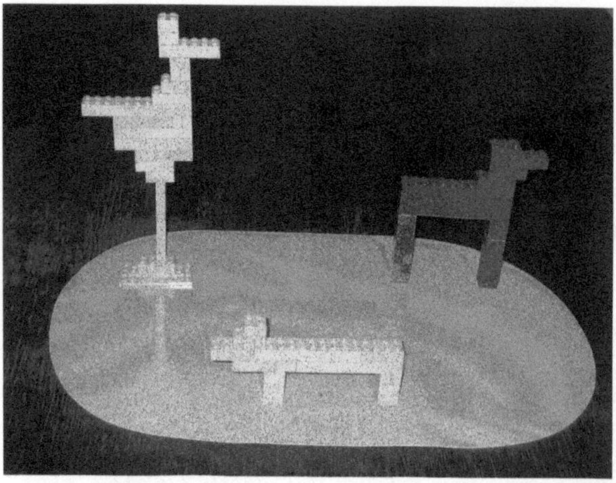

Abb. 52: VT Exp. III 4: Farbe (Gelber Hund + Gelber Vogel) vs. Kategorien-zugehörigkeit (+ Roter Hund)

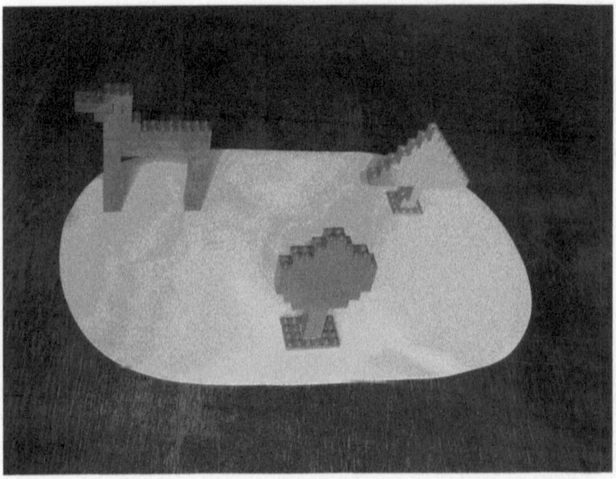

Abb. 53: VT Exp. III 5: Farbe (Roter Baum + Roter Hund) vs. Kategorienzugehörigkeit (+ Grüner Baum)

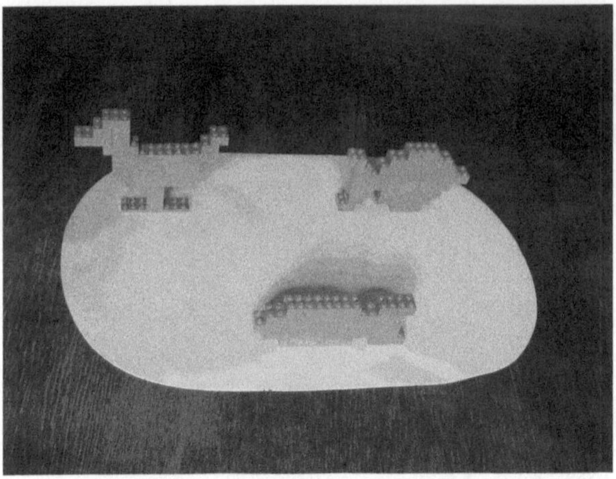

Abb. 54: VT Exp. III 6: Farbe (Blauer Fisch + Blauer Vogel) vs. Kategorienzugehörigkeit (+ Grüner Fisch)

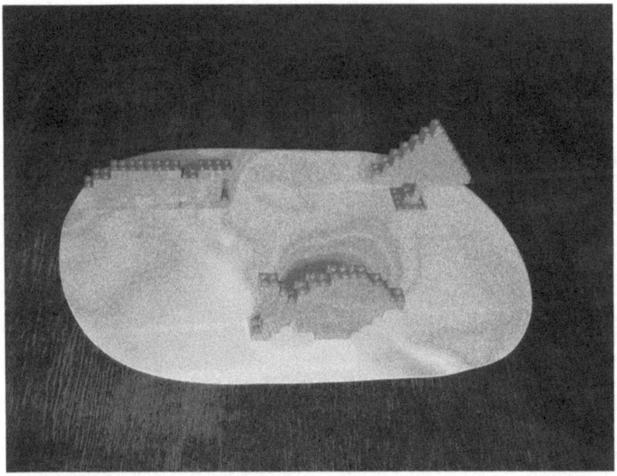

Abb. 55: VT Exp. III 7: Farbe (Grüner Fisch + Grüner Baum) vs. Kategorienzugehörigkeit (+ Blauer Fisch)

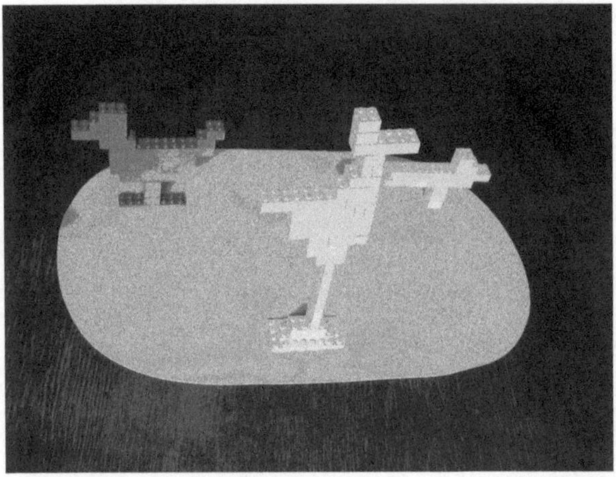

Abb. 56: VT Exp. III 8: Farbe (Gelber Vogel + Gelber Hund) vs. Kategorienzugehörigkeit (+ Blauer Vogel)

1.3.2 Kontrolltest Experiment III

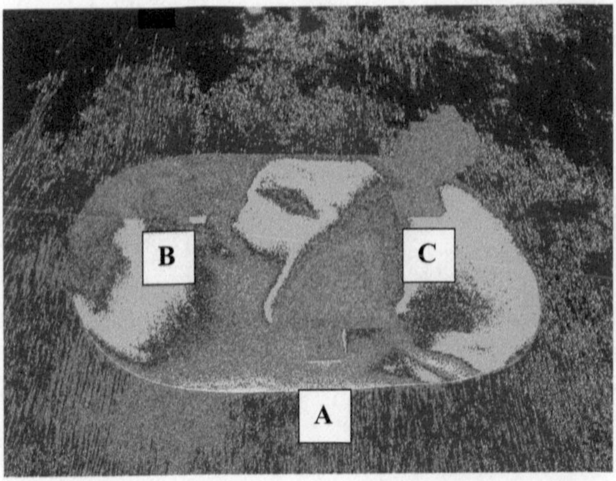

Abb. 57: KT Exp. III Kategorienzugehörigkeit 1: Grüner Baum vs. Roter Baum / Blauer Fisch (Korrekte Lösung A + B) (Positionsbuchstaben wurden nachträglich eingefügt)

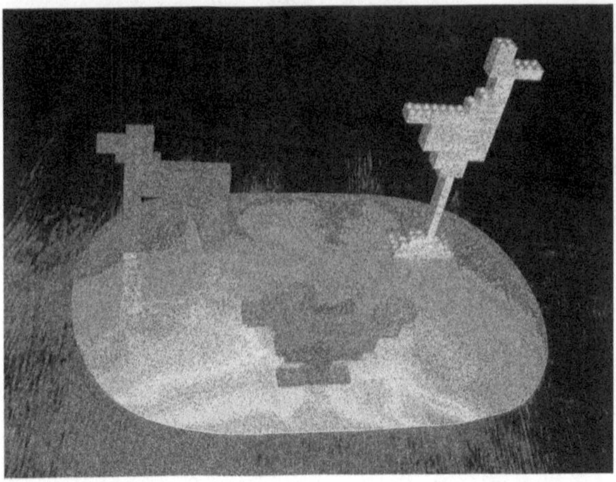

Abb. 58: KT Exp. III Kategorienzugehörigkeit 2: Blauer Vogel vs. Gelber Vogel / Roter Hund (Korrekte Lösung A + B)

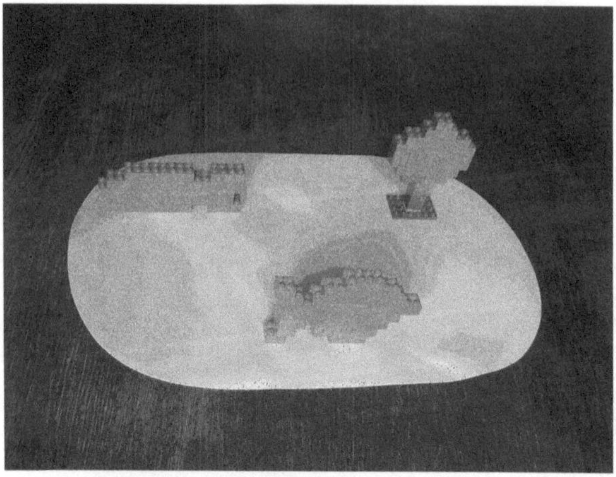

Abb. 59: KT Exp. III Kategorienzugehörigkeit 3: Grüner Fisch vs. Roter Baum / Blauer Fisch (Korrekte Lösung A + C)

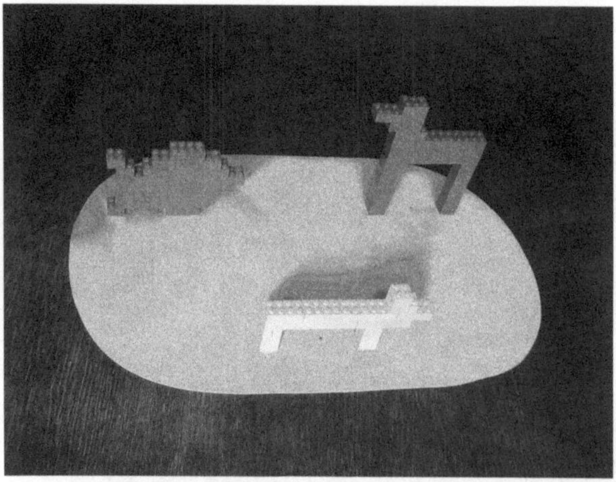

Abb. 60: KT Exp. III Kategorienzugehörigkeit 4: Gelber Hund vs. Roter Hund / Grüner Fisch (Korrekte Lösung A + B)

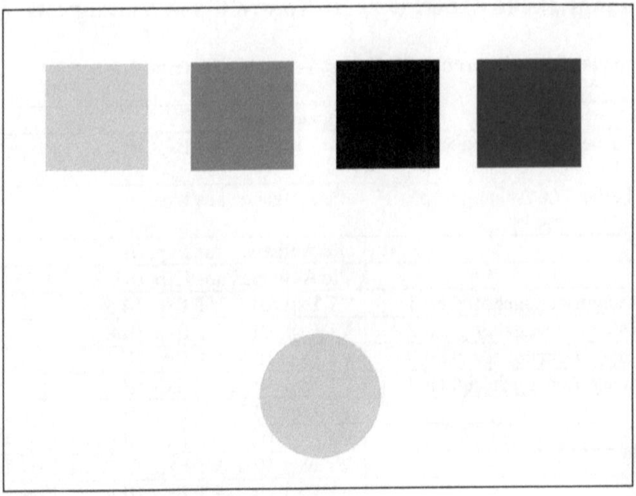

Abb. 61: KT Farbe 1 (oben: grün, blau, rosa, rot; unten: grün)

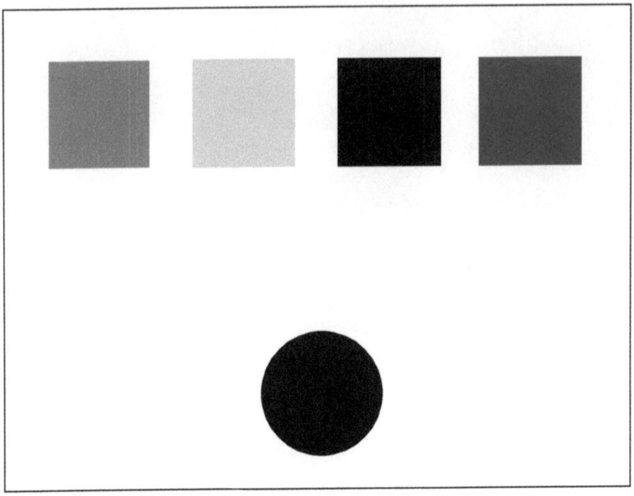

Abb. 62: KT Farbe 2 (oben: blau, rosa, rot, grün; unten: rot)

1.3.3 Zuordnungstabelle Experiment III Kontroll- und Vorzugtests

Tab. 3: Zuordnungstabelle Experiment III Kontroll- und Vorzugtests

Kontrolltests	**Vorzugtests**
Trainingstest Farbe 1 (s. Anhang Kap. 1.1.2)	alle Aufgaben aus Exp. III
Trainingstest Farbe 2 (s. Anhang Kap. 1.1.2)	alle Aufgaben aus Exp. III
KT Farbe 1	alle Aufgaben aus Exp. III
KT Farbe 2	alle Aufgaben aus Exp. III
KT Exp. III Kategorienzugehörigkeit 1	VT Exp. III 1, VT Exp. III 5
KT Exp. III Kategorienzugehörigkeit 2	VT Exp. III 2, VT Exp. III 8
KT Exp. III Kategorienzugehörigkeit 3	VT Exp. III 7, VT Exp. III 6
KT Exp. III Kategorienzugehörigkeit 4	VT Exp. III 4, VT Exp. III 3
Grüner Baum	VT Exp. III 1, VT Exp. III 7, VT Exp. III 5
Blauer Vogel	VT Exp. III 2, VT Exp. III 6, VT Exp. III 8
Blauer Fisch	VT Exp. III 2, VT Exp. III 7, VT Exp. III 6
Gelber Vogel	VT Exp. III 2, VT Exp. III 4, VT Exp. III 8
Gelber Hund	VT Exp. III 4, VT Exp. III 3, VT Exp. III 8
Roter Hund	VT Exp. III 4, VT Exp. III 5, VT Exp. III 3
Grüner Fisch	VT Exp. III 1, VT Exp. III 7, VT Exp. III 6
Roter Baum	VT Exp. III 1, VT Exp. III 5, VT Exp. III 3

Anmerkung: Zum Ausschluss einer Vorzugtestaufgabe kommt es, wenn eine parallelisierte Figur des Kontrolltests falsch benannt oder falsch zugeordnet wird.

1.4 Experiment IV: Puzzle-Vorzug

1.4.1 Prinzip von Experiment IV

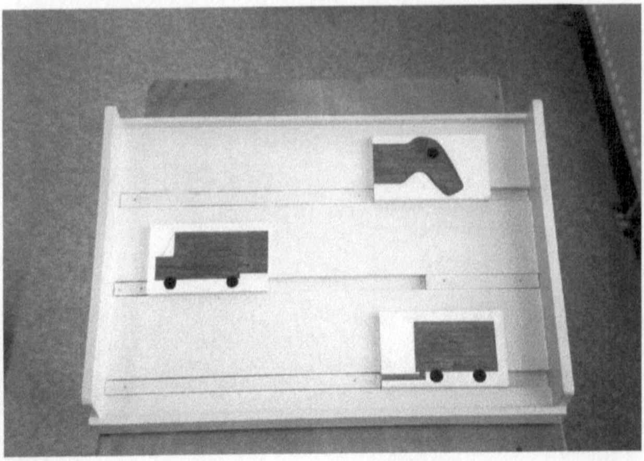

Abb. 63: Versuchsaufbau

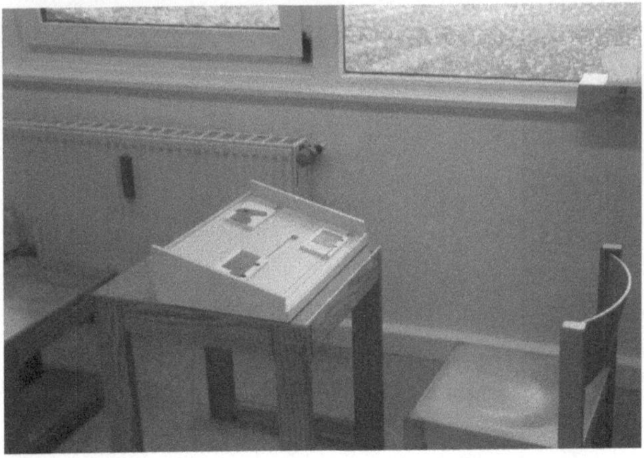

Abb. 64: Testsituation

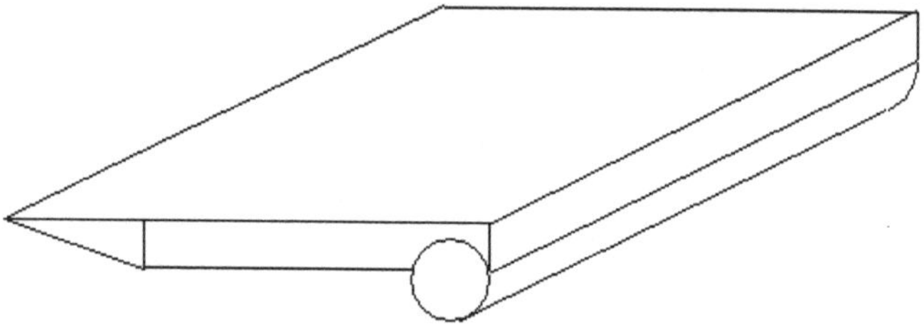

Abb. 65: Skizze der Form eines Puzzleteils

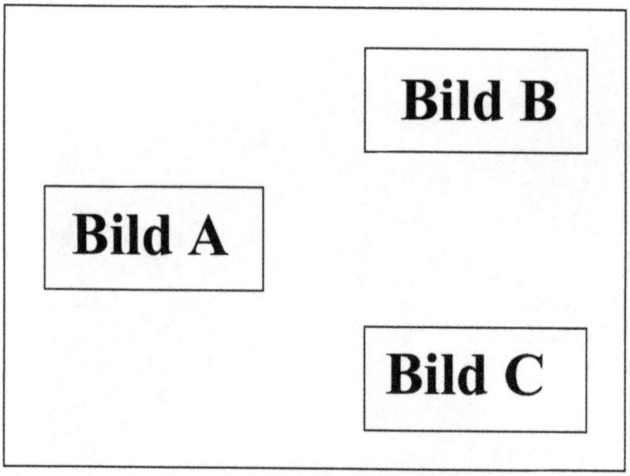

Abb. 66: Positionierung der Puzzleteile

1.4.2 Trainingstest Experiment IV

Anmerkung: Die Bilder sind im Folgenden bei den Trainings- und Kontrolltests entsprechend der richtigen und bei den Vorzugtests bezüglich der im Funktionszusammenhang passenden Lösung angeordnet. Bei der Durchführung des Experiments wurden die Puzzleteile den Probanden aber in der in Tab. 4 (Kap. Anhang 1.4.5) dargestellten Anordnung präsentiert, so dass die Lösungen bezüglich ihrer Positionen wechselten.

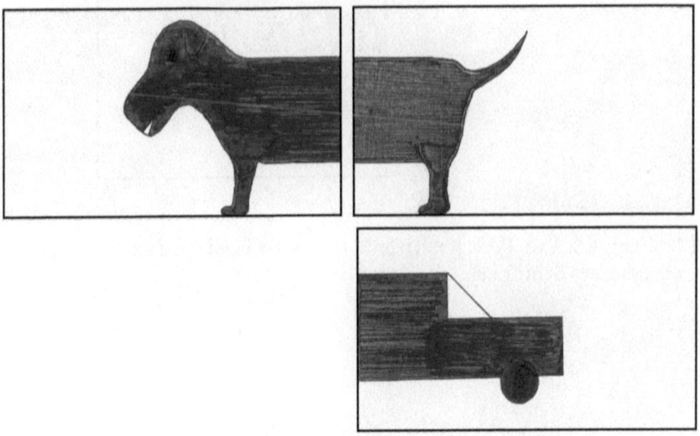

Abb. 67: Trainingstest Exp. IV 1: Hundevorderteil vs. Hundehinterteil / Autovorderteil

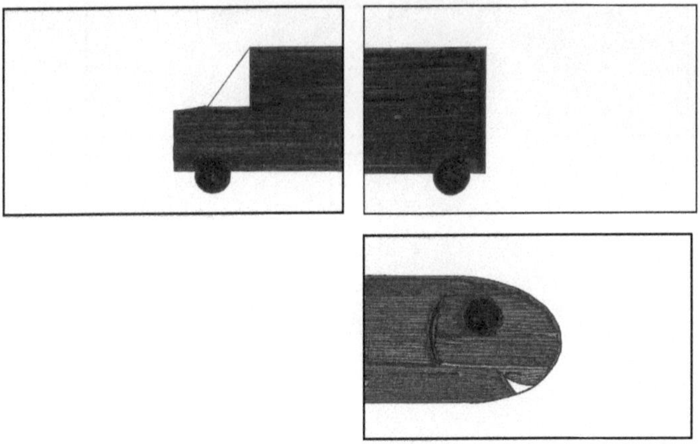

Abb. 68: Trainingstest Exp. IV 2: Autovorderteil vs. Autohinterteil / Fischkopf

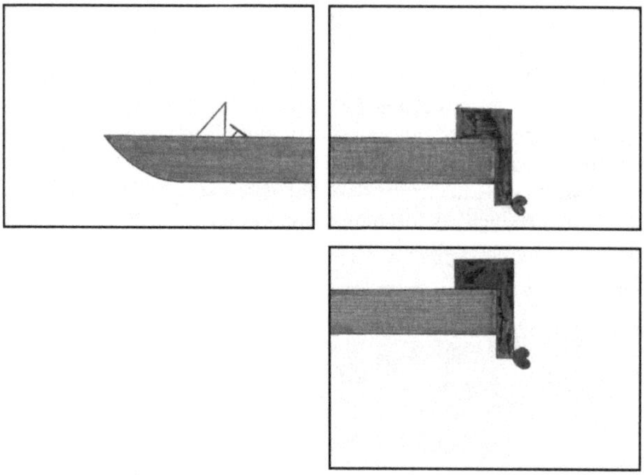

Abb. 69: Trainingstest Exp. IV 3: Schiffvorderteil vs. horizontal passendes / unpassendes Schiffhinterteil

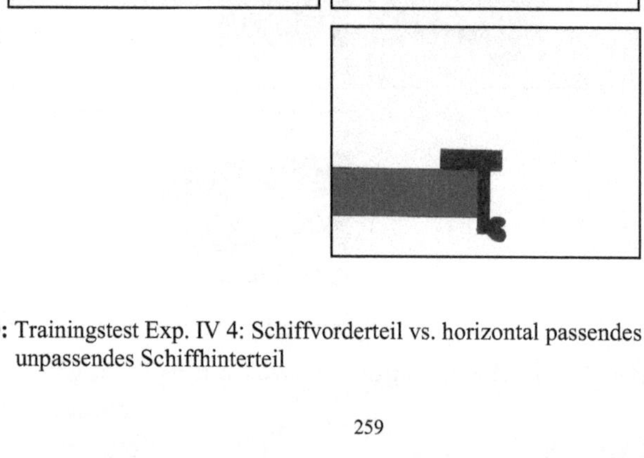

Abb. 70: Trainingstest Exp. IV 4: Schiffvorderteil vs. horizontal passendes / unpassendes Schiffhinterteil

1.4.3 Vorzugtest Experiment IV

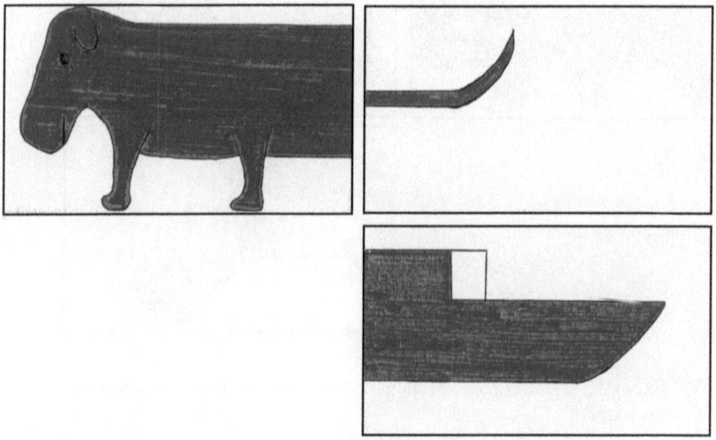

Abb. 71: VT Exp. IV 1: Detail (Hund + Schiff) vs. Funktionszusammenhang (+ Schwanz)

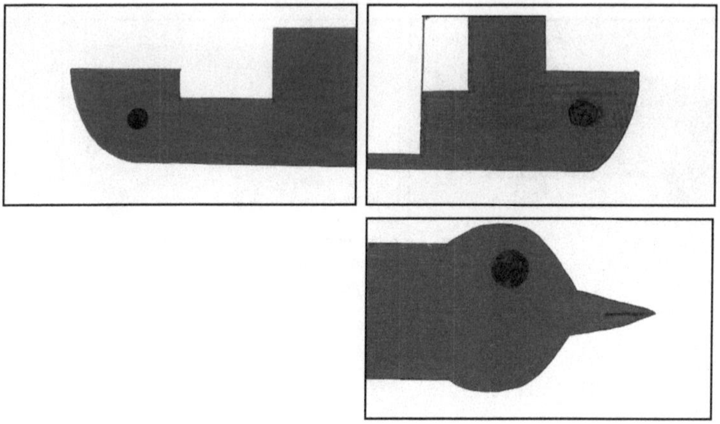

Abb. 72: VT Exp. IV 2: Detail (Schiffvorderteil + Vogelkopf) vs. Funktionszusammenhang (+ Schiffhinterteil)

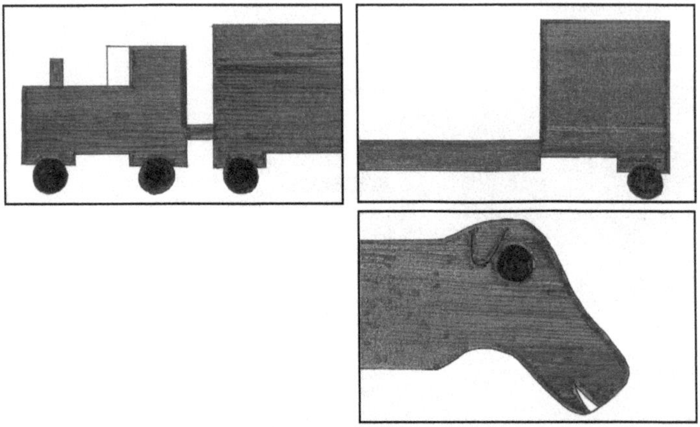

Abb. 73: VT Exp. IV 3: Detail (Zug + Hundekopf) vs. Funktionszusammenhang (+ Anhänger)

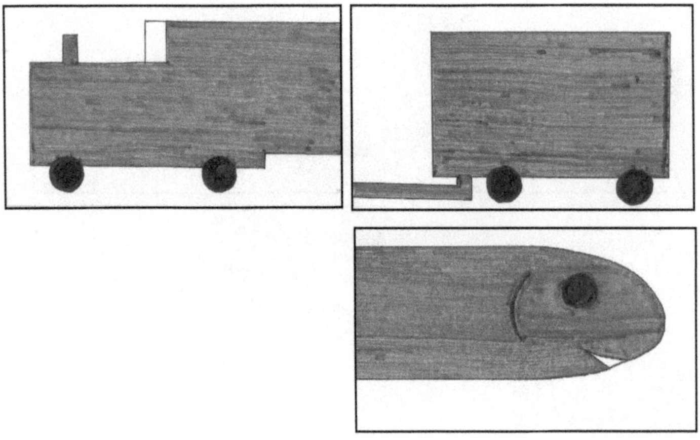

Abb. 74: VT Exp. IV 4: Detail (Zug + Fisch) vs. Funktionszusammenhang (+ Anhänger)

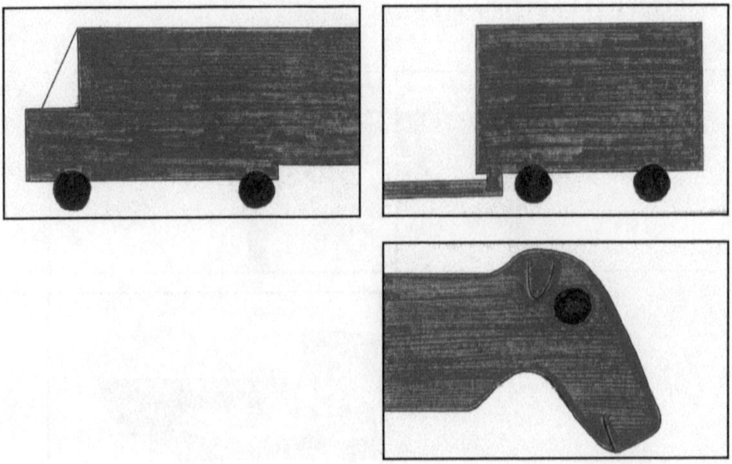

Abb. 75: VT Exp. IV 5: Detail (LKW + Anhänger) vs. Funktionszusammenhang (+ Hundekopf)

1.4.4 Kontrolltest Experiment IV

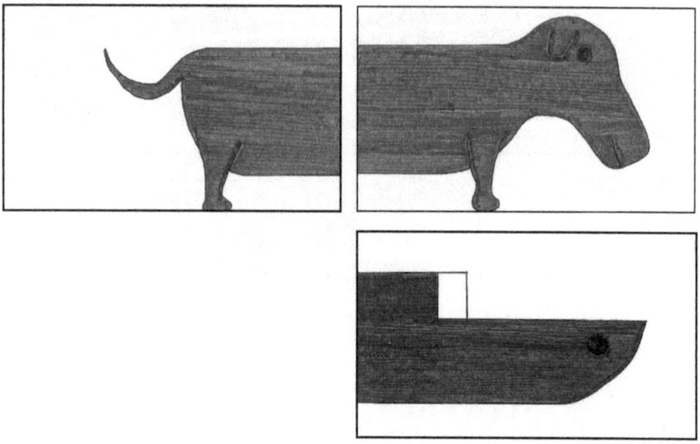

Abb. 76: KT Exp. IV Funktionszusammenhang 1: Hundehinterteil vs. Hundevorderteil / Schiffvorderteil

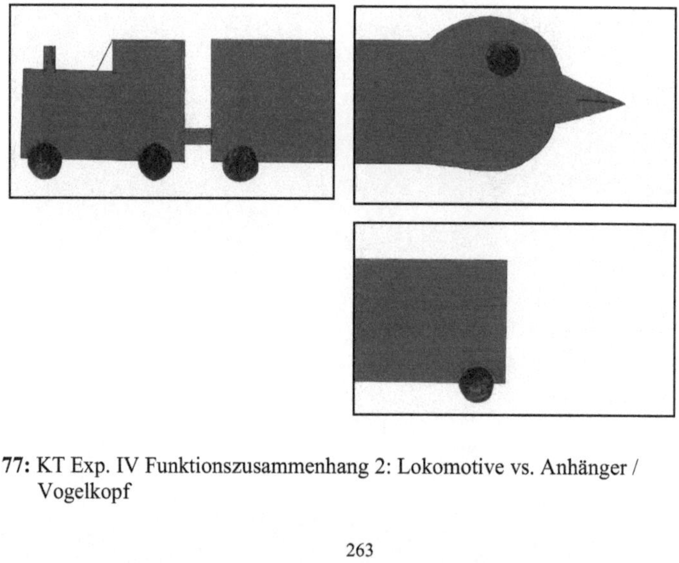

Abb. 77: KT Exp. IV Funktionszusammenhang 2: Lokomotive vs. Anhänger / Vogelkopf

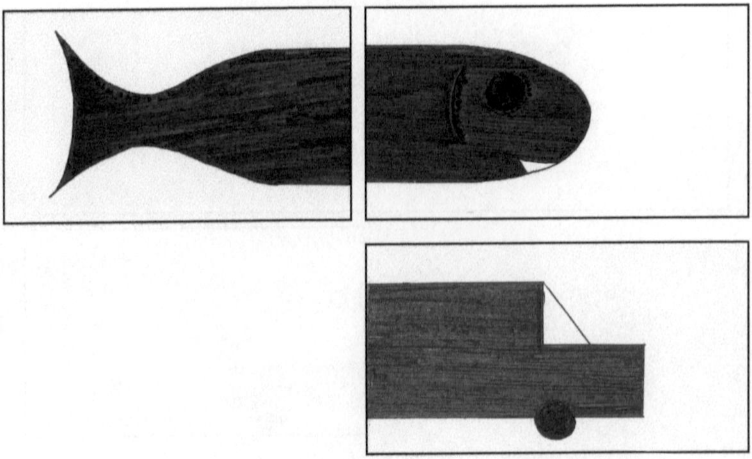

Abb. 78: KT Exp. IV Funktionszusammenhang 3: Fischende vs. Fischvorderteil / LKW-Vorderteil

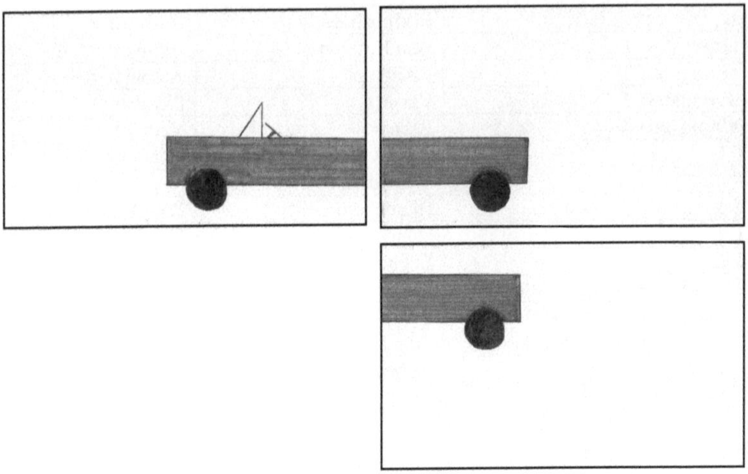

Abb. 79: KT Exp. IV Detail 1: Autovorderteil vs. horizontal passendes / horizontal unpassendes Autohinterteil

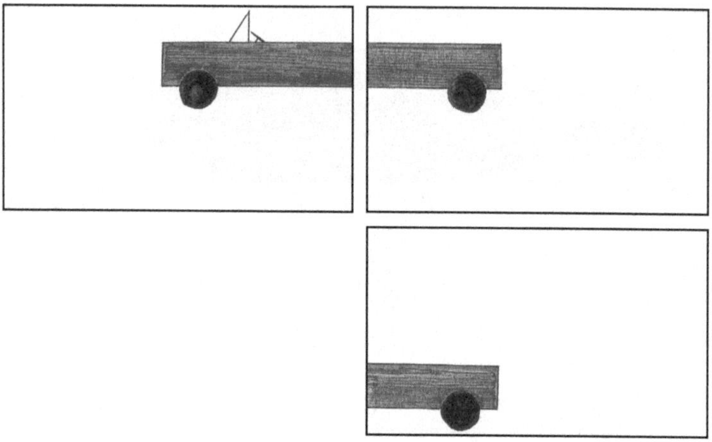

Abb. 80: KT Exp. IV Detail 2: Autovorderteil vs. horizontal passendes / horizontal unpassendes Autohinterteil

1.4.5 Tabelle zur Positionierung der Puzzleteile in Experiment IV

Tab. 4: Positionierung der Puzzleteile in Experiment IV

Test	**Bildposition B**	**Bildposition C**
Trainingstest 1	Hundehinterteil	Autovorderteil
Trainingstest 2	Fischkopf	Autohinterteil
Trainingstest 3	Versetzt	Passend
Trainingstest 4	Passend	Versetzt
VT 1	Schiffvorderteil	Hundehinterteil
VT 2	Schiffhinterteil	Vogelkopf
VT 3	Hundekopf	Zughinterteil
VT 4	Hundekopf	Lastwagenhinterteil
VT 5	Zughinterteil	Fischkopf
KT Funktionszusammenhang 1	Hundekopf	Schiffvorderteil
KT Funktionszusammenhang 2	Vogelkopf	Zughinterteil
KT Funktionszusammenhang 3	Fischkopf	Lastwagenvorderteil
KT Detail 1	Passend	Versetzt
KT Detail 2	Versetzt	Passend

Anmerkung: Beschreibung der Bildpositionen A, B und C s. Anhang Kap. 1.4.1, Abb. 66

2. Ergänzende Ergebnistabellen

2.1 Individuelle Anteile an nicht durch Kontrollaufgaben abgesicherten Vorzugsaufgaben

Tab. 5: Individuelle Anteile an nicht durch Kontrollaufgaben abgesicherten Vorzugsaufgaben bei beiden Versuchsgruppen (Kriterium für Einbezug in die Auswertung: ≤ 25 % nicht abgesicherte Aufgaben)

	Proband	Anteil nicht abgesicherter Aufgaben	Ausgeschlossen bei Evaluation des Vorzugtests
Exp. I	AUT 1	37,5 %	X
	AUT 2	12,5 %	
Exp. II	AUT 1	25 %	
	AUT 2	8 %	
	AUT 3	8 %	
	AUT 4	8 %	
	AUT 5	8 %	
Exp. III	AUT 1	50 %	X
	AUT 2	75 %	X
	AUT 3	75 %	X
	AUT 4	25 %	
	KONTR 1	37 %	X
	KONTR 2	37 %	X

Anmerkung: Es ist zu beachten, dass teilweise eine Kontrollaufgabe mehrere Vorzugsaufgaben absichert (z.B. Exp. III, s. Anhang Kap. 1.3.3, Tab. 3). Aus diesem Grund wird hier direkt der Anteil nicht abgesicherter Vorzugsaufgaben und nicht der Anteil falsch gelöster Kontrollaufgaben angegeben. In der Tabelle werden nur jene Probanden berücksichtigt, die mindestens einen Fehler in den Kontrollaufgaben gemacht haben.

2.2 Individuelle Anteile an perzeptuell gelösten Aufgaben

Tab. 6: AUTISMUS: Individuelle Ergebnisse zum Anteil perzeptueller Lösungen (Detail, graphische Ähnlichkeit, Farbe) über alle Tests hinweg

Proband	Exp. I	Exp. II	Exp. III	Exp. IV	Gesamt perzeptuell gewählt
AUT 1	25 %	92 %	0 %	100 %	54,3 %
AUT 2	63 %	42 %	0 %	0 %	26,3 %
AUT 3	f.	89 %	100 %	40 %	76,3 %
AUT 4	38 %	45 %	0 %	100 %	45,8 %
AUT 5	0 %	25 %	100 %	0 %	31,3 %
AUT 6	0 %	0 %	0 %	100 %	25 %
AUT 7	100 %	100 %	100 %	0 %	75 %
AUT 8	0 %	8 %	0 %	100 %	27 %
AUT 9	38 %	83 %	13 %	0 %	33,5 %
AUT 10	13 %	0 %	0 %	0 %	3,3 %
AUT 11	50 %	92 %	100 %	100 %	85,5 %
AUT 12	38 %	100 %	0 %	100 %	59,5 %
AUT 13	0 %	100 %	0 %	0 %	25 %
AUT 14	25 %	100 %	f.	80 %	68,3 %
AUT 15	25 %	27 %	17 %	40 %	27,3 %
AUT 16	0 %	42 %	13 %	80 %	33,8 %
AUT 17	0 %	8 %	0 %	0 %	2 %
AUT 18	0 %	0 %	0 %	100 %	25 %
AUT 19	38 %	25 %	f.	0 %	21 %
AUT 20	0 %	0 %	0 %	100 %	25 %
AUT 21	0 %	25 %	13 %	0 %	9,5 %
AUT 22	0 %	0 %	0 %	0 %	0 %
AUT 23	0 %	0 %	0 %	0 %	0 %
AUT 24	50 %	100 %	13 %	0 %	40,8 %
AUT 25	0 %	0 %	0 %	0 %	0 %
AUT 26	13 %	58 %	f.	f.	-

Anmerkungen: f. = fehlt; dieses Experiment wurde nicht bearbeitet oder die Kriterien zur Lösung der Kontrollaufgaben wurden nicht erreicht. Der Proband „AUT 26“ wurde nicht in die Ergebnisanalyse zum Gesamtanteil perzeptuell gelöster Aufgaben mit einbezogen, weil er weniger als drei Experimente bearbeitete.

Tab. 7: **KONTROLLGRUPPE:** Individuelle Ergebnisse zum Anteil perzeptueller Lösungen (Detail, graphische Ähnlichkeit, Farbe) über alle Tests hinweg

Proband	Exp. I	Exp. II	Exp. III	Exp. IV	Gesamt perzeptuell gewählt
KONTR 1	0 %	0 %	0 %	0 %	0 %
KONTR 2	0 %	50 %	0 %	20 %	17,5 %
KONTR 3	0 %	0 %	25 %	0 %	6,3 %
KONTR 4	0 %	0 %	0 %	0 %	0 %
KONTR 5	0 %	100 %	f.	100 %	66,7 %
KONTR 6	13 %	75 %	0 %	0 %	22 %
KONTR 7	0 %	75 %	0 %	20 %	23,8 %
KONTR 8	13 %	100 %	0 %	0 %	28,3 %
KONTR 9	75 %	50 %	0 %	0 %	31,3 %
KONTR 10	0 %	0 %	0 %	0 %	0 %
KONTR 11	0 %	0 %	0 %	100 %	25 %
KONTR 12	0 %	0 %	f.	0 %	0 %
KONTR 13	0 %	8 %	0 %	0 %	2 %
KONTR 14	25 %	25 %	13 %	0 %	15,8 %
KONTR 15	25 %	25 %	0 %	0 %	12,5 %
KONTR 16	13 %	0 %	0 %	0 %	3,3 %
KONTR 17	13 %	83 %	0 %	0 %	24 %
KONTR 18	0 %	0 %	0 %	0 %	0 %
KONTR 19	0 %	100 %	0 %	0 %	25 %
KONTR 20	0 %	0 %	0 %	20 %	5 %
KONTR 21	0 %	0 %	0 %	100 %	25 %
KONTR 22	0 %	100 %	0 %	0 %	25 %
KONTR 23	38 %	25 %	0 %	0 %	15,8 %
KONTR 24	0 %	8 %	0 %	40 %	12 %
KONTR 25	0 %	0 %	0 %	0 %	0 %

Anmerkungen: f. = fehlt; dieses Experiment wurde nicht bearbeitet oder die Kriterien zur Lösung der Kontrollaufgaben wurden nicht erreicht